HEYNE ‹

W0052682

CHRISTIAN SEIDEL

ICH
KOMME!

WAS MANN BEIM SEX FÜHLT
EINE GRENZÜBERSCHREITUNG

WILHELM HEYNE VERLAG
MÜNCHEN

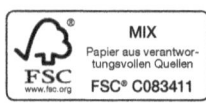

Verlagsgruppe Random House FSC® N001967

2. Auflage
Originalausgabe 02/2018

© 2018 by Wilhelm Heyne Verlag, München,
in der Verlagsgruppe Random House GmbH,
Neumarkter Str. 28, 81673 München
Umschlaggestaltung: Hauptmann & Kompanie
Werbeagentur, Zürich
Umschlagfoto: © Florian Seidel
Satz: Satzwerk Huber, Germering
Druck und Bindung: CPI books GmbH, Leck
Printed in Germany 2018
ISBN 978-3-453-60427-8

www.heyne.de

Inhalt

Sprechen wir über Sex – ein Vorwort

Männer reden nicht über Sex, allenfalls kalauern sie. Das war bei mir nicht anders: Hier erzähle ich zum ersten Mal von meiner Sexualität. Über Sex zu sprechen war nie ein essentieller Bestandteil meines Lebens. Mit Freunden habe ich es nicht gemacht, auch in meiner Familie nicht. Mit Lebensgefährtinnen habe ich mich höchstens punktuell darüber ausgetauscht, und alles in allem eher selten. Was wir beim Sex fühlen, war kaum je ein Gesprächsthema.

Dabei sind wir in unserem Zusammenleben wie eine Art riesengroße »Selbsterfahrungsgruppe«: Es geht nur miteinander und nur mit kommunikativem Austausch – und das gerade bei dem wichtigsten Thema unseres sinnlichen Lebens. Dazu gehört, dass einer damit anfängt, von sich selbst zu erzählen.

Dieses Buch zu schreiben war wie ein Ausbruch. Als Mann von der eigenen Sexualität zu erzählen kommt mir so vor, als würde ich mich in ein hermetisch abgeriegeltes Sperrgebiet begeben. Das zeigt auch die sprachliche Trockenwüste, die darin herrscht.

Über die abstrusesten Themen unterhalten wir uns in epischer Breite. Wir lassen uns über alles aus, was uns gefällt und was uns ärgert. Aber warum sind wir – und ganz besonders die Männer – nicht in der Lage, uns über unsere Gefühle, auch die beim Sex, genauso virtuos zu verständigen wie über die Beschaffenheit eines guten Rotweins oder die Zubereitung der besten Spaghetti all'arrabbiata? Verdient die schönste Sache der Welt nicht mindestens ebenso viele Worte wie der nächste Urlaub auf der Palmeninsel oder die Flüchtlingskrise?

Wenn es überhaupt Worte zum Thema Sex gibt, sind es zumeist entweder wissenschaftlich-technische Worte oder »schmutzige« Begriffe. Die meisten dieser Alltagswörter werden heute ganz anders verwendet als in ihrer ursprünglichen sprachlichen Bedeutung – in der Regel hat eine Begriffsverengung stattgefunden. Mit dem Ergebnis, dass es jene sprachliche Vielfalt, die wir von anderen Themen kennen, beim Sprechen über Sex nicht gibt.

Hinzu kommt der Einfluss der Pornoindustrie. Das endlose Dauerzappen stereotyper Pornovideos verursacht eine Art sexuellen Visualsturz, ähnlich einem Hörsturz; das Ergebnis ist nicht nur eine Fixierung auf bestimmte sexuelle Praktiken, sondern auch auf ein verengtes Rollenbild, das in ständiger Wiederholung vermittelt, wie Frauen und Männer zu sein haben und was sie vermeintlich mögen. Unmittelbar betroffen davon sind fast nur Männer als Hauptkonsumenten dieser Filme. Manche masturbieren nur noch oder bumsen so ritualisiert und stereotypisiert, wie sie es in den Pornos sehen. Unbefangenheit und Offenheit im Umgang mit Frauen entstehen auf diese Weise nicht.

SÜCHTIG NACH PORNOS?

Einer Studie zufolge sollen in Deutschland über 560 000 Menschen internetsüchtig sein,[1] geschätzte 400 000 seien internetsexsüchtig.[2] Die Zahl der Nutzer des Pornoangebots im Internet liegt deutlich höher: So geben 50 Prozent der Schweizer Männer an, regelmäßig Pornos zu konsumieren.[3] In einer privaten Umfrage gaben es mir gegenüber zehn von zehn Befragten zu. Über 70 Prozent der Pornokonsumenten sind männlichen Geschlechts.[4]

Angesichts dieser virtuellen Sexwelt ist es umso notwendiger, die Worte zu finden, um uns über unsere tatsächliche Sexualität zu verständigen. Aber auch bei dem in der Öffentlichkeit geführten Genderdiskurs fehlen Ansätze, sich mit den Gefühlen von Männern beim Sex zu beschäftigen. Wie kann man über das Zusammenleben der Geschlechter sprechen, wenn die treibende Kraft des männlichen Geschlechts aus unserer Kommunikation ausgeklammert wird?

Während meines Selbstversuchs, für eine längere Zeit als Frau zu leben, den ich im Buch *Die Frau in mir*[5] beschrieben habe, und bei der sich daran anschließenden Arbeit über Geschlechterrollen und -klischees *(Gender-Key)*[6] ist mir aufgefallen, wie abstrus männliche Sexualität oft betrachtet wird: als würden Männer beim Sex weniger fühlen als Frauen – als empfinde der Mann seinen Orgasmus nur in der Eichel – als wäre der männliche Orgasmus sowieso nur »kurz, stark, plumps«, wie mir eine Frau sagte … Dazu passt, dass ich von nicht wenigen Bekannten weiblichen und männlichen Geschlechts gewarnt wurde, mir die Bürde eines solchen Themas aufzuhalsen, schließlich könne man über den Orgasmus des Mannes nicht mehr schreiben als »zehn Zeilen« (mehrfacher O-Ton).

Zu meiner Motivation kam also eine gehörige Portion Trotz hinzu. Im ersten Anlauf landete ich bei knapp 400 Seiten über mein sexuelles Erleben. Davon kürzte ich 100, und es blieben über 200 Seiten alleine über meinen Orgasmus, die restlichen 100 über das Davor und Danach, das natürlich mit dazugehört. Offenbar sind die männliche Sexualität und die sexuellen Gefühle der Männer viel mehr als gemeinhin angenommen (und sowieso mehr als die sekundenzuckenden Leiber der Pornoindustrie, die ihre Produkte nur zu gern als Ausweis einer freien Gesellschaft verstanden wissen möchte).

Ich bin überzeugt, dass wir mehr über unsere Sexualität und unsere Gefühle sprechen müssen. Wir haben es dringend nötig. Jedes Thema in unserem Leben erfährt eine neue Dynamik, wenn Worte hinzukommen, was übrigens neurologisch nachzuweisen ist. Denn Worte in Verbindung mit Erfahrungen schaffen neuronale Verbindungen im Gehirn, sie prägen sozusagen bestimmte Klischee-Eindrücke, und in diesen Assoziationswelten werden diese Eindrücke auch wieder wachgerufen, wenn die entsprechenden Worte fallen. Je mehr Worte es zu einem Lebensthema gibt, desto vielfältiger und freier werden wir demnach im Umgang damit. Bezeichnenderweise sagt die Eigenart der Worte, die es zu einem Thema gibt, daher viel über unseren Umgang damit aus. In Sprache manifestiert sich die Dynamik des menschlichen Zusammenlebens. Nur wenn wir die Sprachlosigkeit überwinden, können wir den Trend zur Abspaltung der Sexualität von unserem Leben stoppen.

Sexualität als universelle Energie unseres Zusammenlebens brauchen wir dringender denn je. Nicht die Liebe, die mir dafür als zu flüchtig erscheint, nicht irgendwelche äußerlichen Umgangsformen, sondern unsere gefühlte Sexualität ist das Bindemittel zwischen uns Menschen. Zerstören wir sie, werden wir uns immer mehr voneinander isolieren. Die menschliche Berührung schließt die körperliche mit ein, die zugleich auch eine geistige und seelische ist. Sie ist eine maßgebliche Quelle unserer ureigensten und unverwechselbaren Fähigkeiten: der Empathie, der Liebe, der Intuition, der Kreativität und letztlich auch der Intelligenz. Und natürlich betrifft Sexualität als Berührung auch unsere Gefühle. Doch die gesellschaftliche Entwicklung ist gegenläufig, und sie ist weit fortgeschritten. Wenn wir zulassen, dass diese Fähigkeiten und Eigenschaften aus unseren Begegnungen ausgegrenzt werden, können wir uns gleich den Maschinen einer fast schon greifbaren Zukunft überlassen. Sie sorgen für Orgasmen, die man nach Belieben in Orgasmus-Apps einstellen kann, befruchten Frauen, melken den Männern das Sperma heraus. Wir werden vereinsamen, stumpf gegenüber anderen und hoch aggressiv werden, weil uns mit der emotionalen Sexualität zugleich das Bindeglied und die Balance unseres Zusammenlebens abhandenkommen. Auch das erfordert, dass wir darüber sprechen, also den Diskurs.

Ich will das, was ich sagen will, nicht anhand von wenigen ausgewählten Beispielen aus meinem Leben beschreiben. Es geht um das ganze Bild, nicht um Ausschnitte, es geht um die Entwicklung des sexuellen Erlebens, mehr noch: Es geht um die Ausbildung unserer Persönlichkeit und wie sie durch Sexualität bedingt wird – das alles ist miteinander verflochten. Meine Sexualität besteht – wie die Sexualität jedes Mannes (und natürlich auch die Sexualität jeder Frau) – nicht aus einem oder zwei gepflegten metaphorischen Ereignissen, sondern aus einem gelebten Leben. Deshalb habe ich mich darauf eingelassen, das ganze Leben zu erzählen, von den ersten sexuellen Empfindungen bis zum erotischen Leben als Erwachsener und meinen Erfahrungen mit der Reproduktionsmedizin. Dazu gehören auch die Verhaltensregeln, die Eltern und Umwelt uns mit auf den Weg geben – von denen »Darüber spricht man nicht« eine der vielleicht prägendsten ist, die fatale Rückwirkungen auf unsere Sexualität haben kann.

Logischerweise spielen die Partnerinnen eine bedeutende Rolle. In meinem Leben gab es mehrere Frauen, das soll in über dreißig Jahren durchaus vorkommen. Nichts an den geschilderten Begegnungen mit ihnen ist erfunden, alles hat sich so zugetragen. Nur ihre Namen und Persönlichkeiten wie auch die Umstände unserer Begegnung habe ich zu ihrem Schutz so weit nötig fiktionalisiert und mitunter vollkommen unkenntlich gemacht. Ich empfinde größten Respekt und Liebe für sie.

Es geht mir nicht darum, diese Partnerinnen vorzuführen oder mich selbst zum Casanova zu stilisieren; weder bin ich Macho noch Narziss, noch Exhibitionist oder Pornograf. Es geht mir um radikale Offenheit und Ehrlichkeit, nicht um erotische Schilderungen um ihrer selbst willen. Wenn auf den folgenden Seiten einige erotische Begegnungen detailreich berichtet werden, so liegt das in der Natur der Sache: Wie sollte man das Schweigen durchbrechen, das unsere Sexualität umgibt, ohne darüber zu sprechen, was unsere Sexualität und damit uns als geschlechtliche Wesen ausmacht: die vielen Spielarten des Sex, unsere sexuellen Erfahrungen, Wünsche und Phantasien?

Mein Traum wäre, dass dieses Buch zweierlei erreicht: Dass es dazu beiträgt, die Wahrnehmung und das Verständnis der männlichen Sexualität wieder mehr ins Zentrum des Fühlens und des Herzens zu rücken. Und vor allem: Dass wir miteinander darüber ins Gespräch kommen und Worte finden, wo sonst Sprachlosigkeit und Sprechverbote herrschen.

Ist es nicht so, dass die Sexualität selbst pur und ungeschliffen ist? Der altrömische Dichter Ovid sagte einmal: »Die Liebe befahl mir zu schreiben, worüber ich mich schämte zu sprechen.« Warum sollten wir zweitausend Jahre später darüber anders sprechen als frei?

München, im November 2017
Christian Seidel

Sex
ist ein Lebewesen.
Ich kann mich mit ihm verbinden
oder auch nicht.
Es lebt notfalls auch
ohne mich weiter.
Ich aber nicht.

Die Weite
und wie das Trennende sich auflöst

Dass meine Lust auf eine Frau plötzlich versiegen, genauso aber
wie aus dem Nichts im Raum stehen kann, ist mir nur allzu vertraut. Aber auch rätselhaft. Dieses jähe Kommen und Verschwinden, es kann auch in ungeahnten Momenten geschehen, in den
ungelegensten Situationen sogar, nicht nur wenn ich mit einer
»Lebens«-Partnerin zusammen bin, sondern auch bei einer ganz
unbekannten Frau oder wenn ich alleine bin. Dass mein sexuelles
Erregtsein nicht an eine Beziehungsform geknüpft oder überhaupt an einen bestimmten Menschen gebunden ist, sondern fast
wie ein selbstständiges Wesen handelt, wurde mir schon früh in
meinem Leben unmissverständlich klar. Dies muss ich voraus-
schicken, bevor ich alles von mir erzähle, denn das ist eine entscheidende Wahrheit über mein sexuelles Empfinden – und nicht
nur über meines.

Nur: Was tun damit? Überall Sex haben, wo und von wem man
gerade erregt ist? Das geht doch nicht, es ziemt sich nicht, es wi-
derspricht dem Ideal der Paarbeziehung, ja es ist eines der härtes-
ten Verbote in unserem Zusammenleben. Und ich will es auch gar
nicht. Ich habe kein gesteigertes Bedürfnis danach, sondern schon
eher nach der Tiefe des sinnlichen Erlebens mit einer einzigen
Partnerin. Aber da sind eben auch die Sinne, die sich nicht ein-
sperren lassen. Wann und wie ich erregt bin, geht weit über eine
Beziehung hinaus, ohne dass es diese aber gefährdet oder ein-
schränkt. Und es geht nicht nur um dieses wohlige Gefühl im
Unterleib, denn wenn es so plötzlich auftritt, ist es überall in mir,

ich fühle es durch das Pochen meines Herzens, den stockenden und schwerer werdenden Atem, die sich verschärfende Wahrnehmung mit den plötzlich intensivierten Geruchs- und Gefühlseindrücken – und durch ein kleines, schnell keimendes Verliebtsein. In solchen Momenten kann ich mich in alles verlieben, auch in einen Baum, in ein Glas Wein oder eben in die Augen einer Frau, auch wenn ich gerade in einer Beziehung mit einer anderen bin. Von diesem Phänomen erzählte ich einmal meiner ehemaligen Freundin Jule.

»Du bist also fürs Fremdgehen, oder wie?«, hakte sie ein. Wir waren schon über zwei Jahre nicht mehr zusammen, und unsere Beziehung nannte sich jetzt »eine gute Freundschaft«.

»Nein, so würde ich es nicht sagen«, entgegnete ich. »Darum dreht es sich doch auch gar nicht. Ich wollte nur ganz offen etwas von mir erzählen. Immerhin hast du mich danach gefragt. Nach meinem Sex, meinen Gefühlen.«

Ich war sauer. Wie immer, wenn ich mich mit Äußerungen über meine Sexualität etwas weiter vorgewagt hatte, zog ich mich gleich wieder zurück. Ein sperriges Thema stand plötzlich überdimensional im Raum. Jule und ich saßen uns in jener Nacht auf dem hellbeigen Ledersofa in meinem Wohnzimmer gegenüber. Wir hatten uns einfach so zum Plaudern getroffen. Wie schon so oft – einst als Liebespaar, heute als Freunde. Abgesehen von der Beziehungsform war eigentlich gar nichts so viel anders. Die Gefühle, zumindest bei mir, waren die gleichen. Ihre warmen Füße lagen an meinen, nur dass wir früher, angeregt durch dieses zarte Gefühl körperlicher Nähe, ziemlich bald miteinander geschlafen hätten – doch heute waren wir ja nicht mehr zusammen. Ihre Wärme zu spüren liebte ich aber immer noch genauso.

Es war Hochsommer, die Fenster standen sperrangelweit offen, Jule in einem langen, cremeweißen Kittel, ein Wasserglas in der Hand. Ich halb nackt, ein dunkelblaues Tuch um die Hüfte, leicht angetrunken vom Rotwein. Jule stillte in dieser Zeit ihr Kind und hatte das ein paar Monate alte Mädchen mitgebracht; es lag friedlich im Nebenzimmer und schlief tief und fest. Trotz beendeter Liebesbeziehung war unsere körperliche Vertrautheit präsent wie eh und je. Bedeutete das aber auch, dass da tatsächlich keine Erotik mehr zwischen uns war? Oder nicht mehr sein durfte? Oder etwa doch?

Ich selbst befand mich gerade in einer sich etwas in die Länge ziehenden Flirtphase mit einer möglichen neuen Freundin. Zwar waren wir bereits ziemlich weit gegangen mit unserer Sexualität, hatten ein paar Mal wunderschön miteinander geschlafen, aber es war noch unklar, was das hieß. War das nur eine Affäre oder waren wir schon »zusammen« oder nichts davon? Ich wusste es nicht. Ungeachtet dessen kreiste die Treuefrage bereits in meinem Kopf: Durfte ich hier mit Jule überhaupt ein körperliches Wohlgefühl zulassen? Musste ich es verleugnen? Wo war die Grenze? Darf da überhaupt ein Trennstrich sein, ist unsere Sexualität nicht von Natur aus vollkommen frei und uneinsperrbar?

»Quatsch.« Ich wich Jule aus. »Allein das Wort ›Fremdgehen‹ führt doch schon in die Irre.«

Ich betrachtete sie, ihr aschblond gelocktes Haar. Mein Blick ruhte auf diesem Gesicht, das ich so gut kannte und das ein so wunderbar warmes Lächeln ausstrahlen konnte. Liebte ich sie am Ende doch noch? Würden wir heute Nacht vielleicht wieder einmal miteinander schlafen? Lust darauf hätte ich theoretisch schon, aber nur im Kopf, denn sonst spürte ich gerade nichts. Wie konnte es bloß dazu kommen, dass zwischen einer derart wunderbaren Frau und mir die sexuelle Lust abhandengekommen war?, überlegte ich. Wir verstanden uns doch so ausgezeichnet.

»Was soll denn an dem Wort ›Fremdgehen‹ bitte in die Irre führen?«, fragte Jule.

»Das Wort impliziert, dass man in die Fremde weggeht. Aber das ist doch nicht wirklich so. Genauso wie das Wort ›Seitensprung‹. Wörtlich genommen, springt man dabei auf die Seite, als würde man wie ein Zug aus den Schienen entgleisen. Aber das ist doch gar nicht so.«

»Wie dem auch sei: Eben weil dieses Aus-der-Schiene-Springen für dich so normal zu sein scheint …«

»… versteh mich nicht falsch. Ich sage doch nur, dass es keine Schienen gibt.«

»Jetzt sag schon: Bist du fremdgegangen, als wir zusammen waren?«

Ich gestand es Jule. »Ja. Bin ich.«

Nach einer kleinen Pause fragte sie: »Öfters? Also, ich meine mehr als ein Mal?«

Ich sah sie an. Ich sah die Verletzung in ihrem Blick. Und war selbst schockiert. Zwei Jahre waren es bereits her, dass wir uns getrennt hatten. Mir lag auf den Lippen, Jule das Gleiche zu fragen. Doch ich fühlte, dass so eine Frage jetzt unangebracht war, dass sie sie vielleicht noch mehr verletzen würde. Ich schämte mich. Aber was sollte ich tun? Ich fühlte mich hilflos. So hilflos wie schon immer mit meiner Lust, die kam und ging, wie sie wollte.

Meine Sexualität ist wie ein Berg. Auf ihm wandere ich unentwegt herum. Gleichzeitig bin ich selbst der Berg, und das Wandern auf ihm ist mein Leben. Ich umkreise mich also selbst mit meinem Leben, wandere hinauf und hinab, hin und her. Ich verkrieche mich im Gebüsch und offenbare mich, wenn ich nackt auf hohen Felsen stehe und in die Welt schaue. Deswegen nackt, weil mein Leben keine Kleidung hat. Meine Gefühle tragen keine Hosen, keine Röcke, vor allen Dingen haben sie kein Geschlecht. Nur mit derart freien Sinnen kann ich eine Verbindung zum Himmel und zu anderen Menschen herstellen. Ich kann sie zulassen oder auch nicht. Sie werden entweder Bestandteil meines Berges, oder sie sind getrennt von ihm und damit abgespalten von mir selbst.

Meine Sinne sind allerdings permanent wach. Indem ich sowohl das Wandern als auch der Berg bin, gibt es kein Innen und kein Außen mehr. Kein Rein, kein Raus. Kein Eindringen, keine Flucht. Gleichwohl gibt es die Phantasie, meine Sinne und Gefühle, meine Sexualität. Mit ihnen spielen sich inmitten meiner Wanderungen die ungeheuerlichsten Dinge ab. Immer wieder haben Überlegungen und Unsicherheiten die Wege versperrt, besonders die durch klare Regeln kaum einzugrenzende Arithmetik der Treue, dieser Endlos-Versprechen und gegenseitigen Vorstellungen von einer richtigen, echt wirklich guten Beziehung, sie stand immer wieder wie Nebel zwischen mir und diesem Berg meiner Sexualität. Obwohl ich es gerne mit der Treue hielt – schließlich wollte ich ja auch, dass meine Partnerin sie ebenfalls wahrte –, erschien mir die Idee der Treue im Laufe der Jahre doch eher als ein illusionäres Unterfangen, ja als eines, das der Natur widersprach.

So oft hatte ich Liebe geschworen. Dabei wusste ich längst, dass man Liebe nicht schwören kann. Wenn ich ehrlich bin, muss ich eingestehen: Obwohl ich fest daran glaubte, was ich sagte, waren die Liebesbekundungen mitunter ein vorgeschobenes Alibi-Statement, um die Bestätigung zu bekommen, dass meine Partnerin mich noch liebte. Sie neigt doch so leicht dazu, sich zu verflüchtigen, die Liebe, wenn sie zu straff an die Leine genommen wird. Ebenso unklar empfand ich es mit dem Sex. Da war manchmal nur Sex, aber keine Liebe. Oder die Liebe war noch da, der Sex aber nicht mehr. Sollte ich nun sexlos weiterleben, nur weil wir uns an Liebesbeteuerungen und an Vorstellungen von der idealen Für-immer-Beziehung gebunden hatten?

Wenn es so weit in einer Beziehung gekommen war, fühlte ich mich nicht selten in einem Dilemma: Was sollte ich tun, wenn ich keine Erregung mehr verspürte und diese sich auch nicht mehr so leicht erzeugen ließ? Und umgekehrt: Was, wenn die Erregung plötzlich da war, wenn mich von innen her dieses züngelnde

Drängen antrieb, das mir alles Mögliche vorgaukelte? Dann konnte ich mit der vollen Inbrunst der Überzeugung erklären, wie verliebt ich sei, was oft bei der Verführung half, ich glaubte ja selber fest daran, war voll davon überzeugt. Doch kaum hatte ich mich entladen, konnte dieses Gefühl jäh verschwinden. Wie war das möglich? Wie sollte ich damit umgehen? Ansprechen konnte ich das ja kaum, und lange Zeit war ich mir solcher Vorgänge nicht einmal richtig bewusst. Ich schlitterte ungebremst und ohne Orientierung auf der Hormon- und Gefühlsrutsche, dem erliegend, was ich dabei empfand, ich schwamm mit dieser Energie mit, die mich von innen her steuerte. Ohne mir dessen bewusst zu sein, war ich zu einem Zwerg in meinem Sex-Berg geworden, und dabei wusste ich nicht einmal, dass es diesen Berg überhaupt gab. Es spielte auch keine Rolle, denn ich hatte sowieso keine Chance gegen ihn. Er war mein Zuhause, er ist meine Welt, mein Universum, für immer. Sex ist unser Leben, wir können uns ihm hingeben, versperren können wir uns ihm paradoxerweise nicht.

Seit ich denken kann, verhält sich mein Schwanz wie ein kleines Haustier. Er hat sein eigenes Leben, ich kann ihn nur bedingt kontrollieren. Kooperationsbereit ist er nur, wenn ich ihm regelmäßig entgegenkomme. Er macht, was er will, und er kennt viele Tricks und Schliche, wie er mich dazu bringen kann, zu tun, was er sich in den Kopf gesetzt hat. Er verfügt über sein eigenes Temperament, das sich manchmal völlig abgekoppelt von meinen Vorhaben entfaltet, und verfolgt Ziele, die nicht selten vollkommen widersprüchlich sind zu den Erfordernissen der jeweiligen Situation. Es konnte geschehen, dass ich in solchen Momenten nur noch machte, was mein Haustier wollte, und nicht, was ich mir selbst vorgenommen hatte.

Zwar versuchte ich, mich regelkonform zu verhalten, doch das war nicht immer einfach, weil es so viele Regeln gibt, an denen wir unsere Sexualität ausrichten sollen. Es sind die Regeln einer Welt, die das Universum Sex zu beherrschen versucht. In ihrem Kern verbinden sie sich mit Fragestellungen, die fast etwas so Unlösbares wie Zen-Koans haben und allzu oft mit »dürfen« oder »müssen« verbunden sind: Wie oft »muss« man Sex in einer Liebesbeziehung haben, damit er als »gut« bezeichnet werden kann? Aber hat das überhaupt etwas mit Quantität zu tun? Darauf antwortet man schnell mit einem Nein. Doch lässt sich das in der Praxis überhaupt durchhalten? Mein Haustier macht schließlich sowieso, was es will. Es hat sogar seine eigenen Gefühle.

SCHWANZ ODER NICHT?

Das Wort »Penis« (lateinisch für das männliche Glied) wurde vor ca. 150 Jahren als medizinischer Begriff für den länglichen Teil der männlichen Geschlechtsmerkmale eingeführt. Sonst gibt es kaum respektvolle, sondern nur »schmutzige« Wörter – ausgenommen vielleicht »Zebedäus«, in manchen süddeutschen Gegenden ein Kosewort für Penis, das, aus dem Hebräischen kommend, »Geschenk Gottes« bedeutet. Ich selbst bin nicht so poetisch, was mein Geschlechtsteil anbelangt, und sage einfach »Schwanz«.

Das Ungute daran war, dass mein Schwanz mich zum Mitfühlen zwingt, schonungslos und wann immer es ihm in den Sinn kommt, auch wenn es mir ganz und gar nicht recht war. Wenn ich mich auf ihn einließ, schien es mir, als wären seine Gefühle auch meine – und die gestand er mir dann mit aller Großzügigkeit zu, indem er sie durch meinen ganzen Körper und von dort ins Universum verströmte. In diesen Momenten lösten sich alle Grenzen auf, und selbst das Dach meiner Wohnung, durch dessen Fenster ich nach einem Orgasmus oft in den Himmel sah, stand nicht mehr trennend zwischen mir und dem Universum. Es war, als wäre dieses Haustier keine separate Existenz, als wäre es nicht mehr abgespalten von mir. Alles war einfach eins.

Wenn ich meinen Schwanz allerdings in seinem Entfaltungsbedürfnis einschränken wollte oder ihn gar kritisierte (»Um Gottes willen, benimm dich. In solchen Momenten regt man sich nicht, das ist doch viel zu früh!«, oder: »Nein, bloß nicht, mit der nicht!«), konnte er schnell eingeschnappt sein. Dann brauchte es langes geduldiges Zureden, viel Wohlwollen und eine schwer zu beschreibende Mischung aus In-Ruhe-Lassen und Streicheleinheiten, um ihn wieder zu versöhnen.

Manchmal dachte ich früher, dieses an mir angewachsene Haustier habe etwas von einem Barometer: An seiner Verfassung ließ sich ablesen, wie es um meine Sinne und um mein Herz bestellt war. Der einfachste Indikator dafür war ganz banal der Grad seiner Aufrichtung. Den deutlichsten Hinweis auf extrem gute Laune aber gab eine wohlriechende Flüssigkeit, die sich an der Eichelöffnung als kleiner Tropfen zeigte, besonders wenn ich einer Frau begegnete, mit der Schmetterlingspotenzial bestand. In solchen Situationen war mein Schwanz häufig noch nicht einmal erigiert. Er konnte noch vollkommen regungslos sein, aber er befand sich in einer Art Bereitschaftszustand, der sich wie ein bestimmtes Gefühl von Wohligsein anfühlte, das den gesamten Körper durchzog, während sein Ruhen immer bedeutsamer zu werden schien. Mein Gehirn interpretierte dieses Gefühl nicht selten als Verliebtheit, was erhebliches Flirten und Hofieren zur Folge haben konnte. So lenkte mein Haustier viel von dem, was ich sagte, und noch viel mehr von dem, was ich machte. Überall, zeitlich unbegrenzt, mein gesamtes Leben hindurch. Es führte mich mit anderen Menschen zusammen, und wieder von ihnen weg. Ich vermute, dass das nicht nur bei mir so ist. Mit anderen Männern habe ich darüber nie gesprochen. Männer reden miteinander nicht über Sex. Und mit den Frauen? Vielleicht habe ich mich nie wirklich getraut, von mir zu erzählen.

Erregungsspiele
und warum Sex keine Teilzeitaktivität ist

Zu Beginn unserer Beziehung befanden sich Jule und ich rund 80 Prozent der Zeit im Bett, während vielleicht 10 Prozent genossen wir das gemeinsame Kochen (weil es von dort schnell wieder ins Bett gehen konnte), und 10 weitere Prozent vertrieben wir uns die Zeit mit Kultur oder anderen Unternehmungen. Hatten Jule und ich in der Anfangszeit unserer Beziehung einige Stunden nicht miteinander geschlafen, dauerte es nicht lange, und diese wohlriechende Flüssigkeit bildete sich wieder. Dann konnten unsere Hände nicht mehr voneinander lassen. Unsere Arme umschlangen uns, unsere Körper drängten zueinander hin, egal ob zu Hause, beim Wandern oder in unserem indischen Lieblingsrestaurant. Und während unsere Sprache langsam erstarb, spürten wir mehr und mehr das Pulsieren unserer Körper und unserer Sinne. So vieles geschah einfach von alleine. Wenn Jule mir nur in die Augen sah, wenn sie zu mir sagte: »Ich kann jetzt gar nichts sagen« – und mich weiter anschaute, wusste ich ganz genau, dass sie erregt war. Auch ich brachte in solchen Momenten kaum etwas heraus, vor Verlangen bekam ich ein enges Gefühl im Hals, ich brauchte aber auch gar keine Worte mehr, brachte vielleicht nur noch hervor: »Das geht mir auch so – komm zu mir.«

Besonders schön war es zwischen Jule und mir in Restaurants, von deren Tischen ausladende Tischdecken hingen, dickere, weiße. Sie waren ein ideales Versteck, in dessen Schutz wir unsere Hände, nachdem sie von unseren Nacken tiefer gewandert waren, unter unsere Hemden, Hosen, Röcke und BHs schieben konnten, ohne dass es jemand bemerkte. Jule und ich genossen diese kleinen Gefahren, ertappt zu werden. Meine Hände glitten wie automatisch über Jules Haut, wollten mehr haben, waren rastlos, unfähig innezuhalten. Es war wie ein Drang, nicht mehr nur weitermachen zu wollen, sondern zu müssen. Der Weg, diese Reise, dieses Hinaufwandern auf den Berg, das immer zwingender und unbeherrschbarer wurde, zählte für mich zum Schönsten beim Sex. Da war manchmal etwas so Unbändiges in mir, dass ich am liebsten aufgestanden wäre und Jule vor allen anderen Gästen auf den Tisch gesetzt hätte. Zu gern hätte ich mit einer einzigen Bewegung das Geschirr vom Tisch gewischt, ihr die Kleidung vom Leib gerissen und sie ohne Hemmungen gefickt, bis sie in ihrem Orgasmus geschrien hätte. Mich hätte es dabei fast zerrissen, und ich hätte andere Männer gebeten, auch von ihr zu kosten, was sie unbändig genossen hätte, während ich in schierem Wahn über die anderen Frauen im Restaurant hergefallen und mit Leib und Seele durch sie hindurchgekrochen wäre, bis der gesamte Laden sich, zu einem Brei verkocht, dampfend im Himmel aufgelöst hätte. All dies hatte ich Jule nie erzählt. Ich konnte es auch nicht, weil mir diese Phantasie so konkret gar nicht bewusst war, sie war ein abstraktes Gefühl, eine unbändige Leidenschaft. Ich erzählte ihr natürlich auch deshalb nicht davon, weil ich tief in mir ein eifersüchtiger, anständig und katholisch erzogener und deswegen auch ein ziemlich verzogener Bengel war.

So taten wir, was im Versteckten möglich war, unter Decken aller Art. In mir selbst hatte ich ausreichend Gelegenheit, meine Phantasien, dieses ununterbrochen laufende Kopfkino, dazuzuschalten oder auszublenden.

Manchmal tat mir die Gespaltenheit zwischen dem, was ich durfte, und dem, was ich empfand, beinahe körperlich weh. Dann kam ich mir angesichts meiner inneren Gewalten ganz klein vor – schutzlos in dem Gefühl, dass ich jederzeit auffallen und als hoffnungsloser Fall den Perversen dieser Welt zugeordnet werden könnte. Diese archaische Furcht in mir gehörte zu den dunkleren meiner sexuellen Vorstellungswelten, die tief mit Angst besetzt waren.

Was ich in solchen Momenten brauchte, war Nähe, Wärme und wenigstens einen ganz kleinen Pfad, auf dem ich mich vorantasten konnte. Im Restaurant waren es Jules feuchte Achseln, glitschig wie kleine Muschis, und darin herumzukitzeln erregte sowohl Jule als auch mich. Diese Stellen waren auch deswegen so wunderbar, weil sie sich nur eine Handbreit neben dem Verschluss ihres BHs befanden, und schon hatte ich meinen Pfad. Ich löste den Verschluss, um – immer davon beseelt, etwas Verbotenes zu tun und vielleicht sogar zu weit zu gehen – sanft mit den Fingern über Jules Brüste zu gleiten, deren Warzenvorhof sich so wunderbar anfühlte, ähnlich gekräuselt wie die Oberhaut einer Walnuss, wie ich es auch von meinen Hoden kannte, wenn die sich voller Erregung zusammenzogen und kleine elektrische Signale durch meinen Unterleib sandten.

Während solcher Momente schauten Jule und ich umher, als wäre nichts. Um die Gefahr noch zu erhöhen und damit das Gefühl des Verbotenen, bestellte ich bei dem indischen Kellner mit den gefärbten Haaren manchmal unnötigerweise ein weiteres Glas Wein – es stand schließlich noch ein halbvolles auf dem Tisch –, während ich Jules Brustwarze zwischen den Fingern hatte. Ich zwickte genau dann zu, wenn er Jule ansah und fragte: »Darf es für Sie auch noch etwas sein?« Aber er konnte nicht sehen, nicht ahnen, was unsere Hände taten. In Jules Fingern ruhte längst mein Schwanz, und sie wusste mein Kneifen mit einem sehr starken Druck zu erwidern. Mit einem verstohlenen Lächeln in den Augen sahen wir uns dann an, küssten uns und sagten zu dem Kellner allenfalls entschuldigend: »Wir sind sehr verliebt und deshalb etwas unkonzentriert – bitte entschuldigen Sie: Was haben Sie noch mal gesagt?« Wenn er zu einer Erwiderung ansetzte, drückten und kniffen wir uns wieder, stärker diesmal, und versuchten all unsere Disziplin aufzubringen, uns nichts anmerken zu lassen.

»Kein Problem, ich verstehe das«, sagte der Kellner lächelnd, und wir wussten nie, ob er nicht doch etwas bemerkt hatte. In Gedanken spielten wir mit dem Risiko, dass er ein heimlicher Mitwisser sein könnte.

Manchmal war Jule so erregt, dass sie sich nicht mehr zusammenreißen konnte. Sie streckte dann ihre Brüste derart heraus, dass sich meine Finger unter ihrer Bluse abzeichneten, ich zuckte zurück und zischte: »Hey, Baby, das ist zu viel, das kann er sehen«, worauf der Kellner zu unserem Tisch zurückkehrte, um uns mit seinem indischen Lächeln und dieser indischen Sanftheit in der Stimme schon wieder zu fragen, ob wir noch einen Wunsch hätten; das genossen wir extrem.

Jule und ich tranken und aßen an solchen Abenden wenig. Fast war es so, als würde das berühmte Gespann aus Luft und Liebe für unsere Ernährung sorgen. Und meine Gefühle, die nicht nur meine Erregung, sondern auch die von Jule registrierten. Es war aber nicht nur ihr tiefer Atem oder unsere intensive körperliche Wärme, da war noch etwas Größeres, was in mir arbeitete: Wir beide waren in unserer Erregung zu einem einzigen Körper geworden. Was ich fühlte und wollte, spürte sie genauso, und wie es ihr ging, nahm ich ebenso wahr. Es war, als wäre ich auch sie. Mein Berg war mit einem anderen verschmolzen, eine gigantische Weite hatte sich auf dieser sexuellen Reise aufgetan. Sie war so unendlich, dass wir uns in sie hineinfallen lassen konnten, ohne irgendwo zu zerschellen, das war wie fliegen. Dieses Einssein kannte keine Gedanken, keine Sorgen, keine Phantasien. Es brauchte auch kaum Worte, alles ging wie von selbst.

Das einzige Problem waren die unbequemen Sitzmöbel. Sie lenkten mich ab. Es war mir ein Rätsel, warum Menschen im Neunzig-Grad-Winkel zu sitzen hatten. Vermutlich hatte das ein Designer ersonnen, der nichts anderes konnte, als zwei Bretter aneinander zu nageln. Wegen dieses Dilettanten rutschten wir nun während unserer Umarmungen immer wieder nach unten. Einige Male kam es vor, dass wir uns gegenseitig nicht mehr nach oben halfen, sondern einer von uns ganz unter den Tisch glitt. Stets so getimt, dass der Kellner dies nicht bemerkte und die Person, die noch oben saß, im Zweifelsfall sagen konnte, der Partner habe etwas fallen gelassen und suche unter dem Tisch danach.

Daraus entwickelte sich eines unserer Lieblingsspiele. Jule und ich suchten eine Zeitlang Restaurants nur noch nach weit herunterhängenden Tischdecken aus. Wer von uns welche Position einnahm, ergab sich vielfach von selbst. Meist war ich es, der unter den Tisch kroch, was aber auch praktische Gründe hatte. Ich genoss es, unten im Schneidersitz zu kauern und zu lauschen, was Jule beim Kellner bestellte, während ich mit den Fingern ihre Schamlippen auseinanderzog. Sie trug manchmal nichts weiter als ein leichtes Mäntelchen, sodass ich in die feuchten Stellen hineinblies, sie schloss, wieder öffnete und erneut sanft blies. Dabei ließ ich meine Zunge leicht

EIN KLEINER HÜGEL

»Klitoris« bedeutet im Altgriechischen »kleiner Hügel«. Sie verfügt über doppelt so viele Nervenenden wie der Penis und ist auch doppelt so empfindsam. Wenn sie erregt wird, schwillt sie an und wird hart. Alleine über 13 000 Mädchen drohte übrigens 2017 in Deutschland die Klitorisbeschneidung, 4000 mehr als im Vorjahr.[7]

über ihre Klitoris gleiten. Jule griff mit einer Hand unter den Tisch, um meinen Kopf mit einem Schauer der Lust an sich zu drücken. Schließlich stieß sie ihn weg, sodass ich mit dem um ihre inneren Schamlippen geschlossenen Mund diese ein wenig hochzog.

Ich liebte es geradezu, die Schamlippen der Frauen im Mund hin und her zu bewegen. Das Aroma der Säfte, das mir so gut mundete, wandelte sich im Laufe des Leckens, vor allem aber übertrug sich die Erregung einer Frau über ihre Muschi und diese süße, vielleicht auf bis zu einen Zentimeter anschwellende Klitoris auf meine Zunge und meine Lippen. Deswegen blieb ich lange und selbst mit Nackenschmerzen in dieser Position hocken. Wenn

Jule sich währenddessen die Pfeffermühle oder einen dieser immer verstopften Salzstreuer oder noch einmal die Karte bringen ließ, zwirbelte ich besonders intensiv an ihr herum. Ich genoss mein Lecken so sehr, dass mein Schwanz zuckte, insbesondere, wenn ihre Stimme plötzlich leicht zittrig wurde:

»Hier ist der neue Salzstreuer«, sagte der Kellner.

»Danke, sehr nett von Ihnen, und ein Glas Wein hätte ich auch noch gern.«

»Aber Sie haben noch ein volles Glas, und der Herr ebenfalls. Er kommt wohl gleich wieder?«

»O ja, entschuldigen Sie … aber auch der Pfefferstreuer, ich glaube, es ist kein Pfeffer mehr drin.«

»Ich verstehe, bin gleich wieder da, Madame.«

Die umgekehrte Position, also wenn ich auf dem Stuhl saß und Jule unter dem Tisch, gestaltete sich als weitaus schwieriger. Die Stuhlhöhe ist häufig so bemessen, dass die Oberschenkel die Unterseite des Tisches fast berührten. Wenn Jule unter der Tischdecke hockte und meinen Schwanz auspackte, war ich eher froh, wenn er sich nicht ganz zur vollen Blüte entfaltete. Meine Erregung war aber zumeist so groß, dass er augenblicklich steif wurde, sobald sie mit der Zunge über die Eichel fuhr. Ich liebte dieses Gefühl. Um die Erregung zu dämpfen, überlegte ich, ob Litschis auch so empfanden, wenn sie im Mund hin und her gewälzt wurden, bevor man sie genoss, wie Jule es mit meiner Eichel gern machte. Vielfach lief es aber darauf hinaus, dass wir uns wieder gesittet an den Tisch setzten und ein Schälchen mit Früchten bestellten. Es war nämlich fast unmöglich, meinen Penis im voll ausgefahrenen Zustand so zu biegen, dass Jule ihren Mund um ihn hätte schließen können. Entweder sie stieß sich dabei den Kopf an der Tischplatte an, oder meine Eichel schnalzte dagegen, wenn sie den Schwanz losließ. Und das wollten wir beide schon aus hygienischen Gründen vermeiden.

Auf diese Weise kannte ich einige Tischplatten von unten. Die unter ihnen klebenden Kaugummis warnten: »Berühr mich nicht!« und verwiesen darauf, dass das, was sich unter Tischplatten befand, zwar Spielraum für verstecktes Fummeln ließ, nicht aber für sexuelle Handlungen konstruiert war, was aus unserer Sicht wieder so ein Designfehler war.

So vielseitig und spontan wie in dieser Zeit lebten wir unsere Sexualität leider nicht auf Dauer aus. Im Laufe der Jahre wurde der Anteil gemeinsamen häuslichen Kochens größer, und unsere Verschmelzorgien wurden immer weniger. Irgendwann sah unsere Bilanz so aus: 80 Prozent Kochen, 15 Prozent Ausstellungen, Kino oder Theater, Spaziergänge und Shopping sowie magere 5 Prozent Sex. Auch unser geliebtes Einssein – dieses universale Gefühl von Weite, das jede Unternehmung überflüssig machte, weil es sich so reich anfühlte – begleitete unsere Beziehung und unser Sexleben nicht mehr so wie früher. Eine seltsame Krankheit hatte von uns Besitz ergriffen, zu bezeichnen vielleicht als Aufgespaltensein: Unser Geilwerden geschah nicht mehr, wie wir es gewohnt waren, nicht mehr ausschließlich gemeinsam, und das pulsierende Ausleben unserer Lust hatte stark abgenommen. Auch Phantasien wie unser Tischdeckenritual hatten sich ausgelebt. Als wir uns im sexuellen Hoch befanden, hatte ich niemals auch nur den Funken eines Gedanken daran verschwendet, dass Jule etwas anderes fühlen könnte als ich. Es war schlicht nicht vorstellbar.

Sicherlich hatten wir uns über unterschiedliche Sinnesregungen oder Wahrnehmungen ausgetauscht. Das geschah aber im Rahmen dieses Schmetterling-Einsseins, und insgesamt waren es zumeist ziemlich undifferenzierte Dialoge.

»Fühlst du's auch?«

»Ja, klar!«

Wir atmeten beide tief durch, und je mehr wir erregt waren, desto weniger Worte brauchten wir.

Schließlich redeten wir mehr, aber leider nicht über Sex.

»Die Flüchtlingskrise macht mir Angst«, hatte Jule einmal gesagt, als wir Arm in Arm in unserer Wohnung vor dem Kamin lagen.

»Aber was soll man tun? Wir können diese heimatlos gewordenen Menschen doch nicht von uns weisen.«

»Wäre es nicht besser, sie lösten ihre Probleme dort, wo sie herkommen?«

Ein solcher Dissens führte dazu, dass wir uns innerlich so eng zusammenzogen, dass nicht der Hauch eines erotischen Gefühls mehr Platz hatte. Die Leichtigkeit des Einsseins hatte uns einst Flügel geschenkt, die nur von Schmetterlingen stammen konnten; mit ihnen hatten wir uns hoch hinaufgeschwungen in die Lüfte, wir waren durch den Himmel geschwebt, waren unentwegt fasziniert voneinander. Ständig hatten wir aneinander etwas Neues entdeckt. Das Neue war der Herzschlag unseres Liebes- und unseres Sexlebens. Bis sich die ersten Störfaktoren einschlichen, die Gewohnheiten mit ihren Giften, wie zum Beispiel ständig zu wiederholen, was am schönsten war. Die Wiederholung verdarb unsere kleinen Abenteuer unter den Restauranttischen und stahl ihnen den Zauber, weil unser Spiel allzu eingeübt war. Um eine solche Verkrustung aufzubrechen, brauchte es einen Impuls von außen wie etwa jenen Moment, als Jule einmal ein Glas Wein verschüttete und der Kellner die Tischdecke wechseln musste, unter der ich saß. Ich leckte gerade ihre Muschi, als ich seine Stimme hörte: »Kein Problem, jeder verschüttet mal was. Bitte entschuldigen Sie, ich nehme die Decke weg und bringe eine neue.«

»Nein, nein, lassen Sie!«, bat Jule. In ihrer Panik stieß sie meinen Kopf mit einer heftigen Bewegung von sich, während sie zischte:

»Hör schon auf! – Komm, er ist gegangen, um eine neue Tischdecke zu holen.«

VON KATZEN UND ASTEROIDEN

*Die Bezeichnung »Muschi« dürfte sich vom
Kosewort für Katzen ableiten. Es gibt aber
auch einen gleichnamigen Asteroiden, 1921
entdeckt, der nach dem Kosenamen der
Frau seines Entdeckers benannt wurde.[8]
Das ist durchaus verbreitet: Auch der frü-
here bayerische Ministerpräsident Edmund
Stoiber nennt seine Ehefrau Karin »Muschi«. Das Wort »Vagina« klingt mir – wie
»Penis« – zu technisch-medizinisch. Alle anderen Bezeichnungen haben etwas Abwertendes für mich.*

Flink kroch ich nach oben
und setzte mich wieder gesittet
neben sie. Vorher hatte sie die
Tischdecke kurz gehoben, um
nachzusehen, ob mein Schwanz
aus der Hose herausschaute.
Sie selbst zupfte ihr Mäntelchen zurecht, das man vorne
bis unten zuknöpfen konnte.

Ich war enttäuscht. Es hätte
schön werden können, wurde
es aber nicht. Jule hatte sich
hysterisch und unsensibel verhalten, fand ich. Solche plötzlichen
Stimmungswechsel machten mir jedes Mal sehr zu schaffen, denn
der »Schmelzprozess« wurde durch sie jäh unterbrochen. Es tat
verdammt weh, wenn ich gerade geöffnet war, in meinen Gefühlen schwelgte, mich fallen gelassen hatte – und dann – als hätte
mich Bengel jemand am Schopf gepackt – aus meinem kleinen
Gefühlsparadies ans Tageslicht gezogen wurde.

Mit den Jahren reduzierte sich unser Miteinander-Schlafen auf
die sichereren Positionen, von denen wir wussten, dass dabei alles
flutschte und nichts schiefging, und das waren immer weniger.
Erst nach drei Jahren gestanden wir uns ein, dass keine Schmet-
terlinge mehr da waren. Schon lange nicht mehr.

Rückblickend wirkt der Umgang mit unserer Erotik auf mich,
als hätten wir naiverweise angenommen, dass ein einmal ange-
stecktes Feuer von selbst für immer weiterbrennt. Wir haben unsere Sexualität zum Gefühlssurfen benutzt, uns aber nicht wirklich tiefer hineinfallen lassen. Möglicherweise hat uns auch die
Sprache dafür gefehlt – wie hätten wir sonst mehrere Jahre nach

dem Ende unserer Beziehung Gefühle wachrufen können, außer durch ebendiese Sprache, die wir vorher nie angewandt hatten? Sicher, Sex ist unentwegt existent, er ist eine Reise, die nie zu Ende geht. Aber unsere Verbundenheit im Sex ist nicht unendlich. Sie braucht Pflege und Wachsamkeit.

»Uns ist das Unschuldige abhandengekommen, die Frische«, sagte Jule in einem unserer Trennungsgespräche. »Als wir mitten in unserer Beziehung steckten, hatten wir uns alles schön und wunderbar ausgemalt. Wenn ich dich gefragt habe, ob alles in Ordnung sei, hast du jedes Mal gesagt, es sei alles bestens. Und ich habe dasselbe gesagt. Aber das hat nicht immer gestimmt.«

Wenn ich ehrlich bin, war das die Phase, wo ich an andere Frauen zu denken begann. Ich betrog Jule mit Vera; mit ihr hatte ich schon früher eine Affäre gehabt. Sie war jemand, die ich immer besuchen konnte und mit der sich jedes Mal ein wunderschönes sexuelles Erlebnis ereignete. Mehr aber nicht, zwischen uns gab es nur Sex, und manchmal erzählten wir uns danach von unseren Beziehungsproblemen. Überraschenderweise hatte ich nach der Nacht, in der ich mit Vera schlief (was ich gar nicht als »betrügen« empfand), plötzlich leidenschaftlich Sehnsucht nach Jule. Es folgte eine Zeit, in der Jule und ich wieder tollen, sich viel frischer anfühlenden Sex hatten. Alles war wieder neu und unschuldig. Es war, als hätte ich mit dem Seitensprung eine Tür aufgerissen, durch die frische Luft in unsere Beziehung geströmt war.

Jule sah mich nach meinem Geständnis an jenem Abend aufmerksam an.

»Woran denkst du gerade?«, fragte sie.

Ich fühlte es: Jule wusste intuitiv schon immer, dass ich damals fremdgegangen war. Sie nahm meine Hand.

»Du kannst dir nicht vorstellen, wie erleichtert ich bin«, sagte sie. »Es tut ein wenig weh, aber endlich reden wir. Damals habe ich gemerkt, dass etwas anders war.«

»Was denn?«, fragte ich, überrascht und verlegen zugleich.

»Es waren deine Augen. Sie baten um Vergebung. Das war für mich kaum zu ertragen.«

»Hättest du dir gewünscht, dass ich es dir erzähle?«

»Nein«, sagte Jule nur, nichts weiter.

Doch nach einer Weile fügte sie hinzu: »Trotzdem hätten wir irgendwie damit umgehen sollen. Du hättest dein schlechtes Gewissen loswerden müssen. Und ich meine *bad feelings*, weil ich das spürte. Wir hatten uns wohl viel zu sehr auf den Klebstoff Liebe verlassen und auf unser Für-immer-und-ewig-Versprechen. Nicht mal das hat gehalten.«

Ich überlegte: War es nicht tatsächlich so, als würden wir in unseren Liebesbeziehungen aneinander kleben, wie mit diversen Klebstoffen verbunden? Neben Zuneigung, Wertschätzung und Vertrauen, Respekt und Ehrlichkeit gab es drei berühmte Haltemittel, aber genau diese drei hielten leider ganz besonders schlecht: Liebe. Sex. Rituale. Am schlechtesten klebte die Liebe. Ihr Hafteffekt ließ oft aufgrund von zu viel Druck, zu wenig Berührung oder zu langer Zeitdauer nach. Kaum besser hielt der Sex; der war manchmal wie ein Spuk verschwunden. Und die Rituale – sie leierten aus wie eine alte Feder. Besonders bei der Liebe passt es uns nicht ins romantische Konzept, wenn sie endet. Dabei sind sowohl Liebe wie sexuelle Erregung in erster Linie biochemische Vorgänge, die anschwellen und vergehen.

Zum guten Haften gehört aber noch ein weiteres Phänomen: Die Verführung, das heißt, sich Zeit zu lassen, bis die Sinne zu brodeln beginnen. Ähnlich wie bei richtigem Klebstoff muss man alles erst ein wenig einwirken lassen, bevor man sich aneinanderpresst. Wenn es sehr schnell zu sexuellen Begegnungen kam, entstanden bei mir fast nie richtige Beziehungen daraus. Wo das doch geschah, waren wir dazu in der Lage, die Spannung, die Luft zwischen uns, das Nicht-sofort-ins-Paar-Klischee-Springen, eine

Zeitlang auszuhalten. Ich meine damit nicht, dass man nicht sofort miteinander schlafen sollte, wenn alle Sinne danach verlangen. Sex gehört zu einer Beziehung dazu, warum also nicht schon nach kurzer Zeit ausprobieren? Wie sonst wissen wir, ob die Begegnung überhaupt für eine Beziehung taugt? Aber ist das überhaupt so wichtig? Ist es nicht viel schöner und auch wichtiger, die Offenheit auszuhalten, dieses universale Einssein?

Das gegenseitige Sich-Verführen zählt zu den schönsten Erlebnissen in meinem Leben. Im Lauf der Jahre ist es weniger geworden. Ich bin mir nicht sicher, ob das durch die Gewohnheit kommt oder ob hier vielleicht Veränderungen wirksam werden, die zunehmend vom Internet ausstrahlen, in dem alles an jedem Ort und sofort zugänglich zu sein scheint, während man im richtigen Leben nicht einfach so übereinander herfällt.

Im Lauf der Jahre hat meine Sexualität eine gewisse individuelle Form, ja vielleicht sogar Persönlichkeit angenommen. Ich hatte sexuell viel kennengelernt, Schönes, aber auch Unsinniges. Dank Letzterem kann ich heute das Schöne klarer bestimmen. Mein Haustier ist inzwischen stärker mit mir verschmolzen, auch wenn es immer noch sein Zepter schwingt. Ich weiß heute, dass der Rhythmus meines Körpers und meiner Sinne sexuellen Fieberkurven folgt, bei denen immer wieder Entladungen stattfinden. Ich gebe mich ihnen hin, oft weil es gar nicht anders geht, häufig aber auch, weil ich es liebe, und mehr als früher genieße ich ganz besonders das Davor und Danach. Mein sexuelles Verlangen und Empfinden ist für mich längst nicht mehr auf diesen einen Akt und seinen vermeintlichen Höhepunkt beschränkt. Es ist mit der Zeit viel mehr geworden.

Dadurch ist auch der Wunsch entstanden, ein Kind zu bekommen. Früher hätte ich mir das nie vorstellen können. Am Sex interessierte mich nur die Begegnung, die Lust und das Verschmelzen, das Sinnliche, das Aussteigen aus dem Kopf, nicht der Zeugungsakt. Ich wollte auch keine Familie gründen, und die eine oder andere Frau ging sofort von mir weg, sobald das klar wurde. Mit Jule aber stand das Thema irgendwann sehr zentral im Raum. Auch ich konnte tief in mir spüren, dass ich es wollte. Erstmals. Mit ihr. Ein Kind. Das verlieh meiner Sexualität – immerhin rund dreißig Jahre nach meinem ersten Orgasmus – eine völlig neue Ausrichtung.

»Wir hätten schon viel früher versuchen sollen, ein Kind zu bekommen«, sagte ich zu Jule an dem Abend auf dem Sofa.

»Komisch, dass das erst nach so langer Zeit solch ein drängender Wunsch wurde«, sagte sie. »Meinst du, das hing damit zusammen, weil es bei uns nicht mehr stimmte?«

Vielleicht war das so. Aber ich wusste es nicht und konnte letztlich nur Vermutungen anstellen. Tatsache war, dass Jule und ich unserer Sehnsucht nach einem Baby erst im letzten Stadium der Beziehung nachgingen. Dann aber forcierten wir unsere Anstrengungen, und das möglicherweise zu sehr.

MITEINANDER SCHLAFEN
»Miteinander schlafen« stammt nicht von »schlafen« ab, sondern vom altmittelhochdeutschen »beslafen«, was »schwängern« bedeutete. Im Wort »Beischlaf« klingt diese Herkunft bis heute mit an.

»War das so für dich?«

»Die Umstände rund um das Kinderkriegen hatten angefangen, meine Sexualität zu beherrschen«, gestand ich Jule.

Als Jule und ich an unserem Kinderwunsch »arbeiteten« – anders kann man das kaum nennen, weil wir beide diese zielorientierten Bemühungen manchmal als nicht sonderlich lustvoll empfanden –, hielten wir, ohne es zu bemerken, wie in einer Art seelischen Muskelkontraktion aneinander fest. Wir schliefen nur noch selten in der gewohnten funkenstiebenden Begierde miteinander, sondern häufiger aufgrund des daraus entstandenen Rituals und mit der neuen Zielvorgabe »Kind«. Vielleicht ging genau deswegen mehr und mehr die

Spannung verloren. Das Thema »Baby« stand immer isolierter und umso bedeutungsvoller im Raum. Wir hatten schon immer ungeschützt miteinander geschlafen, doch Jule war nie schwanger geworden. Auch wenn wir es nie auf das richtige Timing angelegt hatten, hätte es genügend Gelegenheiten gegeben, bei denen es hätte passieren können. Die »schönste Sache der Welt« war zum Ende der Beziehung mit Jule zu einer Art Teilzeitaktivität geworden, die zu diesem Beziehungstyp einfach dazugehörte. Jule und ich mussten gezielter vorgehen. Aber wie?

Diese Bemühungen um den Kinderwunsch haben mit zu meiner heutigen Sexualität und zu meiner sexuellen Persönlichkeit beigetragen. Denn meine Sexualität besteht niemals nur aus dem, was ich gerade erlebe. Mit »sexueller Persönlichkeit« meine ich vielmehr, dass sich mein sexuelles Empfinden immer aus all dem zusammensetzt, was ich insgesamt sexuell erlebt und gefühlt und worauf ich mich eingelassen habe. Wie anders als durch Worte können wir eine solch umfassende Erfahrung vermitteln? Deshalb halte ich es für so entscheidend, dass wir mehr Sprache in unserem sexuellen Leben zulassen.

Sex ist universell und immer präsent. Er ist nicht die schönste »Sache« der Welt, denn eine Sache ist stets nur Teil eines Ganzen. Sex kann deshalb nicht die »schönste Sache der Welt« sein, weil sonst der gesamte Rest des Lebens fehlen würde. Da Sex aber allumfassend ist, kann das nicht richtig sein. Stimmiger ist, was der amerikanische Psychotherapeut Alexander Lowen sagte: »Sexualität ist eine Lebensart.«[9]

Und so hat sich diese Lebensart bei mir entwickelt.

Eindringen ist nicht nur etwas für Diebe
und wie ich zum ersten Mal davon erfuhr

Als kleiner Junge hatte ich dieses schöne Jucken zwischen den Beinen, dieses leise, angenehme Ziehen in der Lendengegend lange vor meinem ersten Orgasmus gespürt, weit bevor mich meine Mutter aufzuklären versuchte. Das Gefühl war mir bekannt, ich wusste nur nicht, was das war. Und ich hinterfragte es auch nicht. Es war einfach eines der vielen Gefühle, die zu meinem Körper gehörten. Bis zu jenem Nachmittag, kurz nach Schulschluss, ich muss etwa sieben oder acht Jahre alt gewesen sein. Zum Mittagessen hatte es Leberknödelsuppe gegeben, und jetzt wollte ich zum Fußballspielen, hinaus auf die Wiese zu den Freunden, statt meiner Mutter beim Aufhängen der Wäsche zu helfen. Sie aber setzte mich auf die Waschmaschine im Bad, um in dem engen Raum Platz zu haben, während sie bereits getrocknete Wäsche zu bügeln begann. Die Waschmaschine befand sich mitten im Schleudergang; ihr Vibrieren setzte sich in meinem Beckenboden so nachhaltig fort, dass ich unweigerlich dieses Züngeln verspürte. Mit einem wohligen Gefühl blieb ich auf der Maschine sitzen.

»Weißt du eigentlich, wie ein Kind entsteht?«, hatte meine Mutter gefragt – das war ihr eigentliches Anliegen an diesem Nachmittag: mich aufzuklären. Dass ich ihr beim Wäscheaufhängen helfen sollte, war nur ein Vorwand. Ohne eine Antwort abzuwarten, sprach sie weiter: »Es braucht dazu die Liebe, verstehst du?«

Ich verstand nichts. »Was ist denn Liebe eigentlich?«, fragte ich und überlegte kurz, ob ich von meiner Mutter ein Kind bekommen könne, weil sie mich liebte, ich sie aber auch.

»Wenn du bereit bist, alles für eine Frau zu tun, wenn du sie halt liebst«, sagte sie und sah mich liebevoll an. Sie gab mir einen Kuss und fügte hinzu: »Auch ich liebe dich, aber das ist eine andere Form der Liebe, das ist Mutterliebe.«

Ich wusste damals nur, dass Liebe das war, was meinen Vater und meine Mutter miteinander verband. Und das, was meine Mutter für mich empfand.

»Ich liebe dich auch«, sagte ich deshalb zu meiner Mutter. Als sie dann erklärte, auch zum Kinderkriegen brauche es die Liebe, ging ich weiter davon aus, dass ich dazu meine Mutter lieben müsse. Doch sie sagte nur einen Satz, den ich als Rätsel empfand: »Hast du einmal deine Einzige gefunden, wirst du wissen, was ich meine.«

»Was ist denn die Einzige?«

Genauso dumm und verlegen wie damals auf der Waschmaschine fühlte ich mich später immer wieder, wenn ich über meinen Sex sprechen wollte. Vielleicht hatte ich es wegen dieses Gefühls des Ungenügens nie mehr wirklich versucht.

»Das ist die Frau deines Lebens, mein liebes Kind. Die Frau, die dich glücklich machen wird. Mit der du Kinder haben wirst.«

»Entsteht so ein Kind: durch Liebe?«, fragte ich meine Mutter.

»Wenn du die Liebe fühlst, wirst du eine Erregung in deinem Glied spüren.«

»Wieso sagst du jetzt Glied und nicht mehr Schniedelwutz?«

»Weil das kein Spaß mehr ist, mein Liebling.«

»Für mich aber schon! Ich finde, alles soll Spaß machen. Es ist schön auf der Waschmaschine«, sagte ich.

»Um Gottes willen, komm schnell dort runter!«

Ich weigerte mich aber und blieb sitzen.

»Kind, die Liebe ist eine Aufgabe. Und wenn ihr euch dann sehr liebt, wird deine Einzige sich dir gegenüber öffnen. Dein

Schniedelwutz-Glied wird dann von der Liebe verzaubert und plötzlich größer werden …«

Wieder spürte ich das Vibrieren der Waschmaschine. Ich dachte an den kleinen Haufen Haut zwischen meinen Beinen. Daran, wie ich bei der Einschulung mit meiner Mutter vor dem Schularzt stand, der meinen Körper untersuchte. Ich war nackt. Er saß auf seinem Hocker und griff nach mir, drehte mich hin und her, bog meine Gliedmaßen in diese und jene Richtung, fasste mir unter die Achseln, schob mir einen Holzstab in den Mund, zog meinen Po auseinander – und plötzlich hielt er meinen Schniedelwutz hoch und rollte darin meine Eier auf eine eigenartige Weise in seiner Hand hin und her.

»Nun schau'n wir mal, ob alles an dir dran ist, so wie es sich gehört«, sagte er, und mit einem unsensiblen Griff zog er meine Vorhaut zurück. Ich fasste nach der Hand meiner Mutter und schaute zu ihr hoch. Der Arzt war ein älterer grauhaariger Herr in einem weißen Kittel mit einem Stethoskop um den Hals; er verströmte einen mottenkugelartigen Geruch, den ich bis heute in der Nase habe. Nach einer Weile sagte er: »Ja, was haben wir denn da?«

Er deutete auf ein kleines Hautbläschen, das sich schon immer rechts an meiner Vorhaut befand.

»Das hat er bereits seit seiner Geburt«, antwortete sie. »Meinen Sie, dass es ihn später stören wird?«

Wieder schaute ich fragend zu meiner Mutter hoch.

»Wir müssen es beobachten. Wenn es so bleibt, ist es kein Problem. Es darf nur nicht wehtun.« Der Arzt sah mich eindringlich an.

»Was darf mir nicht wehtun?«, fragte ich.

»Meinen Sie, wir müssen es entfernen lassen?« Meine Mutter achtete nicht weiter auf mich, sondern allein darauf, wie der Arzt meine zurückgezogene Vorhaut zwischen zwei Fingern hielt.

»Dann müssen wir die gesamte Vorhaut abschneiden.«

In dem Moment bildete ich mir einen stechenden Schmerz in der Vorhaut ein. Ich war als kleiner Bengel schon immer gut im Einbilden, und so schrie ich laut auf:

»Nein! Aua! Das tut weh!«

Ich riss mich los und wollte aus dem Praxisraum laufen. Die Tür war aber verschlossen.

Mir war nicht nur sehr mulmig zumute, es fröstelte mich auch. Ich verstand überhaupt nicht, was die da besprachen, doch eines wusste ich: Meine Vorhaut, die will ich behalten. Immer wieder rief ich deswegen: »Nein!«

Der Arzt und meine Mutter schauten mich gnädig-mitleidig an. Ihr Blick signalisierte mir, dass es schon noch werden würde mit mir – ich müsse nur wachsen, reifen. Und jetzt, wie ich da auf der Waschmaschine saß, behauptete meine Mutter, dass ich dafür aber noch lieben und »meine Einzige« finden müsse, was mich gleich ziemlich nervte.

Die Waschmaschine schaltete in den letzten Schleudergang. Neugierig, aber gleichzeitig mit einer kindlichen Art von Skepsis hörte ich meiner Mutter zu. Ich spürte sofort, dass sich mein künftiges Leben entsprechend ihren Worten entwickeln sollte. Deswegen regte sich leiser Widerstand in mir, ich wollte schließlich machen, was ich wollte.

Was meine Mutter nicht wusste: Von Aufklärung hatte ich längst gehört. Der eine oder andere Freund hatte mir längst von ähnlich komischen Gesprächen berichtet. Nun war ich es, der dran war. Ohne es zu ahnen, machte meine Mutter es mir damit schwer, als sie in den schönsten Farben ausmalte, wie es sei, Liebe zu machen – selbstverständlich ohne dabei das Wort »Sex« zu benutzen, das ich noch gar nicht kannte.

Rückblickend empfinde ich die damalige Zeit als leicht und frei. Es kommt mir so vor, als ob meine Kindheit und Jugend beim Sex immer auf »on« gestellt waren. Es waren die Siebzigerjahre, als ich aufgeklärt wurde. Im Vergleich zu der heutigen sexuellen Informations- und Bilderflut mögen diese Jahre zwar etwas unterentwickelt wirken, aber ich hatte damals eine ganz besondere Chance: Ich konnte meine Sexualität nach und nach entdecken; sie wurde mir nicht mit aller Gewalt aufgedrängt. Sicher, die sexuelle Sprachlosigkeit hatte auch etwas Belastendes. Das Unbekannte dieser neuen sinnlichen Welt und das ständige Gefühl, von lauter Verboten und Geboten umgeben zu sein, war mit vielen unangenehmen Seiten verbunden. Aber es hatte auch etwas Prickelndes, Aufregendes, es war wie mit einem fremden Schiff in eine unbekannte Welt zu segeln, weit hinaus in den offenen Horizont eines Ozeans.

Genauso wie früher entdeckt auch heute jede Generation ihre Sexualität für sich, nur ist das Mysterium jetzt überlagert von Pornobildern, die wie Hinterglasmalerei unserer sinnlichen Seele untergeschoben werden und unser Fühlen verfremden. Ist uns da etwas Unschuldiges verloren gegangen? Ist Sexualität heute weniger authentisch fühlbar?

Das Entdecken meiner Sexualität empfand ich gerade wegen dieser Unschuld als besonders aufregend, ebenso wie ich bis heute das Ungewisse daran liebe, wohin ein sexuelles Kennenlernen mit einer neuen Partnerin uns führt. Es ist, als hätte mich bei dieser Reise hinaus aufs Meer meiner Sexualität immer ein unsichtbarer sinnlicher innerer Reiseführer an der Hand gehalten, an dessen Seite ich mich sehr sicher fühlte.

Rückblickend würde ich mir nur wünschen, wir hätten damals offener und freier über sexuelle Vorgänge gesprochen. Dann würden wir diese Worte nach jahrelanger Praxis heute virtuos zur Verständigung nutzen können, mit Respekt vor dem Wert der Intimität, aber ohne Heiligenschein. Und kindgerecht, was aber einiges heißt: Wie soll ein Kind mit dem Wort »Sex« umgehen, wenn es das gar nicht kennt, wie mit »Liebe«, wenn es darunter nur seine Empfindungen zu den Eltern verstehen kann? Wenn überhaupt.

Meine Mutter sprach übrigens auch von einem ominösen »Eindringen«. Das Wort hatte ich bis dahin nur mit Dieben in Verbindung gebracht, und so empfand ich es als einen aggressiven Ausdruck, den ich nicht zu deuten wusste. Hieß das vielleicht, dass man einer Frau, in die man eindringt, um ein Kind zu zeugen, etwas stiehlt? – Man sieht, es fehlt allein schon an wenigstens einem passenden Wort für den Vorgang des sexuellen »Eindringens«.

»Aber ich werde niemals einer Frau ein Kind wegnehmen«, sagte ich. »Geht das Kindermachen nicht auch ohne dieses Eindringen?«

»Leider nicht. Aber du nimmst dabei einer Frau auch nichts weg.«

Ich verstand nichts, sagte aber auch nichts. Meine Mutter bemühte sich, liebevoll, darüber zu sprechen, was zwischen Mann und Frau geschah. Ganz besonders versuchte sie aber, so normal wie möglich dabei zu erscheinen. Sie wirkte dadurch betont nebensächlich, was ich natürlich genau bemerkte und was mir ein wenig auf die Nerven fiel. Ich erinnere mich an dieses Gefühl noch genau, weil ich dachte: »Denkt sie, ich bin blöd? Wann kommt sie endlich zum Punkt, und was will sie mir eigentlich sagen?«

Meine Mutter beließ die Dinge aber lieber im Ungefähren. Offenbar gab es hier etwas, das man besser nicht aussprach. Das spürte ich natürlich. Vielleicht prägte sich mir damals das Nicht-darüber-Sprechen noch mehr ein. Mir war auch nicht klar, ob das, worüber wir sprachen, mit den Gefühlen zu tun hatte, die ich schon seit einiger Zeit immer mal wieder zwischen meinen Beinen spürte. Das zu wissen, wäre sehr hilfreich gewesen. Mir schoss stattdessen der Gedanke durch den Kopf, ob man die Frauen vor dem Eindringen fragen müsse, ob man denn hereinkommen darf – ähnlich wie beim Anklopfen an eine Tür, bevor man ein fremdes Haus betritt. Doch bereits als Minijungspund, der ich damals war, kam mir das absurd vor, und in Ermangelung von Wissen und der passenden Worte stellte ich mein ganzes weiteres Nachdenken darüber ein.

Meine Mutter wiederholte immer wieder, man müsse »sich wirklich lieben«, und sprach mit Nachdruck von einem »Zusammensein für immer und ewig«. Als ich sie daraufhin fragte, was denn wäre, wenn ich weder auf das Eindringen noch auf das Zusammensein für immer und ewig Lust hätte, meinte sie:

»Mein Junge, dagegen wirst du gar nichts machen können. Du wirst in deinem Glied spüren, wie schön das ist, und dann wirst du es auch wollen. Und wenn du darüber nochmals sprechen willst, sag es mir. So, jetzt aber ins Zimmer zu deinen Hausaufgaben!«

Damit sprang ich von der Waschmaschine, das Wort »Glied« im Kopf. Für mich war das dort unten kein »Glied«, nicht irgend so ein »Teil«. Mit dem Wort konnte ich mich nicht anfreunden, es klang für mich immer wie der nichtssagende Name eines Buchhalters. Bei diesen absurden Worten fängt der Irrtum hinsichtlich der männlichen Sexualität bereits an: Wie kann man ein Körperteil, das einen Mann seinen ganzen Körper in sinnlichster Weise fühlen lässt, »Teil« nennen? Nicht wenige Frauen forderten mich später tatsächlich augenzwinkernd auf: »Nun zeig doch mal her, dein Teil.« Lieb gemeint, einverstanden, aber unterbewusst schlecht angekommen…

Während ich durch den Flur zur Küche lief, um mir endlich ein Marmeladenbrot zu schmieren, spürte ich, dass aus dem Häuflein Haut zwischen meinen Beinen mehr geworden war. Von wegen Glied. Von diesem Tag an begann ich, an meinem Schwanz zu manipulieren, geleitet davon, wann mein Gefühl am schönsten war.

Liebe und Sex
führen ein voneinander losgelöstes Dasein

Auch wenn ich eine Verbindung zwischen Liebe und Sex durchaus als Maßstab guten Lebens empfand, hat mir nie wirklich eingeleuchtet, was Sex zwangsläufig mit Liebe zu tun haben sollte. Trotzdem gab es immer mal wieder einen Konflikt zwischen Liebe und Sex, weil mein sexuelles Empfinden auch unabhängig von der Liebe seine eigenen Wege fand. Klar: Sex ist mit Liebe viel schöner, intensiver und stärker; fast war es so, dass ich nur dann richtigen Sex erlebte, wenn ich dabei liebte. Doch ich hatte auch wunderbare sexuelle Erlebnisse ohne Liebe. Nicht selten empfand ich die Liebe als Hindernis für das volle Ausleben meiner Sexualität. Und umgekehrt wurde Sex zur Belastung für die Liebe.

Die Liebe ist ein mit Erwartungen überfrachtetes Gefühl, das zeigt schon eine Formulierung wie »ewige Liebe«. Im Widerspruch dazu erleben wir, dass die Liebe zu einem Menschen nicht zuverlässig oder ewig ist. Sie wandelt sich, und so wie sie beginnen kann, kann sie auch enden. Nicht selten hatte ich

IMMER WENIGER SEX
Die Hälfte aller in einer Beziehung stehenden Menschen schläft weniger als einmal pro Woche miteinander. Jeder sechste hat sogar nicht einmal alle vier Wochen Sex mit dem Partner.[12]

den Eindruck, dass wir von unterschiedlichen Dingen sprachen, wenn eine Gesprächspartnerin und ich das Wort »Liebe« in den Mund nahmen. Am besten wäre, wir würden immer wieder neu definieren, was jeder der Beteiligten in einer Beziehung unter Liebe versteht.

Wir sind so konditioniert, dass wir Liebe fast zwingend mit der Paarbeziehung in Verbindung bringen. Und die landläufige Paarbeziehung (zwischen Mann und Frau) beruht wiederum maßgeblich auf den Geschlechterklischees, wonach der weibliche Partner eine bestimmte angepasste Rolle gegenüber der in Stein gemeißelten männlichen Rolle einnimmt. Letztere erlaubt keine weiblichen Verhaltensweisen bei einem Mann, sodass Männer Schwierigkeiten mit dem Sich-Einlassen, mit Hingabe, mit dem Zulassen von Gefühlen haben. In einer derartigen Enge des Zusammenlebens geht die Liebe allzu oft ein wie eine Pflanze, welcher Raum, Licht und Wurzeltiefe zum Wachsen fehlen – Bedingungen, die sie häufig nach einer gewissen Zeit in einer Paarbeziehung nicht mehr vorfindet. Dabei ist die Liebe viel mehr als ein Sammelsurium bestimmter Gefühle zu einem Menschen, mit dem wir in einer Klischeebeziehung stehen, die wir als glücklich machend begreifen. Aufgrund des überlieferten Irrglaubens, Liebe sei nur in der Verbindung zu einem Partner erfahrbar, der bestimmte Beziehungserwartungen zu erfüllen bereit ist, wie etwa das Einhalten der Treue und der Gesetzmäßigkeiten der Geschlechterrolle, projizieren wir jedoch all unsere Hoffnungen auf Glück, Zufriedenheit, Erfüllung und Nähe auf diesen Partner und auf die Liebe – und genauso auch das Gegenteil: Unglück, Distanz und Einsamkeit, wenn wir nicht geliebt werden oder es auch nur befürchten.

Ich empfinde die Liebe als ein Phänomen unseres Geistes und unseres Herzens, das man weder mit Händen noch mit Regeln zu fassen bekommen kann. Über nichts wird so viel geschrieben oder geredet wie über die Liebe, über kaum etwas so wenig wie über Sex (ernsthaft, meine ich, kalauer- und jugendfrei). Deshalb kann die »ewige Liebe« zum Gefängnis werden, weil an ihr so viele belastete Vorstellungswelten hängen: wie sie auszusehen hat, wie sie zu leben ist, wie sie »echt« ist, wie man ihr gerecht wird. So überladen mit Erwartungen, wird die Liebe zu einer Fiktion, zu einem Traum, der außerhalb unserer Reichweite liegt. Ganz ähnlich kann auch Sex zum Gefängnis werden, wenn man ihn nur entsprechend festgefahrener Stereotypen betreibt, etwa nur noch durch eine innere Vorstellungs- oder Pornobrille hindurch, und nicht mehr fühlt, geschweige denn miteinander spricht, um sich frei von inneren Grenzen zu machen.

Sex erlebe ich im Unterschied zur Liebe immer als fassbar. Sex ist eigentlich immer lebbar. Und er ist nicht abhängig von der Liebe. Beides hat nur manchmal miteinander zu tun, und dann macht Sex die Liebe zur schönsten Liebe, und die Liebe den Sex zum schönsten Sex. Doch das kann man weder erzwingen noch ewig aufrechterhalten. Das Honeymoon-Flirren, das mich Liebe und Sex oft als Einklang spüren ließen, war nie ein Dauerzustand. Es war der Anfang eines Flirts, einer Verliebtheit. Aber es ähnelte auch anderen Eindrücken, die ganz ohne Partnerin geschehen konnten: bei intensiven Naturerlebnissen, in manchen Glücksmomenten des Freiseins, bei einem Erfolgserlebnis, für das ich mich öffnen konnte.

Ich erinnere mich an einen Waldspaziergang auf einem Berg. Ich stand allein auf einem Felsen, der Wind streichelte mich. Plötzlich durchströmte mich ein Gefühl, als wäre ich verliebt. Ich empfand eine tiefe sexuelle Erregung, mein Schwanz wurde in Sekunden steif. Ähnlich war es, als mich ein reicher Freund einmal – ich war noch nicht ganz zwanzig – allein mit seinem Mercedes fahren ließ; dann wieder als ich eine tiefe Entspannung in einem Meditationsseminar zuließ oder als ich verloren unter Gottes Blick in einer riesigen kalten Kirchenhalle stand. Und immer wieder nachts, wenn ich schlief, einfach so.

Die Liebe war also kein ständiger Begleiter meiner Sexualität. Sie war nicht plötzlich da, um dann ebenso schnell wieder zu verschwinden, wie es bei den sexuellen Empfindungen der Fall war. Nicht selten genoss ich es, mit einer Frau zu schlafen, gerade weil ich sie nicht liebte.

Der Anspruch, beim Sex zu lieben, stand immer als Erwartung im Raum, nicht selten als Druck. Sätze wie »Man liebt sich« oder »Wir lieben uns heute Nacht« konnten, im falschen Moment gesagt, ganz schön entgeilend wirken. Trotzdem und völlig unbestritten: Jene Sexerlebnisse, die mit Liebe verbunden waren, zählen für mich zu den schönsten. Sie waren am tiefsten, umfassendsten. Wie aber soll man einem Kind davon erzählen?

Behütet, wie ich aufwuchs, war ich mit den neuen Wissensbruchstücken über meine Sexualität auf mich selbst gestellt, mit all den körperlichen Erlebnissen, die auf mich einwirkten, ob ich es wollte oder nicht. Mitunter war das fast ein wenig unheimlich.

Wovon mir meine Mutter nichts erzählt hatte, war das Phänomen der Phantasien. Sie tauchten einfach auf, vollkommen unabhängig von Liebesgefühlen. Anscheinend liebte ich mich selbst nicht in dem Maße, wie man es offenbar sollte, wenn man Sex macht, in diesem Fall Sex mit mir selbst. Bereits damals begleiteten meine kleinen Selbststreichelungen nicht ganz so kleine Phantasien. Sie tauchten aus dem Nichts in meinem Kopf auf und kreisten so weich, so geisterhaft und so zeitlos wie kleine Zeppeline durch meine Vorstellungswelten. Nachdem meine Mutter mir von der sogenannten Vagina und dem Miteinanderschlafen erzählt hatte, das mit der richtigen Liebe einhergehe, fühlte ich mich völlig frei, mir das, was solche Worte an Spielräumen zuließen, einfach vorzustellen. Da ich noch kaum je eine komplett nackte Frau gesehen hatte, stellte ich mir, um die richtige Liebe zu finden, eine Welt voller nackter Frauen vor. Mit ihnen flog ich in den Zeppelinen meiner Phantasie durch die Lüfte. Mein Gott, was für ein Paradies fand ich dort beim Fliegen vor. Besonders faszinierte es mich dabei, mir ihre Brüste vorzustellen. Große Brüste, die schwankten, während die Zeppeline ihre Kurven zogen. Und die Popos und die Schenkel, und besonders die glatten Bäuche, die nach unten hin mit den Oberschenkeln so wunderbar langgezogene weiche Rundungen bildeten, fast so, wie uns in Erdkunde die bayerischen Voralpenberge erklärt worden waren:

»Das sind die Gletschermoränen«, hatte die Erdkundelehrerin gesagt. »Die Gletscher haben Geröll vor sich her geschoben, und daraus sind diese sanften Hügel entstanden.«

Kaum befand ich mich in meiner Zeppelinwelt hoch in den Lüften, unter mir das bayerische Paradies, das mir in solchen Momenten wie viele liegende nackte Frauen erschien, kam mir die von meiner Mutter propagierte Idee von der »Ein-

ABER WIE GEHT DAS?
Was du liebst, lass frei. Kommt es zurück, gehört es dir – für immer.
Konfuzius

zigen« als definitiv nicht realisierbar vor. Da war ich gerade mal zehn, vielleicht elf. Für die Liebe und meine Einzige wollte ich zwar alles tun. Doch für viele Einzige tat ich gern mehr, ich wollte am liebsten alle haben. Immer mehr Gedanken dieser Art entstanden in mir, die ich aufgrund meiner katholischen Erziehung für untragbar hielt. In meinem Kopf begann eine entfesselte Welt voller Sex ihr Eigenleben, über die ich aber nicht sprechen konnte, weil sie mir verboten vorkam. Nur ein einziges Mal hatte ich dem Pfarrer im Beichtstuhl davon erzählt, weil mein Religionslehrer gesagt hatte, dass man so sexuelle Gedanken beichten müsse.

»Was sind das denn für Zeppeline, mein Sohn?«, hatte er sichtlich gelangweilt gefragt, nachdem ich ihm von den Flugobjekten voller Frauen erzählt hatte und wie schön es sei, mit ihnen durchs Weltall zu düsen.

»Ich darf das fast nicht sagen, Herr Pfarrer, aber es ist so furchtbar, dass ich Sie um Gnade bitte, mir diese Sünden zu erlassen.«

»Erzähl mir ruhig, was dich besorgt.«

»Da sind so Blasenwelten«, hatte ich gesagt, und dann blieben mir die Worte im Hals stecken.

»Was meinst du mit *Blasenwelten?* Das musst du mir genauer erklären.«

»Na, in diesen Blasen sind ganz viele nackte Frauen, Herr Pfarrer. Sie haben riesengroße Brüste und nichts zum Anziehen. Ich schau dann immer diese Brüste an, weil die so schön wackeln. Wenn ich mir das vorstelle, gehen diese Gedanken nicht mehr weg, und ich fühle mich rundherum sehr wohl. Ist das erlaubt, Herr Pfarrer?«

Der Pfarrer schwieg, ich hörte ihn atmen.

»Und hast du mir sonst noch etwas zu beichten, mein Kind?«

»Nein, Herr Pfarrer. – Doch, eines noch.«

»Ja?«

»Ich finde das mit der Einzigen blöd. Ich will gerne viele Frauen haben.«

Wieder blieb der Geistliche still. Schnaufte nur. Durch die Gitterstäbe konnte ich im dunklen Innern des Beichtstuhls ausmachen, wie er seine ausladende schwarze Robe raffte und sich aufrichtete. Schemenhaft erkannte ich seine Gesichtszüge. Ich sah in riesige Augen, sie waren so unermesslich groß, dass mich die schiere Angst durchfuhr, ich könnte von ihnen verschlungen werden.

Als ich auf dem Lehmweg durch die Felder am Münchner Stadtrand nach Hause radelte, trat ich so heftig in die Pedale wie nie zuvor. Ich wollte diesen alles verschlingenden Augen entkommen. Beim Treten keuchte ich ein Vaterunser nach dem anderen, denn der Pfarrer hatte mir zur Abarbeitung meiner Sünde aufgetragen, hundertmal das Vaterunser aufzusagen.

»Und schwindele mich nicht an«, hatte er am Schluss gesagt. »Ich höre mit. Und jetzt raus mit dir.«

Meine Phantasien hatte er nicht kommentiert. Aufgrund der Beichtstrafe war mir jedoch klar geworden, dass ich sündigte, wenn ich mich ihnen hingab. Aber warum das schlecht war, wusste ich nicht. Ich war weiterhin mit ihnen alleine.

Meine Sexualität hatte immer etwas Einsames gehabt. Trotz Frauen, trotz Liebe, trotz der verschiedenen Einzigen und all der Innigkeiten, die ich mit meinen »Lebensabschnittsgefährtinnen« erleben durfte. Das war von Anfang an so.

Mein erster Samenerguss geschah mitten in der Nacht, während ich schlief. Eine völlig neue Erfahrungsdimension zwischen Schulalltag, Ministrantendasein und Lernen. In dem Traum, aus dem ich erwachte, war ich als feuerspeiender Drache mit einem meiner Phantasie-Zeppeline durchs Weltall gedüst. Dabei hatte ich gespürt, wie sich während des Fliegens in meinem Unterleib ein wohliges Brennen ausbreitete. Ich umklammerte diesen Zeppelin, und je mehr ich das tat, desto heißer fühlte ich mich an. Deswegen flog ich immer schneller und wilder durch die Lüfte. Das Tempo konnte ich mit einer eigenartigen Technik beschleunigen, bei der ich meine Gedanken losließ. Da plötzlich platzte der Zeppelin in einem Feuerregen auseinander – und ich wachte auf. Hellwach lag ich im Bett, schaute ins Dunkel und fühlte mich anders als sonst. Wie berauscht fast. Zuerst dachte ich, ich hätte stark geschwitzt. Hatte ich Fieber? Oder hatte ich im Traum versäumt, aufs Klo zu gehen? Völlig irritiert knipste ich die Nachttischlampe an. Ich begann, mich zu untersuchen. Hatte ich vielleicht geblutet? Da war aber nichts Rotes. Und es roch ganz anders.

Beim Anblick der transparenten Flüssigkeit erinnerte ich mich an einen Arztbesuch mit meiner Mutter wenige Tage zuvor. Der Arzt war einer dieser Typen, die ununterbrochen ihr Wissen von sich geben mussten. Ohne Punkt und Komma redete er, erzählte, wie die Welt funktionierte. Eine Tortur war das. Um mich abzulenken, zupfte ich an den Blättern eines Rhododendronstrauchs, der auf dem Fensterbrett stand. Was der Arzt von sich gab, hallte jetzt in mir nach. Seine Worte dröhnten in meinem Kopf:

»Die Lebenserwartung bei Leukämie ist nicht sehr hoch«, sagte er, »manchmal nur ein paar Monate. Achten Sie bei dem Jungen darauf, ob er häufig müde wird. Achten Sie auf die Farbe seines Blutes, je farbloser, desto bedenklicher …«

In Erinnerung an diese Worte lag ich wie gelähmt im Bett. Ich wusste nicht, dass ich gerade meinen ersten Orgasmus erlebt hatte und dass die weißliche, leicht durchsichtige und kernig nach Nüssen riechende Flüssigkeit mein Sperma war. Stattdessen war ich mir vollkommen sicher: Das ist farbloses Blut. War ich todkrank? Musste ich sterben?

Panik ergriff mich. So jung wollte ich meine Mama nicht verlassen, sie würde unendlich traurig sein! Bei dem Gedanken kamen mir die Tränen. Doch es war eigenartig, selbst in dieser angstvollen Nacht dauerte es nicht lange, bis sich erneut jenes wunderbare Gefühl einstellte, dieses Züngeln im Unterleib. Ich konnte es sogar selbst erzeugen, indem ich an meinem Schwanz herummanipulierte. Wenn das Schwanzstreicheln so schöne Empfindungen in mir auslöste, konnte es unmöglich sein, dass ich daran sterben musste, denn das Sterben hatte ich mir als etwas sehr Schmerzhaftes und Furchtbares ausgemalt.

Seit dieser Nacht ließ ich kaum eine Gelegenheit aus, in meinem Kinderzimmer unter die Bettdecke zu schlüpfen. Vorher hatte ich den verhassten Nachmittagsschlaf mit Händen und Füßen verweigert, jetzt war er eine perfekte Ausrede geworden. Hatte ich keine Lust mehr, das Geschirr vom Mittagstisch abzuspülen, sagte ich:

»Ich muss jetzt meinen Nachmittagsschlaf machen, Mama.«

Sie wunderte sich: »Neuerdings bist du so brav, was ist plötzlich mit dir los?«

Unter der Bettdecke gab ich mich dann den Spielen mit meinem Schniedelwutz hin. Ich betastete, ich befühlte ihn, ich quetschte und knetete ihn mit der Hand. Als besonders schönes Gefühl stellte sich das Zurückziehen der Vorhaut heraus. Hob ich dabei die Bettdecke hoch, sodass frische Luft in das stickige Masturbierbiotop gelangte und kühlend um die feuchte Eichel strich, spürte ich es umso mehr jucken und züngeln. Mein Schwanz wurde in diesem Moment richtig hart, so sehr, dass ich ihn in meine Faust nahm und fest auf und ab zu wichsen begann. Es dauerte, bis ich herausbekommen hatte, wie ich an mir herummanipulieren musste, um einen Orgasmus zu erzeugen. Doch kaum hatte ich den Trick heraus, machte ich es wieder und wieder. Bereits damals war es die abwechselnd schnelle und langsame Handbewegung, die mich am meisten stimulierte.

Es ist wunderbar, mich selbst zu lieben. Seit ich es als kleiner Junge entdeckt hatte, machte ich es immer auf ähnliche Weise. Eines der schönsten Gefühle war es, wenn ich zu Beginn mit den Kuppen mehrerer Finger sanft über meinen Sack fuhr und die Finger dann langsam die Unterseite meines Schwanzes nach oben gleiten ließ. Man sollte diese Bewegung nicht unterbrechen. Und, ganz wichtig: Sie funktioniert nur zwei-, dreimal, dann ist das süße und hocherregende Kribbelgefühl weg.

Die Sackhaut reagiert sofort, zuverlässig und jedes Mal neu. Man muss abwarten, bis der Penis halb erigiert ist. Er darf keinesfalls schlaff sein, denn dann ist dieses Gefühl in den Hoden noch nicht wach genug. Mein Schwanz wird ganz von alleine steif, wenn ich sexuell erregt bin. Noch leichter geht das, wenn ich verliebt bin. Aber auch wenn ich nicht verliebt bin und wir uns nur auf ein gemeinsames Abenteuer einlassen, kann er bis zum Zeitpunkt des Entkleidens bereits herangewachsen sein. Diese Halbsteife ist genau der richtige Moment für das sanfte Eierstreicheln. Beginnt sich der Hodensack zusammenzuziehen, ist das ein gutes Zeichen.

Ich genoss es zu experimentieren, wie ich das Kribbelgefühl verlängern könnte. Dabei störte mich das lästige Schamhaar. An den wirr zwischen meinen Beinen wuchernden Locken konnte ich noch nie einen tieferen Sinn entdecken. Die kranzartige Umrankung meines Schwanzes mit dunklen Haarbüscheln fand ich hässlich und überzogen. Schamhaar wirkte eher affig auf mich, äußerst uncool, sakral wie der krause Haarkranz eines ansonsten kahlköpfigen Priesters. Obendrein signalisierte mir das Wort

»Schamhaar«, dass es da etwas gab, wofür ich mich genieren müsste, würde ich es offenlegen. Ich nutzte daher schon als Teenager die erste Gelegenheit, die sich mir bot, und rasierte alles ab. Bis heute rasiere ich es regelmäßig, wie meinen Bart.

Die erste Rasur stellte sich als schwieriger heraus als erwartet. Es war aber ein sehr schönes Problem, mit dem ich es zu tun hatte: Kaum hatte ich nämlich mit etwas kaltem Wasser und Rasierschaum den ersten Quadratzentimeter freigelegt, fühlte ich eine tiefe Erregung in mir aufsteigen. Mein Schwanz richtete sich auf, als wäre der liebe Gott in den Schiefen Turm von Pisa gefahren. Wegen seiner Steife konnte ich ihn aber nicht mehr so leicht auf die Seite legen, um die Haut für die Rasur glattzuziehen. Mit sanftem Nachdruck musste ich ihn biegen. Was für ein Wohlgefühl mir alleine diese neu entdeckte Bewegung bereitete!

So lernte ich das erregende Schwanzbiegen kennen. Bei jeder Biegung rieselte ein Prickeln und Sausen durch meinen Unterleib, verschiedene Muskeln kontrahierten, und bereits in diesem Stadium verspürte ich die züngelnden Gefühle, dieses sinnliche Wetterleuchten, das den späteren Orgasmus ankündigte. Es war, als wäre mein gesamter Körper ein einziges riesiges Gemächt (obwohl ich das Wort furchtbar finde, verwende ich es hier, denn in diesem Zusammenhang passt es).

Während bei den Frauen mit Vagina, Muschi und ähnlichen Worten sowohl Schamlippen und Klitoris als auch das Innere der Vagina gemeint sind, gibt es jenseits von »Gemächt« offenbar kein vernünftiges Wort, welches Hoden, Penis, Vorhaut und Eichel als Ganzes meint. Das macht es nicht gerade leicht, unbefangen darüber zu

MACHTZENTRUM

»Gemächt« bedeutete früher einmal nichts anderes als »Macht« (althochdeutsch »gimaht«: Macht, Zeugungskraft des Mannes). Bereits im Mittelalter wurden damit die männlichen Geschlechtsteile bezeichnet. Sie sind bezeichnenderweise der Ursprung des Wortes »Macht«. Eine freundlichere Sammelbezeichnung gibt es dafür nicht.[13]

sprechen. Kein Wunder, dass ich kaum je etwas zu sagen wagte, wenn manche Frauen mich dort unten, mit den Fingern ungelenk herumirrend, anfassten.

Doch bei dem wunderbaren Geschehnis von damals brauchte ich mir um Worte keine Gedanken zu machen. Das funkenstiebende und rieselnde Schwanzbiege-Gefühl spornte mich dazu an, gleich weiterzurasieren und zu biegen. Als ich fertig war, fühlte sich meine Haut wunderbar sanft und frisch an. Zum ersten Mal atmete sie freie Luft. Das leichte Streicheln, das sich am Hoden und am Schwanz so gut anfühlte, konnte ich nun großflächiger fortsetzen. Keine Haare standen mehr dazwischen. Als ich die Finger voller Wonne zum ersten Mal in meinem blankrasierten Schambereich herumwandern ließ, geschah etwas Besonderes: Es gab keine Grenzen mehr. Meine Finger wanderten weiter und entdeckten plötzlich meinen gesamten Körper. Sie glitten über den Bauch weiter nach oben, hielten sich an den Flanken meines Oberkörpers auf. Ich begann mich überall zu betasten, von den Beinen über den Bauch bis zum Gesicht und stellte fest, dass sogar meine Gesichtshaut erogene Zonen enthielt; beispielsweise empfand ich das Streicheln meiner Stirn als sehr sinnlich, ebenso bei meinen Lippen und Augenlidern. Nun gelangte ich dort an, wo mir gerade Koteletten zu wachsen begonnen hatten. Als ich meine Finger die Kotelettenpiste zum Hals hinuntergleiten ließ, durchrieselte es mich ähnlich wie beim Sackstreicheln. Sofort lief ich zum Spiegel ins Bad, um mir auch den Kotelettenansatz vollends wegzurasieren, und strich danach auf den eroberten Freiflächen herum. Und wenn ich mir auch noch eine Glatze rasierte? – Ich entschied mich dagegen.

Zwischendrin musste ich meinen Schniedelwutz immer wieder mal loslassen – fast als würde er Luft holen müssen. Bei den vielfältigen Bewegungen während meiner Selbstliebe kreisten die

Zeppeline weiter in mir. Die Frauen in den Luftschiffen hatten sich mittlerweile konkretisiert, denn ich hatte mir von meinem Taschengeld heimlich ein paar Zeitschriften gekauft, aus denen ich mir nackte Frauen zusammensuchte, sie ausschnitt und in ein Schulheft klebte, das ich unter der Matratze versteckte – bis es meine Mutter fand und Zeter und Mordio schrie. Sie schickte meinen Vater zu mir. Der sah das zerfledderte Heftchen, blätterte es durch und meinte: »Keine Sorge, ich kenne so was. Das habe ich auch mal gemacht. Es ist nichts Unnormales.«

Von diesem Tag an träumte ich von einem neuen Zeppelin, einem, in dem ich nicht nur nackte Frauen sah, sondern mit ihnen auch diesen Sex haben konnte, von dem meine Mutter erzählt hatte, dass man dabei so glücklich würde. Da ich in meiner Teenagerzeit häufig in irgendein Mädchen verliebt war, konzentrierten sich meine Vorstellungen und Gefühle jeweils auf sie. Plötzlich war ich der romantischste und der treueste aller Jungen. Nicht einen Gedanken verschwendete ich an andere Mädchen. Es gab für mich nur die eine. Aber immer wieder eine Neue. Da war eine Moni, eine Susi, eine Vera, eine Christa, eine Anne, eine Evelyn und noch ein paar mehr. Jedes Mal war ich über Monate in das jeweilige Mädchen verliebt – in meiner Phantasie gab es nur diese einzige Frau. Für eine ging ich sogar kilometerweit über bayerische Hügel, um ihr eine Cola zu bringen in der Hoffnung, dass sie mich deswegen auch so lieben würde wie ich sie.

In meinem Zimmer hatte ich ein Klassenfoto so präpariert, dass ich auf ihm nur ihr Gesicht sehen konnte. Doch all meine Mühen waren vergebens. Ich hatte schlicht null Erfahrung. Wenn wir uns trafen, gingen wir schüchtern nebeneinander her. Nach der Schule durfte ich ihre Tasche zur Bushaltestelle tragen. Ich trug sie mit Stolz; es war das Zeichen, dass ich der Erhörte war. Das Höchste, zu dem es zwischen mir und der Einzigen kam, waren Zungenküsse – viel weniger, als ich mir immer wieder mit den

Zeppelinfrauen vorstellte. Dem Küssen gaben wir uns auf Keller-
partys hin, die an Geburtstagen stattfanden, oder wenn die Eltern
der Mädchen wegen guter Schulnoten erlaubten, dass wir es krachen ließen. Es war ein geordnetes Krachen, das nach und nach
ausuferte. Waren es zuerst Luftschlangen und Limonaden, die
unsere Feiern garnierten, so kamen mit den Jahren heimlich
Weinflaschen und Joints hinzu.

Damit es auch körperlich zu mehr hätte kommen können, hätten wir mehr Gelegenheit gebraucht. Es hätten tiefere Beziehungen wachsen müssen. Wir hätten Orte haben müssen, an denen
wir unser noch sehr unschuldiges Intimleben hätten ausprobieren
können. In den Partykellern waren wir nicht wirklich unter uns.
Immer wieder schaute der Vater vorbei, etwa unter dem Vorwand,
dass er eine Zange im Werkzeugschrank suche. Oder die Mutter
kam mit der Ausrede, sie müsse die Waschmaschine ausstellen,
die aber gar nicht in Betrieb gewesen war. Zudem hatte uns der
Schulalltag im Griff. Unter der Woche musste gelernt werden; nur
selten durften wir abends weg, und wenn, dann nur unter der Auflage, zu einer bestimmten Uhrzeit wieder zu Hause zu sein. In den
Ferien und an Wochenenden waren wir meist mit der Familie
unterwegs, weil uns die Eltern zu Ausflügen in die Berge mitnah-
men.

In jener Phase, in der wir die wundersamsten Fähigkeiten unserer Körper entdeckten, ließ uns die Gesellschaft weder genügend
Zeit noch räumliche Gelegenheiten, um frei, eigendynamisch und
selbstbestimmt auf sinnliche Entdeckungsreise zu gehen. Mein
gerade erst erwachtes Sexleben war vollkommen auf sich allein
gestellt. So hielten meine kleinen Beziehungen – eher waren es
Schwärmereien – immer nur kurze Zeit.

Damals entwickelte ich stereotype Verhaltensmuster, so auch
die Phantasien beim Masturbieren, bei dem ich mich völlig frei
fühlte. Oder ich blätterte beim Schwanzstreicheln in dem neu

angelegten Heftchen mit Nacktfotos, die ich aus irgendwelchen Ramschblättern ausgeschnitten hatte. Echte nackte Frauen und die Sexualität mit ihnen lagen noch in weiter Ferne.

Erste Schmelzversuche

Im Chiemgau, wo ich einen großen Teil meiner Kindheit verbrachte, gibt es ausgedehnte sumpfige Nadelwälder. Ich liebte es, dort herumzulaufen, wenn ich beim Bauern Milch holte, in die Stille hineinzuhorchen, die unterschiedlichen Geräusche und Düfte wahrzunehmen. Die unermessliche Kraft der Natur und mein Ausgeliefertsein in ihr erregten mich, und ich konnte in ihren Fängen manchmal völlig unvermittelt eine Erektion bekommen. Verbotenes konnte so schön sein – aber auch peinlich, denn immer wieder kamen mir Menschen entgegen, denen womöglich meine ausgebeulte Hose hätten auffallen können. Deswegen trug ich beim Herumstrawanzen manchmal gerne kurze Lederhosen, deren Hosenlatz eine Faltenwölbung hatte, bei der man sich nichts denken musste.

Während dieser Waldgänge, ich muss so um die vierzehn oder fünfzehn gewesen sein, begegnete ich manchmal einem Mädchen von einem Bauernhof. Sie war mir aufgefallen, weil sie mich immer nett anlächelte. Seit Jahren kannten wir uns nur von diesem gegenseitigen Anlächeln. Fast kamen wir uns deswegen schon ein wenig vertraut vor. Ich war wohl auch ein wenig verliebt in sie. Mir lag daran, mit der Beule in der Hose keinen schlechten Eindruck zu machen. Also versuchte ich, meinen Schwanz schnell zu entsteifen, bevor ich ihr begegnete. Ich verbarg mich hinter einem Baum, holte ihn heraus und schüttelte ihn, damit er endlich wieder normal herunterhing. Doch das tat er nicht, er wurde sogar noch steifer. So wanderte ich weiter, hilflos diese Steifheit verbergend, indem ich meinen Schwanz nach hinten klemmte und mit etwas kürzeren Schritten ging, vorbei an anderen jungen Frauen, die Milchkrüge zu den Gehöften trugen, und an Bauern, die mit Traktoren und Mistwagen herumkurvten, und hoffte, dass niemand an mir heruntersah.

Manchmal wich ich weiter vom Weg ab, jedoch nicht aus Furcht vor den Leuten, sondern aus Neugierde auf das Dickicht des Waldes. Ich spazierte über das Nadelbett und zwischen Ameisenhaufen hindurch, quer durch den Wald. Einmal setzte ich mich auf meinen blechernen Milchkrug an einen Stamm und spielte mit einem herabgefallenen Ast, zeichnete mit seiner Spitze in den Nadeln und rupfte Moos heraus. Ich roch den herben, modrigen Duft von Pilzen, Feuchtigkeit und Fichtennadeln. Als ich dort saß, kippte die Angst vor meiner Erregung in der Natur, vor der Schmach, entdeckt zu werden, plötzlich um. Ein Kribbeln sauste durch meinen ganzen Körper. Schaudernd stand ich auf. Ich blickte nach oben und sah die Wipfel der Nadelbäume im Sonnenlicht schwanken. Ich schaute mich um und stellte fest, dass ich mich so tief im Wald befand, dass niemand mich sehen konnte.

Ich öffnete die Hose und ließ sie herunter. Mein Schwanz stand erigiert da. Er war etwas feucht, weil es so warm war und ich unter der Kleidung geschwitzt hatte. Umso angenehmer war es, die frische Luft zu fühlen. Ich zog die Vorhaut zurück und sah, dass eine große Tropfenperle in dem kleinen Eichellöchlein stand. Ich tupfte mit dem Zeigefinger hinein und roch daran. Der Geruch war angenehm, ein schwer zu beschreibender Duft. Dann schleckte ich den Finger ab. Es schmeckte auch sehr gut. Ich hatte auf einmal die Idee, mich nackt auszuziehen. Mich ergriff ein fiebriges Gefühl bei der Vorstellung, hier im Wald völlig nackt zu sein, ohne dass mich jemand dabei sehen konnte, denn ich war mir sicher, dass ich zwischen Bäumen und Büschen gut versteckt war. Aber in jedem Fall konnten mich die Bäume und die Vögel beobachten. Und vielleicht würde ganz oben am Himmel ein kleiner Zeppelin auftauchen. Ich schloss die Augen und spürte nur noch den Wind auf meiner Haut und die Sonnenstrahlen.

Langsam begann ich meinen Schwanz zu streicheln, als ich auf einmal ein Rascheln hörte. Erschrocken fuhr ich zusammen und zog panisch die Hose hoch. Solche Schrecksekunden kannte ich zur Genüge. Die Furcht, ertappt zu werden, war mir so vertraut, dass mein Gefühl der Erregung manchmal fast zwingend mit dem eines kurzen Schreckens einherging. Dazu hatten meine Erfahrungen als Ministrant in der Kirche beigetragen, wo mir ein strenger Pfarrer die unentwegte Aufsicht durch den lieben Gott derart eingebleut hatte, dass ich zeitweise Schwierigkeiten hatte, mich überhaupt einmal unbeobachtet zu fühlen.

Genauso erging es mir jetzt. Die Unterhose, die ich vergessen hatte, steckte ich hastig ein und tat so, als wäre ich auf der Suche nach Pilzen. Ich wartete einen Moment, aber das Rascheln wiederholte sich nicht. Ernüchtert kehrte ich auf den Weg zurück – und blieb erschrocken stehen, als ich aus dem Wald trat: Dort ging gerade das Mädchen vorbei. War sie es gewesen, die geraschelt hatte, hatte sie mich gesehen? Eigentlich war sie schon eine junge Frau, aber aus meiner damaligen Perspektive war sie ein Mädchen, nur wenig älter als ich: jenes, das mich immer freundlich angelächelt hatte. Sie trug einen langen Faltenrock und eine Bluse. In der einen Hand hielt sie einen Milchkrug, mit der anderen schlenkerte sie lustig durch die Luft. Ich sah, wie sich ihre Brüste leicht bewegten. Jetzt schaute sie zu mir. Als sie an mir vorüberging, blieb sie stehen, sah mir in die Augen und lächelte mich an.

»Ich habe keine Pilze gefunden«, log ich.

Sie lächelte noch mehr. »Dafür ist es jetzt auch viel zu warm«, sagte sie. Sie hatte eine weiche, helle Stimme. Ihre langen blonden Haare hatte sie hinten zu einem Knoten aus Zöpfen gebunden.

»Ich war tiefer drin im Wald, und dort ist es viel kühler«, sagte ich. »Und am Boden ist es feucht. – Was hast du da drin, Milch?«

Ich staunte über meinen Mut, so mit ihr zu reden. Schließlich war ich erst fünfzehn und hatte so gut wie keine Ahnung, wie man mit einer jungen Frau sprechen musste, die es einem ein wenig angetan hatte.

»Noch nicht … Aber da wird gleich Milch drin sein«, sagte sie und blickte zu einem Bauernhof hinüber.

Da erinnerte ich mich an den »Trick« mit den Schultaschen. Ohne eine feste Vorstellung zu haben, worauf ich eigentlich hinauswollte, sondern nur angetrieben von dem Wunsch, dem Mädchen irgendwie näherzukommen, fragte ich: »Brauchst du Hilfe? Ich trag gern deine Kanne.«

Sie wurde rot, und ich dachte für einen Moment: Habe ich etwas Falsches gesagt, soll ich mich entschuldigen? Doch da hörte ich sie bereits:

»Ja, gern kannst du meine Kanne tragen. – Ich habe dich schon ein paarmal gesehen.«

Es folgte ein kurzes Schweigen, während wir uns ansahen, und mir wurde peinlich bewusst, dass es besser gewesen wäre, wenn ich meine Unterhose nicht in die Hosentasche gesteckt hätte. Einander in die Augen zu schauen hatte ich bereits sehr früh als einen der erregendsten Momente erlebt, diese Untrennbarkeit der Blicke – Blicke, die nicht zu verhindern waren und so viel offenbarten.

Ich nahm ihre Kanne, und wir gingen wortlos nebeneinander her. Ich war so schüchtern, dass ich nichts mehr sagen konnte. Die plötzliche Begegnung nahm mich völlig gefangen. Meine Erregung verflog, obwohl ich aus den Augenwinkeln immer wieder sah, wie sich ihre Brüste unter den Falten des Kleids bewegten.

»Wie heißt du?«, fragte ich.

»Annemarie, und du?«

»Christian.«

»Wenn du willst, zeig ich dir eine Stelle, wo es Pilze gibt.«

Plötzlich war ich vor Angst fast wie versteinert. Hatte sie mich vielleicht doch gesehen?

Dann packte sie meinen Arm und sagte mit einem seltsamen Feuer in den Augen: »Ja, jetzt sofort.«

Wenig später standen wir auf derselben kleinen Lichtung, wo ich vorhin war, umringt von dichten Büschen und Bäumen. Annemarie deutete auf den sumpfigen Boden und redete etwas von Pilzen; ich wunderte mich, dass sie sonst nichts sagte. Dann lehnte sie den Kopf an meine Schulter. Wir setzten uns und küssten uns. Es war der erste Zungenkuss, den ich so richtig entspannt genoss – ohne das Gefühl, dass er wegen aufkommender Widrigkeiten gleich vorbei sein könnte. Und natürlich regte sich mein Schwanz wieder. Ich ließ mich in dieses Küssen mit ihr immer mehr hineinfallen und hoffte gleichzeitig, dass Annemarie nicht entdeckte, was sich zwischen meinen Beinen ereignete. Mitten in der Natur, beim Zirpen der Grillen, dem Vogelgezwitscher und dem Knacken von Ästen, fühlte ich mich etwas sicherer als sonst.

Als müsste ich Annemarie beschützen, legte ich meine Hand um ihr Gesicht und streichelte mit den Fingern ihren Hals, während wir uns weiter so sehr küssten, als ginge es darum, dass sich unsere Zungen verknoten. Vielleicht würde sie dann hier bei mir bleiben. Vielleicht konnte ich auf diese Weise den wunderbaren Moment hinauszögern, um ihren Körper intensiver zu erforschen. Ich hatte Angst, dass sie vor Schreck davonlaufen könnte, ließ es aber darauf ankommen. Eine Hand ließ ich auf ihrem blau geblümten Kleid hinaufgleiten, Falte für Falte – jetzt war sie bereits am Ausschnitt. Ich fühlte die Wölbung ihrer Brüste. Tat ich etwas Falsches? Kurz spukte mir durch den Kopf, wie viele Millionen Vaterunser mich der Pfarrer wohl aufsagen lassen würde, wüsste er, in was ich gerade verwickelt war.

Annemarie unternahm nichts gegen meine wandernde Hand. Im Gegenteil. Sie atmete immer heftiger, ihre Küsse wurden intensiver, und auch mich ergriff die Begierde. Es drehte sich hier nicht mehr ums Wichsen, mit Annemarie erlebte ich etwas Neues. Ich knöpfte das Oberteil ihres Kleids auf und fühlte sofort, dass sie keinen BH trug. Es war eine Zeit, in der viele Frauen ohne BH herumliefen – für mich eine schöne Zeit, weil es so viel Wunderbares zu sehen gab. Dabei empfand ich das längst nicht nur erregend (manchmal natürlich schon); vielmehr mochte ich einfach diese Natürlichkeit: Es war normal, und das war etwas Schönes, Unverkrampftes. Annemarie streckte ihre linke Brust, die eine unwahrscheinlich schöne apfelgroße weiche Form hatte, regelrecht in meine Hand hinein. Während ich die zarte, fast unberührt wirkende Haut ihrer Brust befühlte und ihre harten Brustwarzen mit den Fingern umkreiste, steigerte sich meine Anspannung so sehr, dass meine Erregung plötzlich nachließ.

»Was ist los mit dir?«, fragte Annemarie.

»Es ist sehr schön«, sagte ich und wusste nicht, was ich sonst noch hätte sagen sollen.

»Ich habe so was noch nie gemacht«, flüsterte Annemarie mir ins Ohr. »Und ich weiß gar nicht, ob ich das überhaupt darf.«

»Wieso nicht?«

»Meine Mama, sie würde einen Schock bekommen. Und Jesus Christus, der Herr, er schaut uns zu.«

Ja, das sagte sie tatsächlich, und damit sprach sie mir aus der Seele. Mir graute vor den Millionen Vaterunsern, die ich im Falle einer Beichte würde aufsagen müssen. Unversehens schaute ich zum erzkatholischen Himmel empor, wo gerade eine düstere Wolke vorbeizog, was in Bayern aber auch bei schönem Wetter nichts Unnormales ist. Ich fasste mir ein Herz und sagte mit möglichst fester Stimme: »Doch, du darfst. Wir beide erlauben es uns gegenseitig.«

Als hätte sie nur darauf gewartet, ließ Annemarie sich fallen, und ich spürte, dass ich nun mit ihr tun und lassen konnte, was ich wollte – außer dem einen, was ich hätte beichten müssen, dieser Sache, bei der ich eine Einzige für immer und ewig hätte lieben müssen. Ich fühlte, dass Annemarie ähnlich empfand. Das erregte mich. Aber was, wenn ich etwas tat, was sie nicht wollte? Und was könnte das sein?

Als ich ihre Brüste küsste, war es das erste Mal, dass ich so etwas überhaupt machte.

»Ist das schön für dich?«, fragte ich aus Unsicherheit.

»Ja, sehr, und du kannst auch so richtig feste daran saugen.«

»Tut das nicht weh?«

»Nein. Aber bei der anderen musst du es ganz sanft machen, die ist viel empfindlicher.«

»Echt?«

Während ich unterschiedlich an ihren Nippeln saugte, wanderte ihre Hand unter meinem Hemd auf der Haut entlang. Es durchrieselte mich. Als sie über meinen Bauch nach unten glitt, hatte ich Furcht, sie könnte diese Bewegung bis zu meinem Schwanz fortführen und dort feststellen, dass er steif war. Tatsächlich öffnete sie den Gürtel meiner Hose und schaute mir dabei in die Augen. Ich werde diesen unsicher-lüsternen Blick nie vergessen.

»Darf ich?«, fragte sie. »Ich mach es zum ersten Mal. Du musst mir sagen, wenn ich was falsch mache, okay?«

»Du darfst machen, was du willst«, sagte ich und bereute es im selben Moment. Denn konnte es vielleicht etwas geben, was ich selbst nicht wollte?

Dass Annemaries Hände vorhatten, bis zu meinem Schwanz vorzudringen, versetzte mich in solche Aufregung, dass ich ihre Brüste vergaß, mich völlig in ihren Arm legte und ihr zusah. Und da lag er nun, aufgedeckt, steil erigiert, und ich spürte es in ihm pulsieren. Vorsichtig strich sie mit einem Finger über die dicke

Ader an seiner Unterseite – in diesem Stadium eine seiner erregendsten Stellen. Sie hörte sofort auf, als sie bemerkte, dass ein kleiner Ruck durch ihn ging und er sich ein wenig von meinem Bauch hochhob.

»Der bewegt sich ja von ganz alleine!«, quietschte sie aufgeregt.

Annemarie wiederholte die Streichelbewegung voller Faszination mehrere Male, bis mein Schwanz wieder steinhart war. Ich zeigte ihr, wie man die Vorhaut von der Spitze der Eichel zurückzog.

Langsam und vorsichtig tat sie dies. Auf dem kleinen Eichelmund stand bereits der übliche Liebestropfen, den ich immer so gutriechend empfand. Ob sie das wohl auch fand?

»Hast du gerade gepinkelt?«, fragte sie.

»Nein, das kommt immer, wenn er sich zu bewegen beginnt. Das ist Rutschflüssigkeit.«

»Was soll denn da rutschen?«

»Weißt du das nicht?«

Es stellte sich heraus, dass Annemarie noch Jungfrau und obendrein nicht aufgeklärt war. Aber sie fragte mich aus, nachdem ich ihr stolz gestand, bereits einiges zu wissen:

»Erzähl mir vom Rutschen, bitte!«, flüsterte sie.

Ich wusste erst mal gar nicht, was ich darauf sagen sollte. Wieder fehlten mir die Worte.

»Das sind Vorboten, diese Tropfen«, sagte ich verlegen. Und weil ich mich schämte, drückte ich Annemarie fest an mich, während sie mit dem Finger auf meiner Eichel herumrutschte.

»Echt? Erzähl weiter!«

»Von der Liebe, also, weil sonst kann ich ihn ja nicht reinschieben, es muss rutschen. Weißt du das wirklich nicht?«

»Nein, ehrlich. Du meinst, der Schniedelwutz … bei mir drinnen, da unten?« Zum ersten Mal hörte ich dieses Wort aus dem Mund einer anderen Frau als meiner Mutter.

Jetzt waren unsere Liebesbewegungen zum Stillstand gekommen. Annemarie richtete sich auf und sah mir in die Augen. Unsere Gesichter waren nur ein paar Zentimeter voneinander entfernt. Sie atmete tief, ich auch. Und ich sagte: »Ja, aber ich habe es noch nie erlebt.«

»Das macht doch nichts«, flüsterte sie.

Aus unserem intensiven Spiel auf der Waldlichtung entwickelte sich eine kleine Forschungsreise zweier junger Menschen, die sich zum ersten Mal erotisch einander annäherten. Sie knöpfte ihr Oberteil komplett auf, sodass ich die volle Pracht ihrer beiden Brüste noch besser genießen konnte. Sie waren so unglaublich schön, dass sie sofort die Brüste all meiner Zeppelinmädchen in den Schatten stellten. Ihre Haut war weiß, die hellbraunen Vorhöfe ihrer dicken, dunklen Warzen riesengroß, an den Rändern ging die Farbe in ein Rosa über. Annemaries Brüste hingen ganz leicht, wirkten aber dennoch kompakt. Ich mag es gerne, wenn Brüste nicht ganz so fest sind, sondern sich immer ein wenig mitbewegen. An ihren Spitzen wölbten Annemaries Brüste sich ein wenig nach oben. Und ihre Außenrundungen wogten und bebten oft ganz unmerklich. Das waren die Stellen, die ich zumeist wahrgenommen hatte, wenn ich Annemarie auf dem Waldweg beim Milchtragen begegnete. Das Wundersamste an ihren Brüsten war aber, dass sich auch ihr Inneres mitbewegte und sie bei jeder Bewegung zugleich eine kleine innere Gegenbewegung hatten. Ich war wie hypnotisiert von diesem Anblick, von diesem Spiel. In meinen kühnsten Zeppelinphantasien hatte ich mir so etwas Schönes nicht vorstellen können.

Für die Zukunft hatte ich von nun an viel Stoff, um mir die Dinge in meiner Phantasie noch anschaulicher ausmalen zu können. Von diesem Moment an war ich für mein ganzes Leben zu einem leidenschaftlichen Liebhaber von Busen aller Art geworden und liebte deren Anblick in unendlichen Variationen. Nur durfte man bei den Frauen leider nie so richtig hinsehen. Nach der Begegnung mit Annemarie ist mir das einmal passiert: Ich schaute die wippenden Riesenbrüste einer Frau auf der Straße offenbar zu auffällig an. Schon hörte ich:

»Was gibt es denn da zu sehen, du Bengel?«

Erschrocken zog sich alles in mir zusammen, und ich lief eilig nach Hause, den Blick eisern auf die graue Straße geheftet. Schade, so blieb ein großer Teil meiner Busenleidenschaft auf ewig in der Zeppelinwelt gefangen. Sicherlich hatte ich Liebschaften, Beziehungen, und beim Sexspiel ließ ich meiner Busenleidenschaft freien Lauf. Doch immer war ich dabei auch ein wenig auf der Hut, aus Furcht, noch einmal so eine Ermahnung zu hören.

Mit Annemarie dagegen, der ersten sexuellen Erfahrung mit einer Frau, war alles so wunderbar offen. Trotz unserer Unschuld und unserer Unerfahrenheit waren wir ganz zwanglos. Unsere Begierde war bei beiden gleich, sie öffnete alle Türen. Das neue, vollkommen unbefangene, durch keine Gewohnheiten festgelegte, ganz frische Entdecken war das Schönste, es war Freiheit pur. Auch später fühlte ich das so, wenn ich eine Frau zum ersten Mal sexuell erleben durfte. Es war immer wie ein erstes Mal. Deswegen gab es Phasen in meinem Leben, in denen ich möglichst schnell wieder eine neue Geliebte kennenlernen wollte. Diese Freiheit frisch zu erhalten ist eines der größten Probleme in Beziehungen. So unschuldig zu sein, wie sich Annemarie und ich in dieser Lichtung fühlten…

»Schau, wie sie sich bewegen und wie die Brustwarzen dabei härter werden«, sagte Annemarie, und als könnte sie meine Gedanken lesen, bewegte sie ihre Brüste mit unmerklichen Veränderungen der Körperposition. Ich bat sie, nicht damit aufzuhören, und ertrank schier in dem Anblick ihres Körpers, ihres Dufts, ihres Atems, und der um uns herum so lebendigen Natur. Etwas Schöneres hatte ich noch nie gesehen und erlebt.

Annemarie kniete sich vor mich hin, wobei sie ständig ganz leicht den Oberkörper bewegte, sodass ich mich am unberechenbaren Schaukeln ihrer Brüste ergötzen konnte. Dabei waren ihre Lippen leicht geöffnet, Annemaries Atem ging stoßweise hinein und heraus. Ich spürte, dass es sie sehr erregte, sich vor mir so zu zeigen. So ließen wir es beide geschehen und genossen es einfach, bis ich fühlte, dass nun ich dran war.

Was sollte ich ihr aber noch zeigen? Ich sagte ihr, dass sie bereits alles kenne, doch sie meinte, nur wenn ich ihr noch etwas Neues zeige, würde sie mir auch mehr von sich offenbaren. Und so nahm ich meinen Schwanz, der halb geil vor sich hin pulsierte, in die rechte Hand. Ich begann ihn zu massieren, zu drücken und auf und ab zu bewegen. Ich schämte mich ein wenig; es war mir peinlich, weil das ja die Masturbierbewegung war, und die hatte ich bisher nur heimlich und allein ausgeführt. Als ich fester zudrückte, wurde er sofort wieder steinhart. Ich zog seine Vorhaut zurück und sah, wie durch den Druck meiner Hand wieder ein paar Tropfen aus dem Eichellöchlein herausperlten.

»Schau!«, sagte Annemarie leise. »Schau dir das an!«

Ich hielt inne. Sie tippte mit einem Finger ganz zart auf die Eichelspitze, rieb ein wenig daran und beobachtete versonnen, immer noch so tief atmend, immer noch den Mund in gleicher Weise geöffnet, wie sich ein dünner Flüssigkeitsfaden bildete, als sie den Finger wegnahm. Mich hatte diese Flüssigkeit immer mindestens genauso fasziniert. Sie bildete sich interessanterweise auch dann, wenn mein Schwanz gar nicht erigiert war. Und immer wieder genoss ich es, wie diese Flüssigkeit roch. Oft wenn ich mit mir spielte, schnupperte und leckte ich daran. In Annemarie war ich in jenen Momenten in der Waldlichtung und auch in der Zeit danach so extrem verliebt, dass es für mich fast nichts anderes mehr gab.

Nachdem sie meine Tropfen auf der Eichel verrieben hatte, war mein Schwanz wieder steinhart. Ich spürte das bekannte Züngeln im Beckenboden. Mit ihm sehnte ich mich plötzlich danach, ihn bei ihr hineinzustecken, ganz tief. Wir umarmten und küssten uns, und dann nahm sie meinen Schwanz genauso in die Hand, wie ich es zuvor getan hatte.

Plötzlich sprang sie auf und ließ mit einem kurzen Schütteln ihr Kleid in die Tannennadeln fallen. Mit einer flinken Bewegung zog sie auch ihr weißes Höschen aus, und ich sah vor mir, was ich noch nie so im erregten Zustand gesehen hatte: eine splitterfasernackte Frau. Das raubte mir den Atem, ich konnte gar nichts sagen. Ich sah glatte, elfenbeinweiße Haut, sanfte Kurven, diese prallen, leicht hängenden Brüste, hinreißende Wölbungen am Unterbauch und an den Innenseiten der Oberschenkel und ein kleines, nicht sehr dichtes Büschel blonder Haare, zwischen dem nicht nur eine Spalte hervorlugte, sondern in ihr noch etwas Zusätzliches, von dem ich nicht wusste, was das war. Ich wollte genauer hinsehen, schaute aber schnell weg, ein wenig verlegen. Doch mein Blick wurde wieder magisch davon angezogen, denn was da aus ihrem Spalt herausspitzte, kräuselte sich fast so, als wäre es lebendig, und es sah beinahe wie eine kleine Blume aus. Der Anblick erregte mich ungemein. Schnell überlegte ich, was ich ihr noch von mir zeigen könnte, weil ich unbedingt ihre Spalte öffnen und dort hineinschauen wollte.

»Komm, setz dich mal neben mich«, sagte ich.

Ich begann meinen Schwanz leicht zu streicheln, die Vorhaut hochzuziehen und dann wieder ganz zurückzustreifen, sodass ich immer wieder von Neuem das wunderbar kühle Gefühl an der offen dargebotenen Eichelhaut spüren konnte. Dann strich ich mit dem Finger leicht an dem kleinen Häutchen unter der Eichel entlang. Annemarie sah zu, wie ich meinen Schwanz streichelte, und kurz wunderte ich mich, wie selbstverständlich wir uns miteinander verhielten, fast als wären wir erfahren darin. Dabei war es für uns beide das absolut erste Mal.

Es war, als würde uns eine unsichtbare innere Kraft führen, die uns an die Hände genommen hatte, um uns diese Welt zu zeigen. Wer weiß, wie ich dieses Erlebnis wahrgenommen hätte, wenn ich damals schon Hunderte Pornos gesehen hätte, wie viele Teenager heute. Womöglich wäre es aus Angst vor einer Begegnung in der Wirklichkeit gar nicht erst zu dem Tête-à-tête auf der Lichtung gekommen – und das Gefühl, schon alles gesehen zu haben, hätte direkt zur Sache gedrängt und dieses wunderbar scheue, forschende und sich fast wie blind vorantastende Entdecken unmöglich gemacht.

Als wollte sie noch genauer sehen, was ich mit meinem Schwanz machte, näherte sich Annemaries Gesicht immer mehr dem Geschehen, immer weiter, ohne innezuhalten. Als wären sie die ganze Zeit bereits dafür geöffnet gewesen, glitten ihre Lippen um meinen Schwanz herum, und in ihrem Mund berührte ihre Zunge die Spitze meiner Eichel. Sie strich mit der Zungenspitze so darüber, als wollte sie etwas sondieren, und tastete sogar in dem kleinen Löchlein der Eichel herum. Bei dieser Berührung verspürte ich unversehens das leichte Züngeln in meinem Beckenboden. Was dachte, was empfand Annemarie wohl gerade?

Sie brachte ihren Körper in eine bequemere Position, beugte sich erneut über meinen Schwanz und nahm ihn nun ganz in den Mund. Langsam begann sie ihn zu küssen und daran zu saugen, allmählich immer intensiver, bis sie plötzlich innehielt und mich tief atmend anschaute, eine große Aufregung in ihren Augen. War nun ich an der Reihe? Ich wusste nicht, was ich tun sollte, denn es war sehr unbequem hier. Der Boden war zwar weich, aber immer wieder piksten die kleinen Nadeln. Wir

IMMER FRÜHER

Viele Jugendliche haben heute früher Sex: 2006 hatten 2 % mit 13 bzw. 14 Jahren ihre Unschuld verloren, 2009 waren es 6 % der 13-Jährigen und 12 % der 14-Jährigen. 20 % der Jugendlichen haben bereits mit 14 Geschlechtsverkehr. Die Mehrheit, 65 %, allerdings erst mit 17.[14]

arrangierten uns so, dass wir verkehrt herum nebeneinander lagen, wobei Annemarie leicht gegen einen Baumstamm lehnte. Sie öffnete die Beine, und ich starrte fasziniert in das Panorama ihrer aufklaffenden Muschi, aus der zwei große Hautstücke herausragten. Sie lächelte mir zu, und ich senkte den Kopf in ihren Schoß, um ihre kleinen Hautlappen mit der Zunge zu berühren. Wie sie es bei mir gemacht hat, dachte ich, so gebe ich es ihr jetzt zurück.

Ich umzwirbelte alles von ihr mit der Zungenspitze und hörte, wie Annemarie immer intensiver zu atmen begann. Dann musste ich den Kopf heben, weil ich etwas sehen wollte. Ich öffnete mit den Fingern den Spalt und sah tiefer in ihre rosige Muschi hinein. Was ich hier entdeckt hatte, waren ihre inneren Schamlippen; sie waren ziemlich lang, und ich nahm sie sofort in den Mund. Bei diesem Kuss entdeckte ich mit der Zunge etwas weiter oben einen kleinen Knoten. Wenn ich den anzüngelte, gingen kleine Zuckungen durch Annemaries Körper. Deshalb machte ich das wieder und wieder, bis sie in der Muschi ganz feucht wurde und schließlich zu stöhnen begann. Da machte ich erst recht weiter, steckte einen Finger ein kleines Stück in sie hinein und stellte mir vor, damit würde sie in diesem Moment ein genauso intensives Gefühl erleben wie ich meinen Orgasmus beim Wichsen.

Sie streichelte meinen Kopf, zog ihn zu sich und gab mir einen langen Zungenkuss. Dann beugte sie sich zu mir herunter, nahm meine Eichel in den Mund, züngelte in deren kleinem Mündchen herum, als hätte sie das schon immer so gemacht, und leckte an dem zweitsensibelsten Teil meines Schwanzes, ebenjener dicken Ader. Annemarie schien genau zu wissen, was sie tat. Jetzt nahm sie meinen Schwanz nämlich tief in den Mund, wobei ich erneut das Züngeln spürte, das aber jetzt etwas Unbeherrschbares bekam. Mir war völlig klar, dass ich, wenn ich es nicht jetzt sofort irgendwie verhindern konnte, in ihrem Mund kommen würde, mit all meiner Flüssigkeit, und das war nicht wenig, da ich lange nicht masturbiert hatte. Für einen Moment versuchte ich, ihn aus ihr herauszuziehen. Doch sie umklammerte meine Hüfte und umschloss ihn so fest mit ihrem Mund, dass es kein Entkommen gab. Es war ein süßes Hilflossein, ein kleines Ausgeliefertsein, ein ungeheuerlich erregendes Gefühl. Nur hatte ich ein wenig Angst vor der Masse meines Spermas und wie sie darauf reagieren würde. Ich wusste, wie das war, wenn viel herauskam, dann hatte es vorher so etwas extrem prall Gefülltes.

Annemarie drückte meinen Oberkörper mit einer Hand zurück, berührte zärtlich meine Wangen, was mich sehr beruhigte und mir zeigte, dass ich mich fallen lassen konnte. Sogleich nahm sie meinen Schwanz noch tiefer in sich auf, und ich begann wieder, ihre Muschi zu küssen. Dabei spürte ich, wie sie noch einmal extrem feucht wurde, ihr Körper sich in Zuckungen wand, während sie leise und gedehnt stöhnte. Ich spürte das an meinem Schwanz so, als würden diese Laute eine Vibration auf ihn ausüben. In dem Moment konnte ich es nicht mehr aufhalten. Kurz fürchtete ich, ich würde etwas Verbotenes tun, etwas furchtbar Schlimmes, als müsse ich erst noch um Erlaubnis fragen. Doch als ich zum Himmel schaute, war die dunkle Wolke weg.

Ich muss Annemarie tief in den Rachen gespritzt haben. Erst sehr viel später habe ich so etwas noch einmal erlebt. Meistens legen Frauen beim Blasen einen eher zaghaften oder sogar linkischen Umgang mit meinem Schwanz an den Tag. Genüsslich im Mund einer Frau zu kommen ist ein wunderbares Gefühl, bei dem ich mich zutiefst angenommen fühle. Ich habe das nicht oft erlebt.

Nach diesen wunderbaren Momenten, die ich als »sich lieben« empfand, spürte ich, wie der Wind um unsere schweißnassen nackten Körper strich. Wir lagen beide selig da, sahen in den hellblauen Himmel, und plötzlich sagte Annemarie:

»Weißt du was? Es gibt diesen Gott gar nicht. Sonst würde es jetzt Blitz und Donner schlagen.«

Einmal hatte ich Jule von dieser Erfahrung erzählt, als sie wissen wollte, wie mein erstes Mal war. Ich meinte, dass das eigentlich kein richtiges erstes Mal war, weil Annemarie und ich nur Oralverkehr miteinander hatten. Aber meine Erzählung hatte Jule so erregt, dass sie gleich mit einem kleinen, eifersüchtigen Unterton in der Stimme meinte:

»Wir haben so etwas nie gemacht.«

»Ich dachte immer, du würdest es schon von dir aus machen, wenn du es wolltest«, erwiderte ich.

»Ich habe oft daran gedacht, aber irgendwie war ich wohl ein wenig verlegen.«

»Warum? Wovor hattest du denn Angst?«

Das fand ich jetzt spannend, weil Jule, die sexuell so lebendig sein konnte, kaum je von einer Scheu im Bett berichtet hatte.

»Ich wollte nicht, dass ich am Ende zu professionell auf dich wirke ...«

Mir verschlug es die Sprache. Professionell? Dachte sie, ich könne vielleicht annehmen, dass sie ...?

»Niemals hätte ich das gedacht«, entgegnete ich. »Aber irgendwie habe ich diese Bremse bei dir immer gespürt, wenn wir uns unten geküsst haben. Deshalb war ich dann auch etwas gehemmt.«

Und dann machten Jule und ich es miteinander, genauso wie es mit Annemarie war, nur zu Hause im Bett. Es war wunderbar, es öffnete unsere Sexualität und hatte zur Folge, dass wir noch viel mehr und anderes frei miteinander zu leben begannen, so wie unsere Sinne uns trugen. Einige Zeit danach wollten wir gemeinsam diese Lichtung im Chiemgau aufsuchen, aber wir fanden sie nicht, wahrscheinlich war sie zugewachsen.

Erregung ist angeboren, gute Sexualität eigentlich auch. Doch sie erfordert natürliches Fühlen – dem aber droht schon in unserer Jugend die frühe Verstümmelung durch unsere Kultur. Die wilde, freie Kindheitszeit reduziert sich immer mehr. Heute werden schon kleine Kinder vor die Aufgabe gestellt, mehrere Sprachen zu lernen. Der Ehrgeiz der Eltern, die enormen Anforderungen in der ausschließlich auf Erfolg ausgerichteten Bildung schließen die Ausbildung und das Wachstum unserer sinnlichen Persönlichkeit aus. Wir studieren Zahlen, Konzepte und anderen Unsinn, nicht aber das Leben selbst. Daher sind wir darauf angewiesen, mit der eigenen, unschuldigen Erfahrung zu wachsen. Die wird – was Sex betrifft – ganz besonders von den im Lauf eines sexuellen Lebens empfundenen Gefühlen bestimmt.

Dabei können wir Missbrauch und Traumata begegnen, die im sexuellen Bereich viel häufiger geschehen, als man landläufig meinen mag. Nicht nur spektakuläre Handlungen zählen dazu, sondern vor allem auch viele subtile Begebenheiten. Möglicherweise hat auch der massenhafte Konsum harter Pornos durch Jugendliche eine traumatisierende Auswirkung. Erstaunlicherweise gibt es dazu allerdings kaum Untersuchungen, stellen Anne Sophie Wöhrle und Christoph Wöhrle in ihrem Werk *Digitales Verderben – Wie Pornografie uns und unsere Kinder verändert* fest. Aber auch gern als Kleinigkeiten abgetane Erlebnisse wie beispielsweise verbale Demütigungen traumatisieren mehr, als wir denken. Sie haben unter Umständen einen massiven Einfluss auf unsere sexuelle Persönlichkeit, prägen diese stark und führen später nicht selten zu Komplexen oder Exzessen.

Jeder Mensch bringt sich die Qualität der eigenen Sexualität letztlich selbst bei, so gut er es eben vermag und soweit es seine Umwelt zulässt. Es ist zwar ein Stochern im Nebel der Sinne. Doch der Platz dafür ist unendlich. Dazu braucht es nicht nur Mut und Beherztheit, sondern auch Sehnsucht, und damit bin ich wieder bei der Liebe. Was mich als Jungspund vorantrieb auf meinem sexuellen Weg, war nicht das Ausleben eines wie auch immer gearteten Geilheitsideals, wie das heute von der Pornoindustrie repräsentiert wird. Es war vielmehr die tiefe Sehnsucht nach Liebe und Sex als einem miteinander verschmolzenen Ganzen. So dachte ich damals natürlich nicht wortwörtlich. Doch meine Sehnsucht würde ich rückblickend durchaus so verstehen. Ich ahnte damals noch nicht, dass es diese Einheit von Liebe und Sex nur als vorübergehendes Phänomen gab, dass man sie nicht festhalten konnte. Zudem standen mir die Lückenhaftigkeit des Wissens und die seltsamen Worte im Weg, die mir mitgegeben worden waren, wodurch dieses bruchstückhafte Wissen mangels Zusammenhang die Ahnungslosigkeit nur noch vertiefte. Beispielsweise kam mir bei den ersten Malen – so auch mit Annemarie – ständig das Wort »Eindringen« in die Quere, das meine Mutter benutzt hatte, als sie mich aufzuklären versuchte. Genauso präsent war die tief in meiner Seele verwurzelte Überzeugung, dass man sich lieben muss, um Sex zu machen. Zum Teil rührte auch das von den Worten meiner Mutter, die mir vermittelt hatte, dass beides untrennbar miteinander verbunden sei, aber auch von meiner katholischen Erziehung mit all den Sünden und dem damit einhergehenden »Für immer und ewig«-Traum. Und doch trieb meine Erregung unerbittlich ihr eigenes Spiel mit mir, dagegen war nichts zu machen.

Nach dem Erlebnis mit Annemarie hatte ich eine Phase, in der ich nicht masturbierte. Es war fast wie eine Art sexuelle Pietät. In Zukunft wollte ich Sex nur noch so haben, wie ich es mit Annemarie erlebt hatte. Auch nachdem Jule und ich diese »Urszene« zu wiederholen versucht hatten, war mir nicht sehr nach Selbstliebe. Es war, als würde ich mich damit an dem so tief empfundenen Erlebnis mit meiner Partnerin vergehen. Die Onanie als Untreue – dieses Gefühl begleitete mich hin und wieder in meinem Leben. Stattdessen versuchte ich, das Erlebnis mit meiner Partnerin zu wiederholen, doch ich wusste nicht, dass auch das Herz sich darauf einlassen muss. Ich war lange Zeit zu sehr mit

Experimentieren beschäftigt, als dass ich zugelassen hätte, mich fallen zu lassen.

Das erste Mal »richtig« –
schlecht gelungen

Zwar war ich als Teenager hin und wieder verliebt gewesen, aber selbst zum Knutschen war es nicht allzu häufig gekommen. Der Schulhof, die Bushaltestelle, die Eltern, die wollten, dass wir zu einer bestimmten Uhrzeit zu Hause waren – all dies vereitelte intensivere Momente. Hinzu kam meine Schüchternheit. Ich trug damals lange Haare bis zu den Schultern, hautenge Jeans, die ich absichtlich mit etwas Gras und Erde beschmierte, damit sie »heißer« (das ist das Gegenteil von »cool«, meinte aber dasselbe), nämlich gammliger, aussahen, und braune Wildleder-Clarks, die einen besseren Look erhielten, mit je mehr Butter man sie einrieb.

Bevor ich ausging, sah ich in den Spiegel und übte den zugestonten Schlafzimmerblick der besonders »Heißen«. Es war mir wichtig, maximal gechillt zu wirken – eine Fähigkeit, die mir später in geschäftlichen Besprechungen half, andere Männer zur Weißglut zu bringen. Wenn diese auf die Uhr schauten, konnte ich mit leiser Stimme vom Mut zur Langsamkeit sprechen, womit ich bei den Frauen punktete, bei den Typen aber unten durch war. Am liebsten hörte ich in jener Zeit *Gimme Shelter* von den Stones oder *Ramblin' Man* von den Allman Brothers. Als ich das erste Mal mit einer Frau richtig schlief, also mit »Eindringen« und so, war ich gerade siebzehn geworden. Sara war ein oder zwei Jahre älter als ich und hatte pechschwarze, gelockte Haare. Seit ich Annemarie kennengelernt hatte, stand ich auf etwas ältere Frauen, und das sollte noch eine Weile so bleiben.

Sara traf ich zum Kiffen im Englischen Garten in München, manchmal auch auf der Hippiewiese vor dem Between, einer In-Disco. An das Between quasi angegliedert war eine Kneipe namens Ringstüberl, in der sich die Junkies trafen, daneben lag die Disco. Hier jobbte ein süßer schwuler DJ, der immer, wenn ich auftauchte, *Gimme Shelter* auflegte. Insgesamt gab es im Ringstüberl und vor allem auf der Wiese davor alles. Doch auf der Männertoilette des Between wurde nachts ein besonders guter schwarzer Afghane und im Mädels-WC die harten Drogen gedealt. Zum Einkaufen galt bei den Räumlichkeiten keine Geschlechtertrennung, deshalb brachte mir Sara den Afghanen gerne vom Männerklo mit.

Sara und ich hatten aus drei Gründen einen Narren aneinander gefressen: erstens und vor allem wegen einem »Schieber«, den wir einmal völlig zugekifft zu der Musik der Stones getanzt hatten; außerdem hatten wir festgestellt, wie sehr wir beim Kiffen aufeinander eingetuned waren, und schließlich glaubten wir beide daran, Kiffen wäre die Lösung zur Rettung der Welt. Gemeinsam vergaßen wir die Zeit, die Nacht scherte uns einen Dreck. Wir sprachen über alles, was uns gerade durch den Kopf ging: Rockstars; die Musik, die wir liebten; die Mondlandung; wo wir den besten Stoff kriegten; Reisen (hier stand Indien im Zentrum unserer Träume). Wo unser Leben später einmal hinführen sollte, interessierte uns nicht im Geringsten.

Sara hatte gerade ihr Abitur gemacht, sie war neunzehn und hatte vor Kurzem ein Kind bekommen. Sie trug es in einem Tuch vor ihren Bauch gebunden. Wir beide waren extrem ineinander verliebt – so sehr, dass wir lange Zeit nicht übers Küssen hinauskamen. Unsere Gespräche brachen wir mitten im Satz ab, um stattdessen küssend übereinander herzufallen. Wir wälzten uns leidenschaftlich im Gras am Fuß des Monopteros im Englischen Garten und starrten zwischendurch in den Himmel. Die einzigen

Unterbrechungen kamen dem Baby zugute, einem Mädchen. Es war gerade mal ein halbes Jahr alt, mit Armen und Beinchen fuchtelnd lag sie neben uns und gab quäkende Laute von sich. Da nur die Kleine an Saras Brüsten nuckeln durfte, war es mir nur erlaubt, sanft an ihnen zu lecken, was aber trotzdem geil war – oder gerade deswegen: Weniger Busen ist mehr Busen?

Das Baby trug sicherlich dazu bei, dass wir uns zurückhielten. Trotzdem hatte ich mit Sara eine Zeit größter Erregung. Das hing damit zusammen, dass wir nie zum Orgasmus kamen, sodass sich die Erregung immer ein wenig weiter steigerte. Später sollte sich das zu einer regelrechten Technik entwickeln. Ich spürte die Erregung bereits, wenn ich an Sara auch nur dachte. Dann juckte es zwei-, dreimal im Schwanz, ich spürte ein leichtes Kribbeln in der Magengrube, und um den Hals wurde es mir auf eine wohlige Art etwas enger. Heute weiß ich, dass mein Körper in solchen Momenten Blut in den Penis pumpte. Das Wonnegefühl stieg, je mehr Blut in ihn hineinströmte, so banal war das.

Nach dem Orgasmus ist der Penis erst einmal leer, wie ausgewrungen. Aber wenn eine Weile vergangen war – bei Annemarie waren es nur wenige Minuten gewesen –, begann das Blut wieder zurückzuströmen, wie bei Ebbe und Flut. Das Gefühl der Erregung war so schön, viel schöner manchmal als der Orgasmus selbst. Die Erregung, die tatsächlich etwas von einer langsam steigenden Flut hatte, konnte ich hinausziehen, indem ich kurz vor dem Orgasmus aufhörte. Dann trat eine kleine Ebbe ein, die Erregung ging zurück, fast defensiv. Kurz darauf konnte sich die Flut noch leichter entfalten – einmal sensibilisiert, war sie viel eher auszulösen. Sie war weicher und weniger drängend, wenn ich selbst es nicht immer auf geradem Wege bis zum Orgasmus trieb. Ich fühlte mich dann weiblicher, runder, vollständiger und viel befriedigter, als wenn ich ständig Gas gegeben und die Erregung vom ersten Moment an zum Höhepunkt getrieben hätte.

Gegen Ende der Beziehung zu Jule habe ich eine neue Form des sexuellen Spiels entwickelt: Ich lasse es nur noch manchmal zum Orgasmus kommen. Nur noch, wann ich will, nicht, wann ich muss. Dieses Innehalten vor dem Höhepunkt setzt voraus, dass es gemeinsam sehr schön ist. Wenn ich mich allein zurückhalte, ist das eher wie eine Steigerung des Alleinseins. Ich brauche die Erregung und die Lebendigkeit einer Partnerin, um dieses sexuelle Hochgefühl gemeinsam genießen zu können.

Eines Tages hatte Sara mich zu einer Party eingeladen. Wir waren erst ein paar Monate zusammen, und meine Erregung kannte mangels vollzogenem Sex keine Grenzen. Wenn ich verliebt war, hielt mich immer irgendetwas vom Onanieren ab – der einzige Wermutstropfen an diesem schönen Gefühl. Sara hatte die Kleine bei ihrer Mutter abgegeben, und wir machten uns auf den Weg zu einer Hippie-Wohngemeinschaft. Farbige Lämpchen waren aufgehängt, und eine Bowle stand bereit. Ein paar Frauen hatten sich sehr viel schwarzen Lidstrich um die Augen gemalt und die Haare mit Blumen zu einem Zopf geflochten. Ich hatte ein paar Platten mitgebracht und legte ab und zu Musik auf. Die Doors, Nazareth, Led Zeppelin, Leonard Cohen. Ich war froh, Sara für mich allein zu haben, ohne ihr Kind. Wir waren beide bereits ein wenig stoned und lagen wie alle anderen auf Matratzen. Unsere Beschäftigung bestand vornehmlich aus drei Dingen: knutschen, ab und zu aufstehen und tanzen und Joints weiterreichen.

Als *Love Hurts* von Nazareth lief, gab Sara mir einen Kuss und fragte: »Willst du tanzen?« Wir sprangen auf und tanzten ganz eng zu der herzzerreißenden Ballade. Danach führte sie mich in das Zimmer nebenan. Sie verschloss die Tür, und wir legten uns auf ein großes Sofa. Beide hatten wir jetzt ein kleines Problem. Wir hatten so lange auf diesen Moment gewartet und waren obendrein so bekifft, dass wir es nicht hinbekamen, uns die Klamotten schnell genug vom Leib zu reißen. Unser drängendes Geschmuse lief wohl darauf hinaus, dass wir angezogen miteinander schlafen würden. Damit war mir auch klar, dass mein echtes erstes Mal nicht sehr romantisch verlaufen würde – was mir aber egal war. Sara trug einen Rock, also brauchte man nur den Slip zur Seite zu schieben. Das war mir vertraut, weil wir uns oft genug gegenseitig gestreichelt hatten. Hier, auf dieser alten Matratze, würde nun gleich passieren, wovon meine Mutter mir erzählt hatte. Was genau da passierte, darüber hatte ich bisher mit niemandem gesprochen, auch mit Freunden nicht. Bloß einer hatte mal auf dem Schulhof berichtet: »Am Wochenende hab ich's zum ersten Mal meiner Freundin besorgt. War irgendwie schwach, hab mir das anders vorgestellt. Aber wir haben's am Sonntag gleich noch mal gemacht. Hat dann gepasst.«

Als Sara und ich es miteinander versuchten, waren mir drei Sachen klar: Ich musste Liebe empfinden. Abgehakt. Ich musste einen Steifen haben. Fast gebongt, zugestoned, wie ich war, aber das würde schon noch werden. Und: Ich musste irgendwie sehen, dass ich auf ihr lag, weil das die beste Position war, wie ich ihn reinbekam. Also kam zu unserem Küssen und Betasten ein kleiner liebevoller Ringkampf hinzu, bei dem ich mich auf sie wälzen und sie sich gleichzeitig auf mich setzen wollte. Schließlich ließ ich sie alles so machen, wie sie es sich vorstellte. Doch das tat entsetzlich weh. Es war extrem trocken bei ihr drin, und es schabte und schürfte, als würde mein Schwanz an einer Obstreibe zerschmirgelt. War das normal?

Mangels Erfahrung bezog ich das Debakel auf mich, auf mein eigenes Unvermögen und darauf, dass ich aus unerfindlichen Gründen irgendetwas falsch gemacht haben musste.

Zuerst versuchte ich meine Schmerzen zu verbergen. Ich dachte: Du musst deinen Mann stehen. Das Schöne kommt sicherlich noch. Der Klassenkamerad hatte auch gesagt, dass es erst beim zweiten Mal »passte«.

Dieses »passt schon« habe ich oft bei Männern gehört, nicht nur in puncto Sex. »Passt schon« dient dazu, rhetorisch auszuweichen und gleichzeitig stark zu erscheinen – ein Satz aus der Trickkiste der männlichen Geschlechterrolle. »Passt schon« sagen nur Männer, und das nur in ihren neuralgischen »Stark-bleib-Domänen«, als da sind: Beruf, Gefühle, Bett. Fragst du einen Mann, wie es ihm im Job so geht, sagt er: »Passt schon.« Fragst du ihn, wie es um seine Gefühle oder um die Beziehung bestellt ist, sagt er: »Passt schon.« Ganz besonders schnell fiel der Satz immer dann, wenn ich männliche Bekannte – etwa bei der Arbeit an diesem Buch – anregen wollte, über ihren Sex und ihre Gefühle dabei zu reden. Gespräche über das Thema »Sex des Mannes« erschöpfen sich nach meiner Erfahrung bei Männern häufig in den beiden Worten »Passt schon«. So vermeiden sie, zugeben zu müssen, dass etwas nicht wirklich passt. Als ob es ums Passen ginge. Es würde einen Mann unsouverän erscheinen lassen, gäbe er zu, dass sein sexuelles Leben Unebenheiten hat, über die es sich zu sprechen lohnt. Wäre alles glatt, könnte ein Mann ja ganz leicht davon erzählen, ohne Angst und ohne Furcht, genauso wie er seine Weinliebhaberei, seinen Golfabschlag oder seine Kochtalente wortreich auszuführen in der Lage ist. Geht es aber um Sex, so fällt das »Passt schon« oder ähnliche Vermeidungsformeln zumeist bereits mit den ersten zwei oder drei Sätzen, und damit erstirbt jeder weitere Austausch über das intime Thema.

Bei Sara und mir jedenfalls passte gerade gar nichts. Ganz im Gegenteil, ich klemmte irgendwie fest in ihr, die kleinste Bewegung verursachte noch mehr Schmerzen, und so erstarrte ich in Regungslosigkeit. Ganz Mann, versuchte ich, keinen Laut von mir zu geben. Trotzdem musste Sara längst gemerkt haben, dass etwas nicht stimmte, denn ich atmete nur gepresst und zwang mich trotz der Schmerzen, den Schwanz drin zu lassen und ihren Bewegungen nicht nachzugeben. Dann aber tat es so dermaßen weh, dass ich mich ruckartig von ihr trennte. Ich sah an mir herunter. Mein Schwanz war blutüberströmt. Blut rann auch aus ihrer Muschi. Und da hing ein Faden heraus.

»Blöd gelaufen, tut mir leid, hab ich voll vergessen«, sagte Sara. Sie führte meine Hand an ihre Muschi, und ich zog das aufgeschwemmte Tampon heraus und warf es aus dem sperrangelweit geöffneten Fenster hinaus in die milde Abendluft der Münchner Innenstadt.

Als Sara von der Toilette zurückkam, sah sie mich lange an. Eine seltsame Anspannung lag plötzlich im Raum. Dann sagte sie:

»Das ist mir noch nie passiert. Es ist mir so peinlich!«

»Wieso denn? Weil es mir wehgetan hat?«

»Verdammter Mist!«, sagte sie. Dann begann sie zu weinen. Ich nahm sie in den Arm und verstand gar nichts mehr.

»Komm, ist doch nicht so schlimm, mir tut auch schon nichts mehr weh.«

»Ach, du hast ja keine Ahnung«, sagte sie und drehte sich von mir weg.

Ich war ratlos. Nach einer kleinen Pause fragte ich, was denn los sei.

»Ich bin schmutzig!«, schluchzte sie. »Du darfst mich nicht anfassen, sonst bist du auch schmutzig!«

Unsere Gefühle fuhren Achterbahn, nicht zuletzt wegen des Haschisch, das in unseren Adern floss. Sara erzählte, dass sie Muslima sei, und berichtete von furchtbaren Geschichten: Sie sei von zu Hause weggelaufen, weil ihr Vater sie mit ihrem Onkel habe verheiraten wollen. Dieser habe sie zum Sex gezwungen. In ihrer Kultur würden Frauen wegen der als »schmutzig« geltenden Monatsblutungen missachtet. Ich konnte kaum glauben, was ich da hörte. Doch es gelang mir, sie zu überzeugen, dass ich weder ihr Blut noch Blut überhaupt schmutzig fände.

»Aber es werden damit schlechte Dinge aus mir ausgeschieden«, sagte Sara.

»Ist mir egal«, entgegnete ich. »Das ist halt so, wenn man blutet, und was Schlechtes kommt dabei nicht heraus.«

Wir versuchten es noch einmal. Trotz der Umstände war es sehr schön, weil wir uns tief im Herzen begegneten.

Diese Erfahrung war der Auslöser, mich ein wenig näher mit der monatlichen Blutung von Frauen zu beschäftigen. Viel gehört hatte ich davon bisher nicht. Das Thema war tabuisiert, meine Mutter hatte es nie erwähnt. Für mich war das Monatsblut einfach eine biologische Tatsache, Probleme hatte ich damit auch später nicht. Die Abscheu, die viele Männer der Periode entgegenbringen, ihre Witze und Kalauereien konnte ich nie nachvollziehen. Eine Sexualtherapeutin erzählte mir einmal, zu ihr kämen viele muslimische Frauen, die sich »schmutzig« fühlten. Hintergrund seien die religiös-kulturellen Vorurteile über das Monatsblut. Die Männer würden sie nur von hinten und oft in den Po ficken, um das Blut zu vermeiden, egal ob die Frau gerade ihre Periode hatte oder nicht.

Damals jedoch fand ich keine Gesprächspartner, um mich über die Monatsblutung informieren zu können, und ging in die Bayerische Staatsbibliothek. Dort stieß ich unter anderem auf das 3. Buch Mose des Alten Testaments, eine der Grundlagen für unsere monotheistischen Religionen, einschließlich Christentum und Islam, jene Wertesysteme, die bis heute unsere Kulturen prägen. Darin heißt es: »Wenn ein Weib ihres Leibes Blutfluss hat, soll sie sieben Tage unrein geachtet werden; wer sie anrührt, der wird unrein sein bis auf den Abend. Und alles, worauf sie liegt und sitzt, wird unrein sein.«

Moses ist übrigens im Koran die am häufigsten genannte Person. Besonders diskriminierend geht der Islam mit den Frauen um, insbesondere wegen ihrer Periode gelten sie anscheinend als minderwertigere Menschen. Das Internet ist voll mit Statements dazu: »Während der Blutung darfst du keine Sure [Koran-Kapitel] berühren, weil das einfach ›unrein‹ ist. Du darfst auch nicht 5-mal am Tag beten und somit auch nicht fasten. Wir treten Allah immer sauber vor.«[15]

Mich beschäftigte das Thema damals stark. Vielleicht hatten meine Schwierigkeiten, mit Sara einen Orgasmus zu bekommen, damit zu tun. Die ersten Male klappte es überhaupt nicht. Ich war verspannt und fragte mich, ob ich mich richtig verhielt. Keinesfalls wollte ich auch nur annähernd so sein, wie sie mir ihre erste sexuelle Begegnung geschildert hatte, jener mit ihrem Onkel: roh, gewaltsam, sie konnte am nächsten Tag nicht richtig laufen, hatte furchtbare Schmerzen. Mit der Zeit entwickelten Sara und ich eine sehr schöne, gefühlvolle Sexualität miteinander, die nur davon getrübt war, dass ich weiterhin nur schwer kam. Ich wusste nicht, woran das lag, wir sprachen aber auch nicht darüber. Auch nachdem wir uns getrennt hatten, war eine kleine Angst vor dem Eindringen in eine Muschi zurückgeblieben. Darüber zu sprechen war undenkbar, dabei wäre ein Erfahrungsaustausch sicher hilfreich gewesen. Bis heute ist diese Sprachlosigkeit geblieben.

Mit meinen nächsten Beziehungen verschwand die Angst allmählich, aber meine Schwierigkeit zu kommen blieb. Sie begleitet mich bis heute, und ich weiß nicht, ob dieses Handicap von der ersten Erfahrung mit Sara rührt, oder ob es andere Gründe dafür gibt. Es ist aber auch schön, nicht so schnell zu kommen, eigentlich sogar viel schöner, weil es mehr zu genießen gibt. Bei vielen meiner frühen Erfahrungen jedoch fand ich es verstörend, dass ich solche Schwierigkeiten hatte. Am schlimmsten war, dass ich mit niemandem darüber sprechen konnte. So behauptete ich, alles sei in Ordnung, und sprach vom Mut zur Langsamkeit und dass ich es mehr genießen würde, wenn es länger dauerte. In Wirklichkeit stimmte dieses Gerede vom Slow Sex höchstens zum Teil (manchmal aber schon). Irgendetwas Grundsätzliches fehlte mir, aber ich wusste nicht, was. War mein Schwanz wegen der Schmerzen beim ersten Mal »traumatisiert«? Nicht selten kam es vor, dass ich zwar Lust auf Sex hatte, wenn es dann aber soweit war, überhaupt nicht mehr. Die Vorstellung, was nun geschehen sollte, fühlte sich anstrengend an. Oft empfand ich Frauen unmittelbar vor dem Koitus entweder als überaktiv oder umgekehrt als fast reglos, bis hin zu einem »Über-sich-ergehen-Lassen«. Zur Lähmung trug bei, dass ich nie wusste, wie ich mich in einem solchen Fall verständlich machen sollte.

Das Wort »Koitus« ist ein wissenschaftlich klingender Termi-

INTIME WURZELN DER SPRACHE

»Koitus« kommt aus dem Lateinischen. Grammatikalisch ist »coitus« das Partizip Perfekt des Verbs »coire« (»zusammengehen«), bedeutet also wörtlich »zusammengegangen«. Als Substantiv heißt es »Zusammensein«, »Vereinigung« (und nicht etwa »Ficken«, »Bumsen« oder »Rammeln«).

nus, der so gar nicht zu einem intimen und sensiblen Moment passt. Hätte ich vielleicht sagen sollen: »Meine Liebe, halte bitte kurz inne, unmittelbar vor dem Koitus, und lass uns dann, in diesem Moment, doch noch ein wenig mehr aufeinander eintunen, hm!?«

Und hätte sie dann wohl gesagt, mit erfrierender Stimme:

»Wie meinst du das?«

»Du kannst dich doch ruhig etwas bewegen.« – Oder alternativ: »Ich komm mit deinem Tempo nicht ganz mit.«

Ich kann mir keinen Dialog vorstellen, der hier passend gewesen wäre. Entweder Gelächter oder eine intime Kränkung wären vermutlich die Folge.

»Autsch, dein erstes Mal tut mir ja schon beim Zuhören weh…!«, sagte Jule in jener Nacht, als wir gemeinsam auf dem Sofa saßen. »Und ein wenig kompliziert wirkst du schon auf mich mit all dem, was da plötzlich aus dir rauskommt. Aber heute hast du dein Equipment ja im Griff.«

»Equipment?«

»Na, deine Ausstattung halt, oder wie soll ich's nennen, das, was du halt alles hast da unten. Wie sagt man sonst dazu?«

Wir mussten beide lachen. Sie war die erste Frau, der ich so viel von mir erzählt hatte. Wäre es besser gewesen, wenn ich das bereits viel früher gemacht hätte? Andererseits heißt es, eine Beziehung sollte immer ein Geheimnis behalten. Und jetzt, mit diesem Buch? – Eine bislang platonische Freundin, der ich von diesem Buch erzählte, erklärte mir, dass sie dann nie Sex mit mir haben könne. Ich erwiderte, mir sei neu, dass sie das in Erwägung zöge, und fragte: »Warum denn nicht?«

»Na, wenn ich schon alles von deinem Sex weiß, dann ist ja nichts Prickelndes mehr dabei.«

Ich war sprachlos.

»Zehn Jahre waren wir zusammen, und ich habe das von dir nicht gewusst«, sagte Jule. Sie schien durch meine Erzählung nicht abgeturnt, sondern eher neugierig geworden zu sein: »Da muss ich doch gleich mal nachsehen, ob noch alles dran ist.«

Interessiert war ihre Hand schon während meiner Erzählungen meine Beine entlanggewandert. Tatsächlich legte sie es darauf an: Wir mussten jetzt unbedingt nachsehen, ob das, worüber wir sprachen, überhaupt noch existent war. Sie packte das Glied aus, und das, obwohl wir gar kein Paar mehr waren.

»Es gibt ihn ja noch!«, lächelte sie.

Tatsächlich. Da lag mein Haustier, sich rekelnd, frisch wie eh und je.

»Optisch kein Jahr älter geworden!«, grinste Jule.

Seither bin ich fest davon überzeugt, dass Geschlechtsteile nicht altern. Sex ist zeitlos, und er macht auch zeitlos. Ganz vieles in meinem Leben habe ich ausgelebt, ist vorbei, interessiert mich nicht mehr. Doch mein sexuelles Empfinden ist so frisch wie beim ersten Ausprobieren mit Annemarie in der Waldlichtung.

Das Glied musste bereits mehr als halbwach gewesen sein – das konnte man nicht nur an den kleinen Bewegungen, sondern auch an dem leichten Schimmer erkennen, der sich an der Spitze des Glieds gebildet hatte.

»Sind dir diese Tropfen eigentlich schon mal aufgefallen?«, fragte ich Jule; ich thematisierte den Flüssigkeitsfilm gerne.

»Klar, aber ich dachte immer, dass das einfach so eine Rutschflüssigkeit ist.«

»Und?«

»Was und?«

»Na, hat sie dir denn überhaupt jemals geschmeckt? Wie roch sie? Wie fandest du sie?«

»Ehrlich gesagt, habe ich nie viel darüber nachgedacht. Ich mochte diesen Film, der sich auf deiner Eichel bildet, immer ganz gern. Es hat mich erregt, ihn zu sehen und mit dem Finger oder meiner Zunge darauf entlangzufahren. Aber gerochen habe ich nie bewusst daran. Geschmeckt auch nicht – hm, komisch, dass ich das so viele Jahre übersehen habe. Da haben wir was versäumt.«

Prompt beugte sie sich herüber. »Hey, ja, riecht appetitlich. Und den Geruch kenne ich ja doch, es ist mir nur nicht so aufgefallen. Aber jetzt, wo wir drüber reden …«

»Aber du hast ihn doch oft genug in den Mund genommen«, entgegnete ich, »hat es da nicht nach irgendwas geschmeckt? – Ich habe oft dran gerochen und auch schon davon probiert. Es schmeckt super.«

»Wirklich? Oder spinnst du jetzt?«

»Ganz und gar nicht. Ich stehe auf den Duft. Man sollte ein Parfüm daraus kreieren!«

»Von deinem eigenen Schwanz?«

Wir lachten. Jule stellte Musik an, *Careless Whisper* von George Michael, das passte.

Ich erzählte ihr von meinen Erfahrungen mit diesen Lusttropfen, die auf Englisch »pre-cum« genannt werden – »Präejakulat«, das klingt nicht schön, aber ein anderes Wort gibt es nicht.

»Pre-cum heißt das? Wie riecht denn dieses Pre-cum für dich?«, fragte Jule, der Parfüm-Gedanke schwebte noch im Raum.

»Wie gut riechende Muschis. Einfach appetitlich. Ein Duft, der Lust auf mehr macht, auf alles Mögliche, auch auf gutes Essen.«

Diese Tropfen waren für mich ein fühlbarer und greifbarer Beweis dafür, dass zwischen einer Frau und mir die sexuelle Chemie stimmte, auch wenn ich sie noch gar nicht gut kannte. Selbst wenn ich mich erst seit wenigen Momenten mit einer bis dahin ganz fremden Frau unterhielt, konnte das Pre-cum bereits entstehen, bei einer ganz normalen Unterhaltung, ohne Flirten. Häufig ging mit dem Pre-cum das Gefühl von Verliebtsein einher, was mich zum Flirten oder mitunter auch zu Verführungsversuchen motivierte. Ob daraus ein sexuelles Abenteuer entstand oder eine richtig Liebesbeziehung, dafür reichte das Tropfenorakel allerdings nicht aus. Das musste das Leben ergeben, und das konnte durchaus launisch sein: Nach manch einer erotischen Erfahrung war das Verliebtsein gleich nach dem Orgasmus verschwunden – und dann wieder stellte es sich nach einer Weile, wie aus dem Nichts, wieder ein.

So wie jetzt mit Jule. Vor zwei Jahren hatten wir uns getrennt. Doch auf einmal war ich wie frisch verliebt. Wie konnte das sein? Jule lächelte mich an. Sie strich über meinen Schwanz, sie rieb ihre Füße an meinen, sie sah mich dabei lange an. Es war kein Moment, in dem wir miteinander hätten schlafen wollen, er war nicht reif dafür. Wir nahmen bloß gerade gerne diese Empfindungen wahr. Wichtiger war, dass ich von meiner Sexualität zu erzählen begonnen hatte. Es war etwas Neues geschehen, ein freier Raum hatte sich geöffnet.

Was wäre wohl aus uns geworden, wenn ich in unserer Beziehung schon viel früher, viel mehr, viel offener von mir erzählt hätte? – Als gälte es, das nachzuholen, erzählte ich weiter von mir. Die Zeit war überreif.

»Ficken« und andere Liebessprachen

Bei Jule konnte ich leichter kommen als bei früheren Frauen. Es war befreiend. Das wirkte sich auch auf mein restliches Leben aus, und das wunderte mich. Ich wurde insgesamt entspannter. Woran das lag? Vielleicht an Jules Geruch, an der Konsistenz ihrer Körpersäfte, ihrer Ästhetik, ihrem Charakter, ihrer wunderbar sinnlichen Art, sich mit mir gehen lassen zu können. Der Sex mit ihr wirkte programmlos, er folgte keinem Ablauf. Mal waren wir beide geil, mal nur ich, mal nur sie, aber keiner von uns übte Druck auf den anderen aus, weil wir uns einfach so akzeptierten. Das beruhte, glaube ich, auf Gegenseitigkeit, denn Jule hatte es mehrmals von sich aus angesprochen. Wir hatten uns so unbeschwert in unserer Erotik gefühlt, dass die Worte störten, die man üblicherweise dafür benutzt – es gab bei diesem Thema sowieso nur ganz wenige Worte, und die meisten davon passten nicht richtig. Worte wie »bumsen«, »ficken«, »Schwanz« oder »Muschi« empfanden wir als unpassend für unsere Liebe. So erfanden wir kurzerhand unsere eigene Erotiksprache.

»FUCK« –
WAHR ODER FALSCH!
Einer Legende zufolge war das Fremdgehen in England früher nur manchen Adligen gestattet. Dem Volk war es verboten, es sei denn, der König hatte eigens eine Erlaubnis erteilt. So soll das Wort »fuck« entstanden sein: als Abkürzung der Worte »Fornication Under the Consent of the King« (dt.: Unzucht mit Erlaubnis des Königs) – demnach hätte »Ficken« etwas mit »Fremdgehen« zu tun. Sprachgeschichtlich plausibler ist, dass »fuck« indogermanische Wurzeln hat und sich von dem urgermanischen Wort »fuk« (»schlagen«) herleitet. – Übrigens: Jede fünfte Frau und jeder vierte Mann geht fremd.[16]

Es war so unglaublich schön, uns zu »lieben«, und das Küssen bezeichneten wir als »verlieben«. Eine Weile erfanden wir für alles Sexuelle unsere igenen Liebesnamen. Meinen Schwanz nannte Jule »ihren Schlimmen«, die Eichel »ihr verruchtes Herzstück«, die Vorhaut »Kleidchen«, den Hodensack »die Wundertüte« und zu den Eiern sagte sie »deine zwei kleinen Bömbchen«. Ich überlegte mir für ihre Muschi das etwas banale Wort »Muschel«. Ihre inneren Schamlippen, die sehr lang waren und keck wackelten, wenn sie nackt durchs Zimmer ging, was sehr geil aussah, nannte ich »Gutwetterfähnchen«. Ihre süßen kleinen Schamlippchen wurden zu »Wünschruten«. Die rosigen Stellen zwischen ihren Schamlippen nannte ich »wunde Stellen«, die Klitoris »Epizentrum«, und zur Vagina sagte ich schlicht »Du«. Ihre Brüste wurden zu »Lustquetschen«, die Warzenvorhöfe zu »Brennpunkten« und die Warzen selbst zu »Kirschen«. Da sich unsere Zungen weder geschlechtlich noch sonstwie unterschieden, gaben wir ihnen das gemeinsame Wort »Schlingpflanzen«, und unsere Lippen waren die »Fühler«. Die wunderbar betörenden Säfte aber, die uns immer wieder aneinander auffielen, nannten wir »Drogen«, manchmal auch schlicht »Dope«. Jules Gesamtmuschi gab ich als Äquivalent zu meinem Schlimmen den Namen »die ganz Böse«, wobei ich auf dem »ganz« bestand. Und da wir auch unsere Gesichter und deren vielfältigen Ausdrücke erotisch und anturnend empfanden, bekamen sie den Namen »Universum«.

Die Idee für unsere Liebessprache hatten wir nach ein paar Gläsern Wein in einem italienischen Restaurant gehabt. Auch dort hingen weite weiße Tischdecken herab, die verbargen, was sich darunter abspielte. Doch wie so oft in Restaurants saß man dort so eng neben anderen Leuten, dass es zwar möglich war, klammheimlich ein wenig zu fummeln, aber fast unmöglich, über unser Lieblingsthema, das »Lieben«, zu sprechen, ohne Aufruhr zu erzeugen. Zweifellos wäre es unverfänglicher gewesen, sich über

Penne all'arrabbiata zu unterhalten. In Italien geht das sogar tagelang.

Über Sex, das Schönste der Welt, spricht man im Restaurant nicht, und wenn, dann ganz leise, sodass das Pärchen am Nachbartisch nicht vor Schreck in Ohnmacht fällt. Schon beim Erfinden unserer Worte, das Jule und ich einen ganzen Abend lang in dem Restaurant betrieben, während wir eisern dem Stirnrunzeln der Umsitzenden begegneten, konnten wir uns kaum zusammenreißen. Zu Hause liebten wir uns dann so heftig, dass mein Schlimmer sich wund und schmerzhaft anfühlte, auch weil ich immer noch nicht so leicht kommen konnte. Jedes Mal, wenn es fast zu viel für mich wurde, führte sie ihn zu ihren Fühlern, wickelte ihre Schlingpflanze darum, und alles wurde wieder gut. Da wurde ihre ganz Böse zu einer ziemlich Lieben. Wir versuchten es dann anders, so wie bei Annemarie. Aber ich kam auch nicht in ihrem Schlingpflanzental, irgendetwas in mir war blockiert. Das empfand ich aber inzwischen als fast normal, ich hatte es ausgeblendet. Bis dann doch das Bezwirbeln des Schlimmen mit der Schlingpflanze plötzlich das altbekannte Züngeln in mir weckte. Ich sagte es Jule, und sie blickte mich mit gierig liebenden Augen an:

»Dann lieben wir uns jetzt, komm!«, befahl sie.

Sie hockte sich gespreizt über meinen Schlimmen und ließ sich mitsamt ihrer ganz Bösen langsam auf ihm nieder. Dieses Gefühl, wenn sich eine Frau auf ihn

EMPFEHLUNG

Aphrodisiakisches Penne-all'arrabbiata-Rezept für zwei: Acht Tomaten kurz in Wasser ankochen, Haut abziehen. Parallel eine mit der Gabel zerdrückte Knoblauchzehe und eine in kleine Würfel geschnittene rote Zwiebel in Olivenöl anbraten; einen Schuss Weißwein dazugeben. 6 schlanke rote Chilis entkernen und in kleine, etwa 3 mm große Teilchen hacken. Die Tomaten in die Pfanne, mit der Gabel grob (bloß nicht komplett!) zerdrücken. Wenn das zu brutzeln beginnt, die Chilis dazugeben. Und relativ schnell die noch nicht ganz al dente gekochten Penne daruntermischen, bis sie al dente sind. Sehr viel Parmesan vorbereiten. Die anregende Wirkung entfaltet sich zu einem Glas Rotwein und einem gefühlvollen Gespräch über Ihren Sex.

draufsetzte, hatte zeit meines Lebens etwas Unausweichliches; das konnte ein zum Zersprengen geiles Gefühl sein, wenn der Erregungszustand passte, aber auch der Anfang vom Ende, wenn der Schlimme noch nicht schlimm genug geworden war. Bevor Jule ihn berührte, beugte sie sich zu meinem Universum, unsere Fühler berührten sich mit ohnmächtiger Begierde. Ich fühlte, wie ihre Kirschen auf meiner Brust entlangstreiften und wie ihre ziemlich Liebe zu einer unwiderstehlich Bitterbösen mutierte.

»Spürst du meine wunden Stellen?«, flüstere Jule in mein Ohr und unterließ es nicht, ihre Schlingpflanze darin graben zu lassen.

»Ja«, antwortete ich.

»Und spürst du das Epizentrum?«

»Ja.«

Absichtlich lenkte Jule meinen verruchten Schlimmen gegen ihr Epizentrum, als ich zustieß, sodass sie lustvoll aufschrie. Und dann ließ sie ihn tief und immer tiefer in sich hineingleiten. Ich liebte die Konsistenz der Flüssigkeit, die ich in Jule spürte. Durch sie entstand ein intensives Gefühl am Schwanz, als würde sich alles besser von ihr auf mich und von mir auf sie übertragen. Es war so heiß in ihr, dass es zu Beginn fast ein wenig brannte, und sie brachte es fertig, innen mit kleinen Muskeln zu kontrahieren, was mein Züngeln so wach wie noch nie werden ließ, bis es unwiderstehlich anstieg, so sehr, dass ich in ihr kam, ja, einen Orgasmus hatte, der mich schier derart aus der Haut fahren ließ, als würde ich im selben Moment an der Decke unseres Schlafzimmers kleben und auf uns heruntersehen. Es war ein Gefühl, als würde es mir das Gesicht zersprengen, während tief in meinem Becken ein paar Granaten explodierten, Gänsehaut meinen Körper von oben bis unten überrieselte und mein Atem flog, als würde es jetzt gerade erst losgehen. Jule schüttelte es gleichzeitig, bis sie auf mir zusammensank und wir Arm in Arm in einen tiefen Liebesschlaf fielen.

Die schönsten sexuellen Erlebnisse hatte ich immer, wenn sie mit etwas erfrischender Kreativität verbunden waren. Entweder es waren die ersten Male, dann war der Honeymoon das Sexvitamin im Bett. Später aber, wenn wir schon oft miteinander geschlafen hatten, waren es eher kleine Experimente und die offene Sprache. Dass Sex keine Grenzen kennt, unser Kopf aber sehr wohl, das habe ich trotzdem immer wieder erlebt.

Warum Sex kein Geschlecht hat und was Muschisäfte verraten

»Ich spüre lieber deine Haut, ich fühle lieber deine echte Wärme, als dieses staubige Kondomfeeling an den Lippen«, erklärte eine Freundin einmal. »Aber was ist, wenn ich schwanger werde?«

»Du wirst nicht schwanger«, antwortete ich.

Sie wurde schwanger.

Ich hatte Maya bei einer Theateraufführung kennengelernt. Wir hatten auf dem roten Teppich im Foyer gestanden, beide waren wir zufällig alleine hier. Maya hatte wunderbar ausgesehen, eine Frau in Schwarz. Ich liebte geschmackvolle Verhüllungen des weiblichen Körpers. Später liebte ich sie auch an mir selbst. Maya trug ein schwarzes hautenges Kleid, und ihre noch schwärzeren Haare waren hochgesteckt. Ihre knallroten Lippen und der messerscharf gezogene schwarze Lidstrich faszinierten mich. Sie las im Programmheft.

Ich hatte sie sofort angesprochen und schon mit den ersten Sätzen zum Essen eingeladen, so sehr gefiel sie mir und interessierte sie mich. Sie strahlte Intelligenz, lässige Stärke und Klasse aus, war dabei ungemein erotisch und auf eine eigenartig anziehende Weise etwas unbeholfen.

Es war alles ziemlich schnell gegangen. Ich finde, zweimal Essen oder Kaffeetrinken sollten genügen, um zu wissen, in welche Richtung es geht. Erotik und ein schnelles eindeutiges Ja oder Nein – all dies hat für mich bei einer Frau gar nichts Anrüchiges, im Gegenteil: Mir vermittelt das eher ein Gefühl von Selbstbewusstsein und von Augenhöhe. Es turnt mich mehr an als dieses Um-den-heißen-Brei-Gebalze, dieses Endlos-Geflirte, bei dem es mich irgendwann raushaut.

Maya und ich hatten mehrere Jahre eine Beziehung miteinander, die wir ziemlich locker und tendenziell wie eine Affäre führten. Wir waren beide nicht auf eine enge Bindung aus und trafen uns, wann wir Lust dazu hatten. Unser Sex war wunderbar. Maya war libanesischer Abstammung. Sie hatte lebhafte, zugleich aber auch etwas traurig wirkende dunkle Augen, und sie war eine wollüstig gebaute Frau. Damit meine ich: Sie war nicht gerade schlank, aber auch keinesfalls dick. Sie war einfach eine der Frauen, bei denen alles ein wenig runder war und die dennoch schlank wirken. Ihre Brüste waren voll und fest, hingen jedoch ein klein wenig, sodass sie etwas schwankten, wenn sie sich bewegte, was ich sehr liebte. Die Warzen waren spitz und prall, es waren dunklere, braun-schwarze Brustwarzen, die im Mund ein klein wenig trocken schmecken, und auf diese Kombination stand ich besonders.

Aber nicht nur deswegen hatte ich mich auf eine so ausgedehnte Affäre mit Maya eingelassen. Es war unser Sex insgesamt – ich war völlig hin und weg. Es kam mir wie ein Rätsel vor, ein seltsamer Zauber ging von Maya aus. Manchmal erregte es mich bereits, nur an sie zu denken. Dann nahm ich ihren Körperduft wahr, der sich in meiner Erinnerung immer ein wenig mit dem etwas herben und alkalischen Geruch ihrer dicht bewachsenen Muschi verband, in der ich gerne leckte. Ich hasste es eigentlich, haarige Muschis zu küssen, weil dabei so oft Haare zwischen den Zähnen hängen blieben. Doch Mayas leicht bitterer und einfach bezaubernd schmeckender Muschisaft betörte mich so sehr, dass ich die Haare zwischen den Zähnen in Kauf nahm.

Irgendwann überwand ich meine Hemmung und sagte Maya, dass ich es schöner fände, wenn sie sich rasieren würde. Weil ich sie dann besser küssen könne und weil es unter den Haaren ja auch noch viele Flächen küssbarer Haut gebe. Sie war zuerst ein wenig überrascht, ja, fast schockiert. Doch beim nächsten Treffen meinte sie:

»Ich habe mich bei Freundinnen erkundigt. Zuerst dachte ich, es sei pervers. Aber sie alle bestätigten mir, dass sie sich die Muschis rasieren. Und weißt du was?«

»Nein – oder doch: Du hast dich rasiert!«

Wir lagen Arm in Arm auf dem Sofa in ihrer Wohnung, und ich hatte den Eindruck, dass sie mit jedem Atemzug ein wenig wärmer und schwerer wurde.

»Nein, habe ich nicht.«

Ich war enttäuscht, fast wie ein kleines Kind, dem die Wünsche nicht von den Lippen abgelesen werden. Doch dann rutschte Maya an mir hoch, presste ihre großen Brüste an mich, gab mir mehrere Küsse auf den Hals und flüsterte:

»Ich will, dass du es machst. Du musst mich jetzt bitte rasieren!«

Augenblicklich hatte ich ihre Muschi vor Augen, und wir küssten uns, wie wir uns noch nie geküsst hatten. Wir rissen uns die Kleider vom Leib, ich holte ein Handtuch, etwas Seife und einen Rasierer und machte mich langsam und gründlich ans Werk. Jeder frei gewordene Zentimeter Haut war ein geradezu göttlich erregender Anblick und bekam sofort einen Kuss. Es schmeckte leider etwas nach der kernigen Seife, die ich benutzte, daher wusch ich anschließend alles mit klarem Wasser ab. Mayas Schamhügel glänzte weiß, unschuldig jeder Berührung feilgeboten. Zwischen ihren Schamlippen begann es immer mehr zu schimmern. Wir schliefen miteinander. Als sich unsere nackten Schambeine berührten, ohne Haare dazwischen, noch etwas kühl von der Rasur, kamen wir beide gleichzeitig und ungemein stark.

DIE ENTHAARENDE WIRKUNG VON PORNO

Möglicherweise ist die technische Entwicklung in der Pornoindustrie dafür verantwortlich, dass sich heute ca. 67 Prozent aller Frauen die Schamhaare entfernen,[17] wohingegen noch in den 80er-Jahren die meisten Frauen behaart waren: Mit dem Aufkommen von Videos wurden Pornos zunehmend zu Hause konsumiert, und dabei konzentrierten sich die Zuschauer durch die Möglichkeit des Vor- und Zurückspulens auf den eigentlichen Geschlechtsakt, während die Handlung der Filme in den Hintergrund trat. Die Pornoindustrie reagierte darauf, indem sie die Geschlechtsteile noch stärker ins Bild rückte und sie – vorgeblich aus ästhetischen Gründen – immer öfter glattrasiert präsentierte. So soll der Boom rasierter Muschis aufgekommen sein.[18]

Mit Maya gemeinsam zu kommen waren für mich die schönsten Orgasmen, die ich bis dahin erlebt hatte. Sie ereigneten sich einfach. Ich musste nichts dafür tun. Es war wunderbar leicht, wie ein warmer Windhauch kündigten sie sich an, und es war unendlich schön, das zu spüren. Manchmal wurden wir genau dann langsamer, fühlten einander oder hielten inne, ruhend in der Sicherheit, dass jede Bewegung sofort einen Sturm entfachen konnte. Ließen wir los, so geschah das meist in Verbindung mit einem tiefen Atmen.

Die Orgasmen breiteten sich dann voll und feurig in meinem Becken aus.

Näherte sich meine Erregung dem Höhepunkt, hatte ich ein Gefühl im Hals, als würde ein verschlucktes Knödelstück langsam die Speiseröhre hinunterrutschen. Gleichzeitig schienen sich meine Eier aufzublähen, und im Becken ging ein Brennen los, ich wuchs praktisch von innen her zu einer Kugel heran. Unausweichlich ergriffen diese Kräfte von mir Besitz, bis ich ihnen vollkommen ausgeliefert war und es einfach geschehen ließ. Maya kam zusammen mit mir; kurz bevor sie ihren Orgasmus hatte, biss sie sich meist auf die Lippe. So wusste ich recht genau, wann ich loslassen konnte.

Am meisten liebe ich blinde Orgasmen, also solche, bei denen ich die Augen geschlossen habe. Dann fühle ich mehr. Seit ich aber zum ersten Mal Mayas Lippenbeißen gesehen hatte, musste ich kurz vor der Explosion nahezu zwanghaft die Augen öffnen, um zu sehen, ob sie sich schon biss. Dann küsste ich sie und knabberte auf ihrer Lippe herum, denn nur so konnte ich den Zwang unterbrechen, ihr Beißen betrachten zu müssen. Beruhigt schloss ich dann die Augen wieder und konnte mich der großen Explosion hingeben, die unmittelbar darauf einsetzte.

Jemand hat einmal berechnet, dass ein Orgasmus maximal zehn Sekunden dauert. In normalen Beziehungen gebe es ein- bis zweimal pro Woche Sex, das sind zwanzig Sekunden Orgasmen. Mal 52 Wochen gerechnet, ergibt das 1040 Orgasmus-Sekunden pro Jahr. In einem fünfzigjährigen Sexleben sind das 52 000 Sekunden. Demnach summieren sich alle Orgasmen zu 867 Minuten oder knapp 14,5 Stunden pro Leben. Der Autor dieser Berechnung fand es reichlich unangemessen, dass wir bloß wegen dieser »mickrigen« 14,5 Stunden unser ganzes Leben lang so erpicht auf Sex seien und unablässig daran denken müssten. Solche Vorbehalte empfinde ich als symptomatisch für unsere Sprachlosigkeit beim Sex; als Medizin dagegen empfehle ich, über Sex zu sprechen.

Orgasmus ist ein Gefühl, kein eingegrenztes Sekunden-»Hops«. Und überhaupt: Sex besteht nicht nur aus dem Orgasmus, sondern auch aus dem Davor und dem Danach. Er ist mit dem Orgasmus nicht zu Ende, der markiert nur einen Höhepunkt in einer größeren Kurve. Sex ist für mich eine fließende, unser Leben bestimmende Energie, die sich – wie die Erdplatten – ständig verschiebt, reißt, bricht, auseinandergleitet und zusammenstößt, wobei sich ständig alles berührt. Allerdings würde ich nach meinen Erfahrungen gar nicht mehr zwischen männlichem und weiblichem Sex unterscheiden.

In der Zeit, als ich meine eigene Weiblichkeit zu erforschen begann und als Frau zu leben versuchte, fanden in meinem Freundinnenkreis regelmäßig sehr offenherzige Gespräche über Sex statt. Damals fiel mir zum ersten Mal auf, wie selten wir normalerweise über Sex reden. Bis dahin war Sex nie ein wesentliches Gesprächsthema in meinem Leben gewesen. Als wir uns aber »unter Frauen« über den männlichen Orgasmus austauschten, kommentierte eine Freundin, zu diesem kurzen Aufbäumen gäbe es ja wohl nicht viel zu sagen. Selbst in meiner Rolle als Frau fühlte ich mich brüskiert, denn ich empfand meinen Orgasmus als Mann immer viel länger und intensiver, als dass man ihn mit so einer Äußerung abtun könnte. Da war nie etwas auf zehn läppische Sekunden begrenzt. Mein sexuelles Erleben war ein langer Weg des Ankommens, des Weggehens und Zurückkehrens in immer wieder neuer Form.

Mit Maya erfuhr ich das besonders eindringlich. Während ich das stärker werdende Pulsieren in meinem Beckenboden und in meinem Schwanz spürte, stieß ich vorsichtiger, verhaltener, aber nachdrücklicher in Maya hinein. Ich wollte den Genuss ausdehnen und den Moment hinauszögern, bis ich es in völliger Aufgabe meines Willens durch meinen Schwanz hindurchspritzen spürte und ich mich in überwältigender Hilflosigkeit mit endlos pulsierenden Stößen in ihr ergoss. Es war sowieso bereits alles sehr feucht in Maya, doch nun wurde es noch nasser und heißer, denn da mein Sperma wärmer war als meine Eichelhaut, nahm ich seine Hitze in ihr wahr. Schließlich spürte ich meinen Atem – ich keuchte, als hätte ich einen Sprint gemacht, oder besser: Es keuchte mich.

Wenn Maya gleichzeitig mit mir kam, stöhnte sie mit zusammengepressten Lippen in sich hinein, fast ein wenig scheu. Ihr Zerbersten derart intensiv zu erleben reizte mich, sie noch mehr zu küssen. Unsere Münder verkeilten sich dann manchmal ineinander, sie brüllte ihre Schreie in meinen Rachen hinein, und wir atmeten gemeinsam in uns hinein, aus uns heraus. Nie mussten wir etwas dazutun, damit dies mit uns geschah.

Die wahre innere Explosion ereignete sich aber bei mir, wenn Gefühle hinzukamen. Wenn ich nicht nur Sex machte, sondern Momente entstanden, in denen ich Mayas Wesen tief in meinem Herzen spüren konnte. Das muss man nicht Liebe nennen, aber es war »Lieben«. Die sexuelle Energie in mir übernahm dann das Zepter, bis zum Orgasmus. Sie hatte die Federführung während dieses Vorgangs, in dem ich auf seltsam geordnete Weise außer Kontrolle geriet. Wenn ich dann meiner selbst wieder zunehmend mächtig wurde, stieg das Fühlen wieder an die Oberfläche. Ich umarmte Maya und sie mich. Wir atmeten gemeinsam, wir schauten, wir fühlten. Manchmal drehten wir uns kurz voneinander weg, weil wir ein paar Momente lang alleine durchatmen wollten. Daraus entwickelte sich wieder etwas Neues.

Sie war eine dynamische Energie, diese Sexuelle. Ja, sie war weiblich, so empfand ich sie immer. Das Grenzenlose, das sich mir beim Sex eröffnete, war in meiner Wahrnehmung weiblich. Wenn ich bereit war, das zu fühlen, hörte es auch nicht auf.

Das alles zählt für mich zu dem, was wir Sex nennen oder Orgasmus.

Wir brauchten auch keine bestimmten Stellungen, keine Phantasien, die Gegenwart unserer beiden Körper und unserer Sinne beschenkte uns reich genug, um ein Höchstmaß an Befriedigung zu erfahren. Dass wir Mann und Frau waren, zwei geschlechtlich vermeintlich so unterschiedliche Wesen, war währenddessen (und das ist bis heute so) außerhalb meiner Vorstellungskraft. Strapazieren wir den Unterschied zwischen Frauen und Männern nicht zu sehr? In der Tierwelt nehmen wir pauschal Vögel, Katzen, Giraffen, Fische wahr. Auch in der Pflanzenwelt unterscheiden wir nur zwischen Rosen und Oleander, aber nicht zwischen deren Geschlecht. Nur bei uns Menschen rückt diese Unterteilung so sehr in den Vordergrund,

... zusätzlich legen wir alles nur Erdenkliche in die beiden rudimentären Geschlechterrollen. Insofern empfinde ich den Verschmelzprozess beim Sex, wenn er mit Gefühlen gelebt wird, als Symbol für unser ungetrenntes und vollständiges Menschsein. Das klingt geschwollen? Wie soll ich es sonst sagen? Es ist einfach so. In dem Moment aber, wo wir den Sex von unserem tieferen Fühlen lösen, wie es in unserer heutigen Zeit massiv geschieht, beherrschen die Geschlechterrollen wieder das ganze Bild. Dann fickt ein Mann eine Frau. Oder eine Sexpuppe. Alles fickt er.

Als ich Maya darum gebeten hatte, ihre Schamhaare zu rasieren, hatte ich auch vor, mehr über Sex zu reden. Ich versuchte es auch, aber dann stand auf einmal etwas seltsam Sprachloses im Raum. Es fehlten die leichten Worte für etwas, worüber wir noch nie gesprochen hatten. Umso mehr sinnierte ich darüber, was mich beschäftigte.

»Mmh. Du schmeckst so gut«, war es mir einmal während unseres Liebesspiels herausgerutscht.

»Was meinst du? Was schmeckt gut?«

Maya zu erzählen, wie sehr es mir die Flüssigkeiten in ihrer Muschi und überhaupt ihr Körpergeruch angetan hatten, machte mich verlegen. Maya war ganz still, sie war fast ein wenig errötet. Ich hatte noch nie darüber gesprochen. Und ich konnte auch nicht über alles sprechen, fühlte mich gehemmt. Es war nicht nur Mayas blanker Schamhügel, der es mir angetan hatte, es waren die Muschis selbst. Alle. Tatsächlich alle, denn mittlerweile hatte ich immerhin einige kennengelernt und konnte vergleichen. Und jede war anders. Der maßgebliche Unterschied betraf aber nicht etwa ihr Aussehen, die Größe der Schamlippen, der Klitoris oder ihre Enge – es war vielmehr die Beschaffenheit ihrer Säfte.

Manche Frauen sonderten kaum Sekrete ab, andere mehr. Das ist weder gut noch schlecht, es ist einfach unterschiedlich.

Vielleicht wie der Unterschied zwischen Grappa und Wein: Das eine schmeckt nur in geringen Mengen exzellent, das andere erst nach ein paar Schlucken. Einige Frauen wurden so extrem feucht beim Sex, dass wir hinterher das Laken oder sogar die Matratze wechseln mussten. Bei diesen Frauen fühlte es sich an, als würde mein Schwanz ein warmes Bad nehmen. Er rieb nicht genüsslich einen kleinen, fleischigen Schlund entlang, sondern er suhlte sich wohlig, aber reibungslos. Manche Frauen spritzten zu einem bestimmten Zeitpunkt regelrecht ab. Es brach dann ein kleiner Schwall von Muschiwasser heraus, das bei jeder Frau anders schmeckte: süß-glitschig, fruchtig-voluminös und bitter-alkalisch waren die drei herausragenden Geschmacksrichtungen, die ich bei Frauen ausmachte. Je nachdem, wie der Saft der Frauen schmeckte, konnte ich mich beim Sex mit ihnen mehr oder weniger fallen lassen. Das hing ganz davon ab, ob ich wegen des Geschmacks mehr Anziehung oder eher eine leichte Abneigung verspürte – wobei auch die enorm anziehend sein konnte. Aber nicht allein der Geschmack war entscheidend, auch die Konsistenz. Sie hatte erhebliche Auswirkungen darauf, wie sehr sich mein kleines Haustier in einer Muschi zu Hause fühlte. Es ist nämlich nicht so, dass es in jeder Muschi schön ist: Es kann etwas zu kalt in ihr sein, zu nass, zu wenig eng, zu bewegungslos, zu feinstofflich-esoterisch oder umgekehrt zu remmidemmi-mäßig. Das alkalisch-herbe Zauberwasser aber, über das Maya verfügte, hatte eine wunderbare Konsistenz, die alle denkbaren Vorbehalte außer Kraft setzte. Man glitt nicht nur darin, sondern es vermittelte sich zugleich ein leichter, mich extrem erregender Widerstand.

Wenn Frauen sehr viel Muschisaft absondern, fühlte ich weniger; trotzdem konnte das meine sensible Schwanzhaut so beglücken, dass sich dieses Gefühl auf den ganzen Körper übertrug. Bei den Frauen, die nur wenig Saft produzierten, tat es anfänglich an der Eichel wohlig weh, und es rutschte erst mal nicht. Das ließ

sich zwar zumeist mit etwas Spucke ändern, aber Spucke ist ganz
anders als echter Saft, der ein Gefühl von perfekter Verbundenheit
erzeugt. Es war immer etwas ganz Besonderes, wenn die Flüssigkeit meiner Partnerin zuerst meine Eichel benetzte und dann über
die Haut meines Schwanzes glitt. Deshalb gefiel mir auch schnelles Ficken nicht. Oder nur selten, mal als ein kurzes Intermezzo,
so ähnlich wie ein »forte« beim Klavierspiel – das »forte« hört sich
meist nur dann gut an, wenn es mit einem »allegro« oder einem
»piano« abwechselt. Beim schnellen Ficken spürte ich zumeist
dieses geile Rutschen nicht so intensiv, mit dem allein ich diese
körperliche und seelische Erregung entwickeln konnte, auf die es
mir ankam. Deswegen umarmte ich Maya auch so gerne und
fühlte mit großem Kribbeln den feuchten Film zwischen ihren
Beinen, die unmerklichen Bewegungen unserer Becken, die leisen
Vibrationen, die sich schnell zu einem solchen »forte« hochschau-
keln konnten.

Alkalisch-herbe Varianten der Muschisäfte wie die von Maya
mochte ich am liebsten, denn sie elektrisierten mich zuverlässig;
die etwas süßeren oder geschmacksarmen Säfte machten mich
nicht so an. Das war manchmal so, als hätte ich ein Kondom über-
gestreift, als wäre da ein trennender Film zwischen mir und der
Partnerin.

Häufig passte der Geschmack der Flüssigkeiten zum Typ der jeweiligen Frau. Die mit den eher fruchtigeren Aromen mundeten
zwar gut, doch im Bett ging es mit Abstand lahmer zu. Bei Frauen
mit einem noch süßeren Geschmack war der Sex noch zurückge-
nommener – fast so, als würden diese Frauen nicht so viel beim
Sex fühlen. Diejenigen, die viel von den süß-fruchtigen Säften produzierten, neigten eher zum schnellen Ficken, das habe ich immer
wieder erlebt; je süßer der Saft, desto härter konnten sie rangehen.
Von ihnen habe ich besonders häufig dieses »Fick mich!« gehört,
das mich nicht selten völlig rausbrachte. Noch mehr Ficken, geht

das überhaupt? Was ist denn die Steigerung von Ficken? – Bei diesen Frauen konnte es sein, dass sie mit ihren Hüften so aktiv wurden, dass mein Schambein blaue Flecken bekam und sich die Haut aufrieb, wenn meine Partnerin nicht glattrasiert war. Normalerweise begann ich mich dann reflexartig zurückzunehmen. Manchmal versuchte ich noch, dem Leistungsexzess mit einem Stellungswechsel zu begegnen. Es fiel mir leider nie leicht, einer Frau mittendrin zu sagen, sie solle etwas weniger oder zumindest gefühlvoller zustoßen – auch weil so etwas üblicherweise eher Frauen zu einem Mann sagen und ich mir unmännlich vorgekommen wäre. Wie kommt das an, wenn ein Mann zu einer Frau sagt: »Bitte ein klein wenig sanfter, okay?« Wie soll man so etwas überhaupt in schonender Weise von sich geben? Den anderen beim Sex zurechtweisen, das macht doch alles sofort kaputt, oder? Aber man kann ja schlecht mitten im Vögeln eine Art Gebärdensprache einsetzen, vielleicht beginnend mit einem »Hey!« und dann anschließen mit einer Handbewegung, wie manche sie ganz aufgeregt machen, wenn sie einen Autofahrer veranlassen wollen, langsamer zu fahren – diese unterdrückt aggressive Geste mit der flachen Hand, als wollte man Luft herunterdrücken.

Bei solchen Frauen konnte ich mir vorstellen, dass sie sich später bei einer Tasse Tee über das karnickelartige Ficken der Männer beschwerten – und bei anderer Gelegenheit davon schwärmten, wie ein testosterongeschwängerter Mann sie so richtig rangenommen und durchgebumst hätte. Eine behauptete mir gegenüber einmal, dass sie dieses »Zärtlichkeitsgedusel« im Bett nicht mochte und es bevorzugte, wenn es nicht allzu lange dauerte. Sie stand tatsächlich gleich nach dem Orgasmus auf, duschte, zog sich an und widmete sich anderen Aufgaben. Womit sich die diffizile Frage auftat: »Was bedeutet *allzu lange*?« Manchmal wollte ich es einfach gerne sehr lange genießen. Das hing immer von der Frau ab und von dem gemeinsamen Feeling.

Eine andere Geliebte unterbrach unser Liebesspiel nach einer Weile abrupt, sie stoppte unvermittelt, als sie auf mir saß, und sagte: »Ich bin mir jetzt über den Ablauf nicht ganz im Klaren.«

Wir schliefen erst zum dritten oder vierten Mal miteinander. Es war immer sehr schön gewesen, und so verstand ich zuerst nicht, was sie überhaupt meinte. Doch schnell wurde mir klar, es konnte sich nur darum handeln, dass ich noch nicht gekommen war, sie aber schon. Mit ihrer knochentrockenen Intervention war unser Sex im Prinzip beendet. Und weil sie keine Frage gestellt, sondern eine Feststellung getroffen hatte, und obendrein eine mehrdeutige, konnte ich nicht so leicht etwas darauf erwidern. So nickten wir nebeneinander im Bett ein, während mich noch lange unklare Gedanken beschäftigten, die um die Frage kreisten: »Was habe ich nur falsch gemacht?«

Im Bett fand ich selten die richtigen Worte. Ich hatte keine guten Erfahrungen damit gemacht, beim Sex zu reden, und deshalb meistens einfach getan, was ich selbst wollte.

Nachdem ich Jule an jenem Abend auf dem Sofa von dieser Erfahrung erzählt hatte, sagte sie:

»Also, das kann ich nicht nachvollziehen. Ich finde nicht, dass man jemals zu lange miteinander schlafen kann. Und du?«

»Absolut nicht. Das habe ich ja immer so geliebt: dass es einfach so kam, wie es gerade passte, mal sehr lang und innig, mal ganz kurz und geil.«

»Aber wie hast du dich dann solchen Frauen gegenüber verhalten?«

»Ich habe sie in meinen ziemlich gut gefüllten Erfahrungsschrank mit der Aufschrift ›Was ich beim Sex alles nicht verstehe‹ gestellt und den Schrank anschließend fest zugesperrt.«

Manche von ihnen wunderten sich vielleicht, warum das Gefühlstabernakel fortan verschlossen blieb. Für mich war und ist beim Sex alles kurz oder lang genug, was sich von selbst ergibt. Das kann sehr lang, aber auch ganz kurz sein, beim Sex gibt es keine Zeitrechnung. Aber ab dem Moment, wo meine Partnerin oder ich selbst allzu nachdrücklich ein Ziel zu erreichen versuchten, spürte ich sofort die Uhr ticken, und dann konnte es schnell zu lang werden. Mit diesen Frauen kam nicht so leicht jene

Form von Wollust auf, die ich so liebte. Sie waren wie weibliche Formen der männlichen Rammler. Vielleicht kannten sie es nicht anders.

Immer aber hatte mein Wohlgefühl beim Sex mit diesen Flüssigkeiten zu tun. Sie beeinflussten von Anfang an, wie ich mich bewegte, ob ich beim Eindringen fester und nachdrücklicher schob oder vorsichtiger und sanfter. Beides kann sehr schön sein, aber es sollte passen. Auch auf meine gesamte Erregung wirkten die Säfte sich aus. Je weniger mein Schwanz spürte, desto mehr fokussierte sich mein sexuelles Verhalten auf ihn, denn er war ein Erregungsmonster, das dorthin wollte, wo die maximale Erregung wartete. Wurde sie ihm nicht angeboten, neigte er dazu, sie sich selber zu verschaffen, beispielsweise durch Bewegung. Oder ich bat um einen Stellungswechsel, wenn ich wenig spürte. Manchmal konnte oder wollte ich auch plötzlich nicht mehr. Beim Liebesakt hing mein gesamtes Körpergefühl von diesen Säften ab. Es war, als würde sich die gemeinsame sexuelle Spannung je nach Flüssigkeit besser oder schlechter übertragen. Und wo es nicht so gut funkte, wurde zum Ausgleich mehr karnickelt, häufiger die Stellung gewechselt oder geblasen.

Unterm Strich, da bin ich mir sicher, sind diese Flüssigkeiten ein Indikator dafür, ob man zusammenpasst oder nicht. Oder ob der Zeitpunkt der richtige ist. Frauen, mit denen ich in großen Zeitabständen geschlafen habe, konnten einen völlig unterschiedlichen Geschmack haben. Kamen tiefere Gefühle und das Herz hinzu, konnte der Flüssigkeitseffekt auch an Bedeutung verlieren.

Bei Maya war viel Verknalltsein im Spiel. Im Vordergrund stand unsere immer wieder aufwallende Begierde, unsere gesamte Beziehung war ein einziger Sog in die Körperlichkeit. Wir führten keine ausufernden Gespräche, unternahmen kaum etwas Kulturelles. Im Zentrum stand immer, was wir gegenseitig in uns auslösten. Bei mir war es der Geruch ihrer festen und glatten Haut, die sich leicht kühl anfühlte; deswegen wollte ich sie immer gleich wärmen, wodurch sie sich sofort erhitzte. Ich erinnere mich an Mayas hingebungsvolle und ins Zeitlose driftende Art des Küssens, an ihre Brüste und ihre Muschi, diese herrlich pulsierenden Bewegungen, wenn sie sich beim Sex bewegte. Sex war für mich etwas ohne Worte. Wollte mich eine Frau, gleich nachdem wir miteinander geschlafen hatten, in ein reflektierendes Gespräch darüber verwickeln oder über ein ganz anderes Thema sprechen, war ich beim folgenden Treffen eher nicht so scharf darauf, mit ihr zu schlafen. Wenn ein solcher Meinungsaustausch eher intuitiv stattfand, mehr vom Herzen geführt, förderte er mein Vertrauen, und ich bekam eher Lust auf ein weiteres Mal. Erst heute sehe ich, wie dringend unsere Sinnlichkeit die Sprache nötig hat.

Maya war in vieler Hinsicht sehr engagiert, besonders interessierte sie sich für die politische Lage. Beim Streicheln konnte sie plötzlich innehalten – egal, wo ihre Finger gerade waren. Sie holte tief Luft und sagte dann Dinge wie:

»Sag mal, ist dir auch aufgefallen, dass es bei uns eigentlich gar keine richtige Demokratie mehr gibt?«

»Weil es an Wahlalternativen fehlt?«

»Genau. Wir haben zwei große Parteien, die alle anderen verdrängen. So haben neue Ideen fast nie eine Chance. Unsere Demokratie ist zu einem politischen Brei geworden.«

Für gewöhnlich ließ ich sie weiterreden, während ich langsam die Finger über ihren Körper wandern ließ und spürte, wie sich etwas in uns zuzuspitzen begann. Manchmal unterbrach sie ihre politischen Ausführungen plötzlich und sagte:

»Du hast immer nur das im Kopf. Können wir denn gar nichts anderes machen als das?«

Aber sie zog mit – und redete weiter.

Während Maya noch über Politik sprach, lag ich längst auf ihr, küsste ihre Brüste und schob den Schwanz auf ihrem Schweiß entlang. Dabei konnte ich mich in aller Seelenruhe mit ihr unterhalten, während ich meinen Schwanz in sie gleiten ließ.

»Hast du einen Vorschlag, wie es besser zu machen wäre?«

Während ich mich hin und her zu bewegen begann, erläuterte sie mir ihr Modell direkter Demokratie. Sie kam aber nur selten dazu, ihre Ausführungen zu beenden. Mein Orgasmus näherte sich dem Höhepunkt, und dann wurde auch Mayas Stimme leiser. Manchmal hörte sie mitten im Satz auf zu sprechen und stöhnte ihn stattdessen heraus. In diesen Momenten wurden wir von einer mehr oder weniger kopflosen Welle überflutet.

Das Nicht-Aufpassen, auch »ungeschützter Verkehr« genannt, wurde uns schließlich zum Verhängnis. Eines Tages übernachtete Maya bei mir; wir waren essen gewesen und danach müde ins Bett gefallen. Mitten in der Nacht wachte ich auf und fühlte eine tiefe Erregung in mir. Es war eine neue Dimension von Erregung, sie war warm, weich, und sie drängte mich zu der neben mir schlafenden Maya hin – ein heiß werdendes Ziehen, das ich in dieser Intensität noch nie gespürt hatte. Ich kuschelte mich an Maya und streichelte sie zärtlich. Sie war halb wach geworden und dämmerte vor sich hin, aber nach einer Weile spürte ich, dass sie sich dabei sehr wohlfühlte, und dann schliefen wir miteinander.

Diese Nacht war wie ein erstes Mal, etwas Besonderes. Etwas Magisches geschah zwischen Maya und mir. Es war wunderschön. Beide waren wir hellwach, aber durch unseren Schlaf zuvor auch entspannt. Ich lag auf ihr und spürte ihre Haut. Sofort fühlten wir uns miteinander verbunden, und ich empfand mit tiefem Genuss dieses Gleiten ihrer Säfte zwischen meinem Schwanz und ihrer Muschi, fast so, als hätte meine Eichel Geschmacksnerven und als könne sie Mayas Innenleben so schmecken wie mein Gaumen einen köstlichen Wein. Unglaublich war, dass sich Eindrücke miteinander vermischten, als hätte ich das Geschlecht gewechselt. Das erotische Ziehen und Brennen im Unterleib weckte in mir die Vorstellung, als wäre sie es, die in mich eingedrungen war. Dann hatte ich wieder den Eindruck, wir beide hätten ein und denselben Unterleib. Bald führte uns unser Pulsieren zum Höhepunkt, und wir schliefen Arm in Arm miteinander ein.

Es dauerte nicht lange, vielleicht eine Stunde, und ich wachte wieder auf. Mit einem Gefühl wie zuvor, es war, als wäre meine Erregung nicht gestillt worden. Wir schliefen erneut miteinander, und dann noch ein drittes Mal, was für mich äußerst ungewöhnlich war. Diese Nacht schenkte uns eines unserer schönsten sexuellen Erlebnisse. Ich bin mir sicher, dass Maya in dieser Nacht schwanger wurde.

Sie rief mich ein paar Wochen später an:

»Hast du Lust auf einen Spaziergang? Ich muss mit dir reden, es ist wichtig.«

In der Mittagspause ging ich mit ihr in den Englischen Garten. Sie hakte sich unter, doch schon nach wenigen Schritten hielt sie mich fest und stellte sich vor mich hin:

»Ich bin schwanger. Ich weiß jetzt auch nicht, was wir machen sollen.«

Zuerst glaubte ich, mich verhört zu haben, dann fragte ich mich, ob ihre Schwangerschaft gar nicht von mir war. Oder vielleicht war es ein Testfehler? Zurückhaltend sagte ich:

»Das ist ja Wahnsinn. Was machen wir da bloß?«

Der Test sei positiv gewesen, sagte sie, und dass sie sicher sei, schwanger zu sein.

Das war ein kleiner Schock. Etwas in mir zog sich zusammen, und es kam eine Seite von mir zum Vorschein, die ich noch nicht kannte. Ich schäme mich heute, wenn ich daran denke, wie kühl und abweisend ich in dieser Situation im Park wurde und welchen Unfug ich zu Maya sagte: dass wir gar keine richtige Beziehung miteinander hätten, dass wir uns noch nicht genug kennen würden und dass ich sowieso keine Kinder wolle. Das alles habe ich gesagt, und diese Worte führten zu einer Abtreibung.

Hätte ich damals gewusst, dass ich später einmal unbedingt Vater sein wollte, was hätte ich dann wohl getan?

Manchmal, wenn ich zurückdenke, bereue ich, dass ich damals der Geburt eines Kindes nicht zugestimmt hatte. Was hatte ich mir damit eigentlich angemaßt? Immer wieder dachte ich daran. Manchmal habe ich sogar die Jahre gezählt und überlegt: Es wäre jetzt wohl schon fünfzehn Jahre alt. Was wäre es geworden, ein Mädchen oder ein Junge? Seltsame Gedanken waren das. Ein wenig so, als wäre das Kind bereits auf der Welt gewesen. Mehr noch: als wäre es immer noch hier. In meinem Bewusstsein. Vielleicht auch in Mayas? War es wohl irgendwo in diesem Universum und sah auf mich herab? Mit Maya hatte ich nie wieder darüber gesprochen. Ich war damals nicht bereit, mich darauf einzulassen. Heute würde ich sicherlich anders handeln.

Maya ging es nach der Abtreibung schlecht. Ich fühlte mich schuldig, und ich war es auch. Unsere Beziehung geriet in eine Schieflage. Maya litt darunter, und ich wusste nicht, wie ich damit umgehen sollte. Es dauerte Jahre, bis wir uns beide stark genug fühlten, um uns von unserem wunderbaren Sex zu verabschieden. Als es so weit war, arrangierten wir eine kleine Zeremonie. Sie hieß: »Wir schlafen jetzt zum letzten Mal miteinander.«

Wir ließen uns dafür unendlich lang Zeit. Es war das letzte Mal von vielen Malen und deswegen wie ein erstes Mal. Danach schauten wir uns an, ein wenig traurig, aber auch mit einem kleinen

Lachen. Seitdem sind Maya und ich enge Freunde. Mit ihr hatte ich die Tiefen meiner eigenen Lust kennengelernt. Es war ein Baden in der Lust. Durch Maya habe ich gelernt, dass Sex etwas Wunderschönes ist, in dem man sich richtiggehend zerfließen lassen kann. All die Belastungen, die ich früher gespürt hatte, waren mit Maya wie weggeflogen, und das allein wegen der ungewöhnlich guten körperlichen Energie zwischen uns. Aber ich hatte auch erstmals erfahren, dass Sex Konsequenzen haben kann. Das hatte mich richtiggehend geschockt. Obwohl ich es natürlich immer wusste, war mir die Tiefe dieser Konsequenzen nicht klar gewesen. Eigentlich war ich damals zu unreif, um mit einer Frau ungeschützten Sex zu haben. Denn heute bin ich überzeugt davon, dass man – wenn es zu einer Schwangerschaft kommt – zu dem Kind stehen sollte. Rückblickend wirkt das, was ich später zu diesem Thema erleben sollte, fast wie eine Rache an meiner früheren Naivität.

Warum glückliche Frauen besser schmecken

Als wir uns begegneten, war vom ersten Moment an alles klar. Jane war eine Rechtsanwältin, die mich in London bei einem Projekt vertrat. Wir hatten uns zum Abendessen getroffen und schnell festgestellt, dass wir uns gerne mochten. Jane war wohl um die dreißig, hatte mittellange brünette Haare, große Augen, eine markante Nase und einen sehr erotischen Mund mit aufgeworfenen Lippen, die scharf konturiert waren. Ihr Teint war eher dunkel, leicht arabisch anmutend, und ihre Figur rundlich-üppig. Nach dem Abendessen saßen wir stundenlang im hinteren Teil der Lobby des Sanderson Hotels auf einem lilafarbenen Samtsofa, spielten mit unseren Fingern und gaben uns ab und zu einen Kuss. Es war diese Vorstufe, bei der beide noch die letzten Erkundungen machten, unausgesprochen aber bereits klar war, dass es zur Sache gehen würde. Unser Gespräch plätscherte so dahin, Jane erzählte von einem Kinofilm, und hin und wieder kommentierte sie die Leute, die an uns vorbeigingen. Von einem jungen Mann sagte sie, er müsse wohl einen großen Schwanz haben, seine Physiognomie sähe danach aus.

»Woher willst du das wissen?«, fragte ich amüsiert.

»Ich habe mit der Zeit meine eigene Typologie entwickelt.«

»Verrätst du mir mehr?«

»Bei kleinen, robust gebauten Männern bin ich immer auf dicke, große Schwänze gestoßen. Bei großen, muskulösen Männern eher auf kleinere.«

»Erstaunlich«, sagte ich, ehrlich verblüfft.

»Und bestimmte Typen haben gebogene, krumme Schwänze. Das sind meistens die mit einem schlechten Charakter.«

Wir mussten beide lachen.

Unsere Gesichter bewegten sich aufeinander zu, unsere Lippen berührten sich, dann küsste ich sie mehrmals auf die samtige Haut ihres Halses, die angenehm nach einem dezent-herben Parfüm roch.

Mitunter kam es mir so vor, als ob manche Frauen, sobald das sexuelle Spiel begann, nur so taten, als würden sie wollen, so wenig aktiv waren sie. Fast immer musste ich selbst enorm viel tun, wobei mir nicht selten die Lust verging. Auch ich wurde gerne angefasst und liebte es, damit überrascht zu werden. Bei Jane war das anders zwischen uns war das Aktionsbarometer ausgeglichen, die Spannung stimmte.

Mit ernstem Blick sah sie mich an und fragte:

»Kennst du bei Frauen ähnliche Typologien?«

Tatsächlich hatte ich mir darüber schon Gedanken gemacht, und so erwiderte ich ohne Zögern:

»Manchmal scheint es, als könnte ich von den Lippen einer Frau auf ihre Muschi schließen«, sagte ich. »Und aus beidem auf ihre Persönlichkeit«, wollte ich hinzufügen, ließ es dann aber.

Jane machte einen tiefen Atemzug. »Du weißt also, wie meine aussieht? Bist du nicht ein wenig eingebildet, hm?«

Jetzt war ich in der Bredouille. Meine einzige Chance bestand darin, Klartext zu reden.

»Um Missverständnissen vorzubeugen: Muschis sehen nicht genauso aus wie die Lippen einer Frau«, sagte ich. »Aber die Lippen vermitteln mir ein assoziatives Bild von der Muschi. Und damit habe ich häufig richtig gelegen.«

»Aha …«

Es war nicht zu verkennen, dass sich ihre ganze Aufmerksamkeit auf ihre Lippen richtete. Insgeheim versuchte sie zu erspüren, was an ihnen so aussehen könnte wie bei ihrer Muschi. In diesem Moment konnte ich mich nicht zurückhalten, küsste sie stärker, bis sich unsere Zungen berührten und Jane sich zu einem leidenschaftlichen Kuss hinreißen ließ.

Aber das Thema beschäftigte sie.

»Du spinnst ein wenig«, sagte sie. »Oder was soll ich sonst von dir denken?«

»Du schließt von kleinen Männern auf große Schwänze. Und ich erzähle dir, wie Muschis mit Lippen korrelieren.«

Sie lehnte sich zurück, schlug die Beine übereinander und zog ihr dunkelblaues Kleid herunter, unter dem sie schwarze Nylonstrümpfe trug. »Na, dann beschreib mir das doch mal an meinem Beispiel.«

Sollte ich wirklich so weit gehen? – Ich erzählte ihr von meinen Muschi-Impressionen:

Muschis sind faszinierend wie Dschungel, vielfältige Lustmysterien. Es mag vielleicht klischeehaft klingen, aber jene, in denen ich mich wohlfühle, schmecken ein wenig nach Austern. Dass sie nach Erdbeeren, Kirschen oder anderen Früchten geschmeckt hätten, wie es manchmal heißt, habe ich nie erfahren. Ansonsten unterscheiden sie sich sehr, kaum eine gleicht der anderen. Sie können feingliedrig vielfaltig sein oder fast geschwollen feist. Sie können verschlossen wirken – ein Spalt, der von außen wie ein schmaler Strich aussieht. Aber sie können auch leicht offen stehen, sodass man hineinschauen kann wie durch einen Türspalt, der im Luftzug ein wenig auf- und zugeht. Bei Jule lugte, ähnlich wie seinerzeit bei Annemarie, ein Stück der inneren Schamlippe heraus, was ich hübsch fand. Aber nicht nur das; es machte mich auch sehr geil.

Die inneren Schamlippen haben ebenfalls ihre eigenen Ausprägungen. Manche sind ganz klein, nur im Ansatz vorhanden. Andere das Gegenteil davon, mit einer riesigen Klitoris, die von kleinen schwülstigen Hautringen umgeben ist, die man gleich der Vorhaut bei der Eichel zurückziehen kann – mit der Folge, dass sich die Klitoris herausstülpt wie ein kleiner Penis, fast zum Verwechseln ähnlich. Manche Schamlippen wirken in ihren Umrissen, als wären sie mit der Schere ausgeschnitten worden. Ich jedenfalls finde es spannend, eine Muschi auseinanderzuziehen, um diese kleine Wunderwelt zu begutachten. Die sensiblen Innenhäute zwischen den Schamlippen können rosige, bläuliche oder bräunliche Farbtöne haben. So wie die Säfte verschieden sind, sind auch die Häute beim Betasten mit der Zunge manchmal weicher, manchmal glitschiger, trockener oder rauer.

Muschis lassen sich wegen dieser unendlichen Vielfalt nicht pauschal beschreiben. Es ist, als würde man behaupten, Rosen sähen aus wie Nelken, nur weil ihre Blütenblätter ähnlich kranzartig angeordnet sind. Da sie jedoch so individuell sind, kam es mir tatsächlich manchmal so vor, als könnte man nicht nur von den Lippen einer Frau auf ihre Muschi, sondern von einer bestimmten Muschi auch auf die Persönlichkeit einer Frau schließen, so wie man von Gesichtszügen auf die Eigenschaften von Menschen schließt. Bei Jane tippte ich darauf, dass ihre Muschi – als Pendant zu ihren Lippen – etwas schwülstig sein könnte. Eine, deren

Lippen bereits ganz oben etwas aufklafften, mit vorsichtig sich zeigenden Innenschamlippen, einem ansehnlichen, aber nicht übergroßen Klitoris-Knöllchen und einer hellbräunlichen Innenhaut.

»Ich schätze, dass deine Muschi ziemlich eng ist«, beendete ich meine Ausführungen.

Jane, mit der ich mittlerweile eng umschlungen dasaß, verschlug es kurz die Sprache.

»Wie schließt man denn bitte von den Lippen auf die Enge einer Vagina?«

»Das sagt neben den Lippen auch deine Gesichtshaut und deine Figur aus.« Ich erzählte ihr von meiner Erfahrung, wonach Frauen mit einer glatteren und feuchteren sowie festeren Haut ebenso wie wollüstiger gebaute Frauen engere Muschis hatten als dünnere. Womit auch immer das zusammenhing.

»Ich hoffe, das schockt dich jetzt nicht. Aber du hast danach gefragt.«

»Nein, nein, das ist schon interessant. Erzähl weiter.«

Derart angestachelt, gestand ich ihr meine Vermutung, dass ihre Muschi wahrscheinlich so beschaffen wäre, dass ich mich in ihr wohlfühlen würde, dass sich sogar meine Eichel und ihre Gebärmutter berühren könnten, was nicht mit jeder Frau klappen würde.

»Dann lass uns doch mal sehen, ob du recht hast.« Eine leichte Röte überzog ihr Gesicht.

Sie nahm meine Hand, und gemeinsam begaben wir uns auf mein Zimmer. Wie ich es liebte, dass Jane die Initiative ergriff! Genauso aber hätte ich es an ihr geschätzt, wenn sie mir klar und freundlich bedeutet hätte, dass es jetzt reicht, dass nichts laufen würde. Nach meinem »Geständnis« hätte das durchaus sein können.

Nachdem wir uns hastig entkleidet hatten, bestätigte sich meine Vision von ihrer Muschi. Sie war genau so, wie ich sie mir vorgestellt hatte. Und als ich sie küsste, schmeckte sie wunderbar angenehm alkalisch, zum Hineinfallen.

»Das überrascht dich jetzt offenbar nicht«, sagte Jane, als sie meinen Kopf zu ihrer Brust zog.

Die Feststellung machte mich verlegen, und ich entzog mich einer Antwort, indem ich ihre Brüste küsste, Lippen und Zunge über ihren Bauch und ihre Achseln wandern ließ, bis sie sich schließlich aufsetzte und an mir heruntersah.

»Ich hab es mir gleich gedacht. Du bist ein großer Dünner, ganz klar. Na ja, schaut nicht schlecht aus ...«

Ich war gespannt, wie sie meinen Schanz nennen würde. Auf ihr »what a nice piece of a human being« musste ich mir einen Kommentar verkneifen.

Es war angenehm, dass es so lässig zwischen uns war. Da war kein Druck, miteinander schlafen zu müssen. Und es war befreiend, so offen sprechen zu können.

»Weißt du, was wir noch nicht überprüft haben?«, fragte Jane auf einmal.

»Nein, was meinst du?«

»Ob das mit der Berührung von Eichel und Gebärmutter stimmt.«

Ich sah, dass sie nicht scherzte. Sie rückte mit ihren Brüsten nah an mich heran, sodass wir beide auf dem Bett hockten, dann zog sie mich über sich, und mein Schwanz glitt fast automatisch und ohne Vorspiel in sie hinein.

»Und wie sieht's mit der Enge aus, Mister?«, flüsterte sie.

»Das fühlst du doch selbst«, sagte ich, während ich mich langsam tiefer hineinbewegte und wir uns dabei in die Augen sahen.

»Ja.«

Ihre Gebärmutter spürte ich jedoch selbst dann nicht, als ich ganz tief in sie stieß. Da hatte sie eine Idee. Wir wälzten uns herum, sodass sie sich auf mich setzen konnte. Vor dieser Position hatte ich nicht selten Angst, weil viele Frauen dann auf mir ritten, als wäre meine Hüfte ein Pferdesattel. Sehr schön ist diese Bewegung aber, wenn die Frau dabei mit ihren Oberschenkeln die Kontrolle über ihr Gewicht behält und sich nicht nur auf mir vor und zurück bewegt, sondern auch auf und ab, hin und her, im Kreis herum, mal tiefer und dann wieder weniger tief. Genau das machte Jane jetzt, als ich plötzlich spürte, wie meine Eichel an etwas sehr Weiches rührte. Das war sie! Manchmal schnalzte die Eichel wohlig daran vorbei, dann stieß sie wieder leicht dagegen, und jedes Mal atmete Jane intensiver.

»Du hattest recht, wir passen tatsächlich sehr gut zusammen«, sagte sie und bewegte sich mehr und mehr, bis sie zunehmend die Kontrolle verlor und mit leisem Stöhnen kam. Eigenartigerweise sah ihre Haut dabei so aus, als würde sie frösteln, und ihr Schweiß wurde kalt. Einen Moment lang machte ich mir Sorgen um sie, aber sie erklärte, nach einem Orgasmus wäre das bei ihr ganz normal. Und richtig, schnell wurde sie wieder warm.

Wie schön ihr Stöhnen gewesen war! Manche Frauen können bei einem Orgasmus geradezu wie am Spieß schreien. Mich stört das nicht. Nur wenn alle Nachbarn es mitbekommen, ist es mir manchmal peinlich.

Jane und ich hatten nicht besprochen, ob wir ein Kondom benutzen sollten. Jetzt aber, wo sie gekommen war, fragte ich mich: Darf ich spritzen? War das opportun, nachdem ich mit meiner Rechtsanwältin nach einem frivolen Small Talk in der Hotellobby auf dem Zimmer gelandet war? Oder sollte ich als Mann die Disziplin wahren und ihn herausziehen? Aber wohin sollte ich dann kommen? Angesichts dieser Überlegungen ließ meine Erregung nach und verebbte schließlich völlig. Jane lag auf mir, und ich spürte ihre Brüste auf meinem Brustkorb, das Pochen ihres Herzschlags. Wir atmeten gemeinsam ein und aus. Ihre Haare klebten im Schweiß meines Gesichts. Ich genoss den endlos langen Augenblick und empfand gar kein Verlangen mehr zu kommen. Ich fühlte mich zufrieden.

Doch dann sagte sie: »Geht es dir gut? Ich glaube, bei dir war es noch nicht so weit, oder?«

»Nein, aber ich habe ganz stark mit dir mitempfunden, es ist sehr schön.«

Sie gab mir einen Kuss und grinste: »Ich hab also recht gehabt: Groß und dürr bedeutet, tja, tja … Das werden wir heute Nacht noch beheben.«

Später ich in dieser Nacht wachte ich neben Jane auf. Sie war gerade dabei, ihren Po gegen meinen Schwanz zu drücken. Der war bereits zu voller Blüte herangewachsen, und ehe ich mich's versah, rutschte er bei ihr hinein. Ich umfing Jane mit den Armen und hielt ihre Brüste in den Händen. Jane bewegte sich auf eine etwas andere Weise als vorher. Ich spürte, wie mein Schwanz wieder herausrutschte und sie ihn mit ihren Händen manipulierte. Da ich noch nicht ganz wach war, konnte ich nicht so richtig einordnen, was genau sie da machte. Nur eins bemerkte ich: Plötzlich war ich wieder ein Stück in ihr drin, aber nur ein Stück, und dann wurde es aus irgendeinem Grund sehr eng. Ich verstand das zuerst nicht, denn ich kam nur ganz langsam weiter in sie hinein. Sie schob gegen mich und half mit. Erst jetzt bemerkte ich, dass ich nicht in ihrer Muschi war. Meine Eichel steckte leicht zusammengequetscht in ihrem Hintern, der ziemlich feucht war, und während wir weiter herumschoben, registrierte ich, wie in ihr plötzlich etwas nachgab, sich weitete. Ich kam immer tiefer in sie hinein, was bei Jane ein inbrünstiges Stöhnen auslöste. Sie begann, sich mit der Hand unten selbst zu streicheln.

Das war überraschend, auch wenn ich nicht unerfahren war in dieser Form der sexuellen Begegnung. Es gibt erstaunlich viele Frauen, die das sehr gerne mögen. Ich hatte Phasen, in denen ich selbst es auch genoss, wenn sich meine Partnerin mit dem Finger ein klein wenig bei mir hineinarbeitete, bis sie so tief drin war, dass sie meine Prostata leicht berühren konnte. Wenn ich dann kam, spürte ich, wie sich meine Schließmuskeln viele Male zusammenzogen und wieder losließen, was sich zusammen mit meinem Atem immer weiter ausbreitete und sich wie ein fortwährender Orgasmus anfühlte. Die Prostatamassage kann ich aber nur genießen, wenn ich völlig entspannt bin, hundertprozentiges Vertrauen zu meiner Partnerin habe und wenn diese auch Erfahrung darin hat. Denn selbst kleinste Drucksteigerungen können Schmerzen auslösen, die sich wie ein Aufheulen steigern und nur langsam wieder abklingen. Orgasmen, die mit dieser Stimulation einhergehen, sind aber wirklich unglaublich schön. Sie sind voll, unendlich weich und so ausdauernd, dass man mit etwas Phantasie denken mag, sie hören vielleicht nie auf.

Häufig aber gab es eine Entwicklung beim Analverkehr – das klingt immerhin freundlicher als das derbe »Arschfick« –, die ich nicht so erfreulich fand. Dann fühlte ich mich schnell überreizt und sehnte mich danach, rasch damit aufzuhören und ganz normal mit dieser Frau zu schlafen. Der Kick beim Analverkehr ist eigentlich der Moment davor, der des Eindringens, wenn der Anus noch sehr eng ist. Die Öffnung gibt nur langsam dem sanften Druck des Schwanzes nach, und genau das erzeugt ein starkes Erregungsgefühl. Wenn sich das aber nur aufs Geilsein beschränkt, bleibt es ein isoliertes Ausagieren, das austauschbar ist und auch auf andere Weise erfolgen könnte, weshalb ich das gern als Stellvertreter-Sex bezeichne, bei dem man nur einer bestimmten Vorstellung folgt.

Entsteht dabei jedoch Innigkeit, so wie zwischen mir und Jane in jener Nacht, kann es ein sehr umfassendes Erlebnis sein. Leider ist es nur so, dass ein Anus sich weitet, wenn etwas in ihm steckt. Die anfangs empfundene Enge lässt nach, und schließlich ist gar kein Gegendruck mehr wahrzunehmen, weil der After sich dem Schwanz völlig angepasst hat. Beim Bumsen spüre ich dann weniger als in einer saftigen Muschi. Fast fühlt es sich so an, als würde ich mit einem übergestülpten Kondom mit einer Frau schlafen. Tatsächlich werden manche Kondomsorten aus Tierdarm hergestellt, beispielsweise von Schafen.

Auch bei Jane hatten bald Reibung und Widerstand stark nachgelassen, und so lagen wir eine Weile einfach nur da, tief ineinander verschlungen – und schliefen ein. Alle paar Minuten wachte ich aber wieder auf, weil die Erregung zurückkehrte. Mein Schwanz war längst wieder draußen, Jane hatte sich mir zugedreht und hielt ihn – halb erigiert – wie ein Kleinod in der Hand. Ihre Brüste berührten mich, und wir küssten uns trotz unserer Müdigkeit auf Lippen und Augen.

Irgendwann ging ich zur Toilette, duschte kurz, und Jane und ich begannen wieder miteinander zu schlafen. Ich hatte eine Begierde in mir, es war schiere Wollust, ein Gefühl, als müsse es auf einmal ganz schnell gehen, als wollte ich sie mit Haut und Haaren auffressen. Ich biss sie leicht in ihre Schulter, während ich fester zustieß, und mit einmal Mal kam ich ziemlich schnell in ihr und gleichzeitig auch sie, und es fühlte sich an, als kämen beide ineinander hinein. So fühlte nicht nur ich es, so nannte es auch Jane kurz darauf, als wir nach diesem wunderbaren gemeinsamen Orgasmus atemlos nebeneinander dalagen, jeder für sich, an die Decke starrend, unsere Hände haltend, wie zwei Liebende, die wir in diesem Moment wirklich waren. Gleichwohl wussten wir, dass dies nur ein Gefühl des Moments war. Erst jetzt war ich wirklich entspannt.

Jane sagte: »Und nächstes Mal müssen wir testen, wie von Hauttypen auf die Beschaffenheit von Innenhäuten von Muschis und auf die Haut von Schwänzen zu schließen ist.«

Ich konnte gerade noch »O ja!« murmeln, dann schlief ich ein, tief, fest und traumlos.

Als wir am nächsten Morgen im Bett frühstückten, waren wir ungemein ausgeglichen. Keiner von uns hatte das Bedürfnis, großartig miteinander zu reden, hin und wieder sahen wir uns an. So ist es manchmal, wenn man nach einem tollen sexuellen Erlebnis noch ganz erfüllt ist und völlig anspruchslos. Seelenruhig saßen wir auf dem Bett, aßen, redeten und lasen und schliefen zwischendurch ein; schließlich hatten wir fast die ganze Nacht durchgemacht. Erst am frühen Abend gingen wir auseinander.

Seit diesem Erlebnis experimentierte ich gern mit meiner Vorstellungskraft. Wollte ich Frauen intimer kennenlernen, sah ich sie mit neuen Augen. Ich wurde noch treffsicherer darin, wenn ich in der Phantasie von den Lippen auf ihre Muschi schloss – und es real nachprüfen durfte. Das traf auch auf den Muschigeschmack zu. Vom Geschmack beim Küssen konnte ich auf das Aroma zwischen den Schamlippen tippen. Das hat mit der Ernährung zu tun, ob eine Frau trinkt, raucht, viel oder wenig schläft, ein unglückliches oder zufriedenes Leben führt. Glückliche Frauen schmecken besser. Auf Männer scheint das ebenfalls zuzutreffen: Pre-cum, aber auch der Samen können gut bis furchtbar munden. Das bestätigten mir Jule und manche andere Freundin.

Jane traf ich auch später noch einige Male, und jedes Mal war es ähnlich schön mit ihr. Ich erlebte traumhafte Orgasmen und hatte nie Schwierigkeiten, welche zu bekommen, unser sexuelles Zusammensein war sehr leicht, frei und selbstverständlich. Jane war eine der wenigen Partnerinnen, bei denen ich auch heute noch sagen würde, dass ich mit ihnen tatsächlich nicht viele Worte brauchte – bei den meisten anderen aber wäre Sprechen hilfreich gewesen.

Die Begegnung mit Jane fand ungefähr fünfzehn Jahre nach meinem ersten Sex statt. Doch tief innen kam ich mir immer noch wie ein blutiger Anfänger vor. Die Schönheit meiner sexuellen Erfahrungen hatte eigentlich immer auf dieser Unschuld gegründet, auf dem Nicht-Wissen, dem immer wieder Unbekannten an einer erotischen Begegnung, das in das noch viel größere Unbekanntsein des Orgasmus mündet. Immer wieder empfinde ich es so, als wäre mein Orgasmus etwas ganz großes Unbekanntes. Ich würde nie sagen, dass ich ihn kenne. Er ist immer wieder neu, denn er findet so radikal im Hier und Jetzt, in einem unwiederholbaren Moment statt, dass er immer etwas Einzigartiges ist. Und das macht den Suchteffekt aus.

Dass das Wort »Orgasmus« im Deutschen mit dem männlichen Artikel einhergeht, ist bedauerlich, denn das Gefühl selbst empfinde ich, wie gesagt, eher als weiblich, nicht als männlich, und in Wirklichkeit ist es sowieso völlig geschlechtsfrei. Es bäumt sich vor mir so riesengroß auf wie eine schnell und schneller anwachsende Blüte. Jane und ich hatten darüber gesprochen, dass sich unsere Orgasmen ganz ähnlich anfühlten. Und wir hatten miteinander geübt, diese Blüte sich bis zur äußersten Gespanntheit entfalten zu lassen, bevor wir sie gemeinsam platzen ließen. Dazu mussten wir uns in die Augen sehen oder gemeinsam atmen. Wir ließen das Gefühl in uns aufsteigen, ohne aber das »Kommen« bereits zuzulassen. Manchmal gelang uns das ganz gut. Wenn wir aber vorzeitig die Kontrolle verloren, gaben wir uns einfach genüsslich dem gemeinsamen Zerbersten hin.

Obwohl ich Orgasmen zur Genüge hatte, gab es jedes Mal unmittelbar davor diesen kleinen Mikromoment des Loslassens ins völlig Unbekannte, fast so, als würde man sich eine Klippe hinunterstürzen. Ein kurzer Entschluss, und dann gibt man völlig die Kontrolle auf. Dieses Gefühl begleitet mich bis heute, und wenn ich mich erst einmal hineinbegeben habe, bin ich diesem Aufbäumen vollkommen ausgeliefert. Es ist ein Quentchen lustvoller Angst in diesem Aufgeben.

Immer noch und immer wieder ist es wie ein erstes Mal für mich, frisch und neu und einzigartig. Doch es ist etwas hinzugekommen, was ich nur mit Einsamkeit benennen kann: eine massive äußere Übersättigung mit sexuellen Klischees, der ich mich kaum erwehren kann. Sie ist die Folge unseres Umgangs mit der Sexualität und vor allem mit den Geschlechterrollen. Ihr gegenüber steht mein kleines Alleinsein, die Einsamkeit eines Menschen, der zusehen muss, wie er sich im Kopf noch retten kann, um ein bilderfreies rückhaltloses Sich-fallen-Lassen hinbekommen zu können. Die Pornoindustrie ist zu einer sexuellen Wirklichkeit geworden, deren Bilder und Rituale in unseren Alltag Eingang gefunden haben: in die Werbung ebenso wie in die Musikvideos der Popstars. Indem ununterbrochen Millionen Männer vor flimmernden Monitoren masturbieren, hat die Pornoindustrie sich wie eine geradezu fleischliche Realität in unser Leben eingenistet – ein virtueller Parasit, der unser sinnliches Leben kannibalisiert. Ihr Kernmerkmal: Es wird nicht gefühlt. Und nicht nur das: Fühlen ist nicht einmal opportun.

Das Ende der erotischen Selbstverständlichkeit und die Funktionalisierung des Orgasmus

Ich finde, dass die geistige Haltung zum eigenen Sex und der gelebten Sexualität genauso dazugehört wie das körpersinnliche Erleben. Sexualität ist ein Teil unseres Zusammenlebens, auch unseres kollektiven Lebens. Unsere innere Haltung zu unserer Erotik ist aber stark durchlöchert, um nicht zu sagen porös. Besonders seit dem Auftreten von Aids ist uns in der körperlichen Liebe und Begegnung das Selbstverständliche abhandengekommen. Es gibt kaum noch eine würdevolle sinnliche Haltung zu unserem Sex; man übt ihn im Verborgenen aus, spricht nicht darüber und tut im Übrigen so, als wäre Sex überbewertet und nicht so wichtig.

Mitunter erschien es mir bei den Gesprächen zu diesem Buch, als gäbe es nur lauter sexuell ausgeglichene und zutiefst befriedigte Menschen. Viele geben sich so, als würden sie wie Buddha in sich ruhen und als hätten sie genug zufriedenstellenden Sex – ergo brauchen sie ihn nicht mehr. Klar: Wenn man die umfassende Dimension, welche die Sexualität von unserer Menschlichkeit einfordert, leugnet und nur ein Bruchstück davon lebt, das man aber für das Ganze hält (etwa: einmal Ficken pro Monat und zwanzigmal wichsen), dann mag das stimmen. Aber was für eine Verarmung!

Sex ist eine Konsumware geworden, die zahlreiche Funktionen erfüllt. Tatsächliche Befriedigung zählt eher nicht dazu, denn durch diese Art von Sex kann keine wirkliche Befriedigung entstehen. Es handelt sich mehr um eine Art künstlich induzierter sinnlicher Gier, die erst angestachelt wird, um dann mit einem breiten Angebot von Ersatzprodukten beschwichtigt zu werden. Wie die Geldgier geht die sinnliche Gier einher mit der Aufgabe der Werte: Beim Geld geht der soziale Sinn verloren, beim Sex die empathisch-sinnliche Begegnung. Sex wird vielfach mehr egoistisch und narzisstisch konsumiert als sinnlich erlebt. Viele Menschen, vor allem Männer, leben eine Art Stellvertretersex, durch den sie die innige Verbindung mit einer Partnerin unterminieren. Sie wichsen mehr zu Pornos, als dass sie mit ihrer eigenen Frau schlafen. Mit diesem Sich-Entziehen nehmen sie Zuflucht zu einer der letzten Formen von Machtausübung, die ihnen in einer Zeit geblieben sind, in der Frauen endlich in die Männerdomänen hineinkommen. Das Prinzip dahinter: Je mehr die Frau tut, was eigentlich »meins« als Mann ist, desto mehr entziehe ich mich ihr, ich kann's mir ja selbst machen. Dass das aber nicht einmal eine halbe Sache ist, scheint ihnen gar nicht aufzufallen.

Wirtschaftlich hat Sex enorme Bedeutung bekommen, direkt und indirekt: Es wird mit Sex geworben. Die Pornoindustrie ist nach den Achtzigerjahren, als sie weltweit noch ca. acht Millionen Dollar Umsatz pro Jahr erzielt hatte, zu einem 60-Milliarden-Dollar-Geschäft herangewachsen. Während wir glauben, in fortschrittlichen Zeiten zu leben, mit errungenen Freiheiten und geschlechtlicher Gleichstellung, ist in Wirklichkeit eine um Gefühle und Sinnlichkeit amputierte Sexualität im Vormarsch begriffen. Unserer Sexualität ist der Kontakt zu unseren Werten, auch philosophischen und politischen, abhandengekommen. Wenn Sex ohne Fühlen und ohne Sinne geschieht, nur des Orgasmus wegen, ist es nur noch ein Funktionieren, ein Vorstellungs-Erfüllen, kein freies sinnliches Handeln mehr.

In diesem Zusammenhang fällt mir ein Zitat der Historikerin und Publizistin Hannah Arendt ein, über das Maya und ich uns einmal eine ganze Nacht lang ausgetauscht hatten: »Ich würde nun sagen, dass die eigentliche Perversion des Handelns das Funktionieren ist; dass in diesem Funktionieren das Lustgefühl immer noch da ist; dass aber alles, was im Handeln, auch im Zusammen-Handeln, da ist – nämlich: wir beratschlagen zusammen, wir kommen zu bestimmten Entschlüssen, wir übernehmen die Verantwortung, wir denken nach über das, was wir tun – [dass] all das im Funktionieren ausgeschaltet ist. Sie haben hier den reinen Leerlauf.«[19]

Zwar hatte Hannah Arendt ihre Aussage auf die Nazigreuel und das Handeln des Holocaust-Verbrechers Adolf Eichmann gemünzt, des für die Vertreibung und Deportation der Juden Zuständigen im Reichssicherheitshauptamt, und keinesfalls auf unser sexuelles Leben. Und doch gibt es in Arendts Totalitarismus-Definition einen Zusammenhang zu unserem Thema: Zunächst ist Sexualität meiner Auffassung nach nicht etwas, das man aus dem gesellschaftlichen Zusammenhang herauslösen und zu einer rein privaten oder intimen Angelegenheit erklären darf. Das sollte gerade im Licht der öffentlichen Bilderinflation von Sex längst deutlich geworden sein.

Sexualität ist vielmehr ein essentieller Bestandteil unseres Zusanmenlebens, des gesellschaftlichen wie des wirtschaftlichen und politischen. Denn die Praxis der Sexualität, ihre Wahrnehmung und ihre Kommerzialisierung stehen sehr wohl im Zusammenhang mit den allgemeinen Umständen unserer gesellschaftlichen und politischen Kultur. Unser Sex hängt, so habe ich es mein Leben lang erlebt, unmittelbar mit allen Bereichen unseres Seins zusammen. Wenn nun eine jeden menschlichen Werten zuwider handelnde, entsinnlichte Sex-Illusionsindustrie eine Finanzkraft in der Höhe des Bruttosozialprodukts ganzer Staaten erlangt und massiven Einfluss auf das Leben von Hunderten Millionen Menschen bekommt, der bewirkt, dass ihr sinnliches Leben auf eine lustmindernde und süchtig machende Weise entstellt und geradezu vernichtet wird, so tangiert dies sehr wohl uns alle, und besonders unser politisches und philosophisches Verständnis.

Aus einem natürlichen, lustvollen Handeln und Leben unserer Sinne ist vielfach ein reines Funktionieren geworden. Ich empfinde diesen Druck zum Funktionieren, der überall zu spüren ist: vom Kindergarten über die Schule und die Arbeit bis hin zum Sex, als Eingriff in meine, in unsere Freiheit. Man kann sich dem nur schwer entziehen, und mangels kultureller Gegenhaltung und alternativer Entwicklungen menschenfreundlicher Wertvorstellungen halte ich das sogar für »faschistoid«[20] und totalitär in einer neuen Form der Ausprägung.

Hannah Arendt sagte zum Thema Totalitarismus: »Der Kampf um totale Herrschaft im Weltmaßstab und die Zerstörung aller anderen Staats- und Herrschaftsformen ist jedem totalitären Regime eigen ...«[21] Das trifft in gewisser Weise durchaus auf das gemeinschaftliche Wirken von Pornoindustrie und digitaler Internetindustrie zu: Was wir hier erleben, könnte man durchaus als »totale Herrschaft im Weltmaßstab« betrachten. Im Zuge der Globalisierung sind wirtschaftlich weltumspannende Mächte erheblich bedeutender und staatsrelevanter geworden als viele Ideologien oder Regierungssysteme. Diese grenzübergreifende Herrschaft wird gerade durch ihre Ideologielosigkeit erreicht, durch das alleinige materielle Ziel, dem alle hinterherlaufen, möglichst schnell möglichst viel Geld zu machen. Dadurch wird – wie wir bereits spüren können – die Stabilität unserer demokratischen Gesellschaftsarchitektur empfindlich gestört – und es wird insbesondere die natürliche sexuelle Lebensweise der Menschen geschädigt oder sogar vernichtet.

Paradoxerweise steht dabei der konsumistische Sex trotz seiner Allgegenwärtigkeit viel zu wenig mit unserem alltäglichen und gesellschaftlichen Leben in Verbindung. Das ist schon daran zu erkennen, dass nicht tiefer und reflektierter über unsere Sexualität gesprochen wird. Insbesondere gibt es keine anlassfreie Debatte, also eine, die diesseits von #aufschrei oder #MeToo geführt wird und nicht erst in Gang kommt, wenn ein neuer Skandal Schlagzeilen macht.

Es grassiert eine Masturbationssucht. Der Orgasmus ist zur fast zwingenden Zielvorgabe für den Ablauf eines Vorgangs geworden, den man als Sex bezeichnet und der weit über die Zeugung hinaus Funktionen erfüllt. Diese Art von Sex, die einzig dazu dient, dass die Menschen funktionieren und die ökonomischen Prozesse am Laufen halten, besteht aus mechanischer Befriedigung, Kompensation von Frust (und Spannungsabfuhr bei Managern) mittels Masturbation vor Pornovideos, dem Ausleben von Macht und Ohnmacht in Form von sexuellen Perversionen, dem Verdrängen einer inneren Lebensniederlage und daraus erwachsenden Depressionen, Machtausübung, Zeugung. Wo aber bleiben die Lust und das freie Fliegen der Sinne? Die wunderbare Ziellosigkeit der Sexualität ist eingedämmt und funktionalisiert worden. Der vielleicht wichtigste Sinnesbereich unseres Zusammenlebens ist seiner Kraft beraubt.

Damit einhergehend hat sich auch das Vokabular verändert. So spricht man heute in Pornos und Prostituiertenportalen hinsichtlich des Orgasmus von »zum Abschluss kommen« – als hätte man eine herausfordernde Aufgabe zu einem erfolgreichen Ende geführt. Seit Aids ist anscheinend wieder jenes konservative Rollenbild auf dem Vormarsch, das nicht nur die Geschlechterrollen und unser Beziehungs- und Sexleben prägt, sondern auch die Machtstrukturen unserer Gesellschaft. Sex wird unterdrückt, und mit ihm unsere Sinne – was von Nutzen für diejenigen ist, die uns kontrollieren wollen. Da passt es ins Bild, dass das pornodurchseuchte Internet den Menschen eine Pseudofreiheit vorgaukelt. Das sinnlich Freie der Vor-Aids-Epoche ist durch eine virtuell überbordende Sexwelt ersetzt worden, in der sich alles nur noch um den Körper dreht – und um das Zeittotschlagen bis zum Zielorgasmus.

Die sexuelle Energie ist aber nicht beschränkt auf Haut, Muskeln, Haare und Empfindungen. Sie ist immer und überall existent.

Sex fühlen
und die innere Haltung zur Erotik

»Wie sieht es bei dir mit Kondomen aus?«, war eine Frage, die mir oft zu Beginn einer Beziehung gestellt wurde. Oder: »Du hast doch bestimmt schon früher Kondome getragen, oder?«

Solche Fragen provozierten geradezu eine ausweichende Antwort, denn natürlich habe ich Kondome so oft wie nur möglich vermieden. Das zu sagen, dachte ich, wäre aber nicht opportun.

»Schon. Aber nicht immer«, entgegnete ich dann zum Beispiel.

»Bist du nie krank geworden?«

»Nein, nie.«

Wenn das Thema Ansteckung angesprochen wurde, kam ich mir vor wie ein potenziell gefährlicher Virenherd. Sprach ich männliche Freunde darauf an, hieß es – begleitet von einem herunterspielenden Achselzucken –, dass der Betreffende selbstverständlich für Schutz sorge, also ein Kondom überziehe. Ich konnte das immer nicht so ganz glauben.

Auch wenn es in der Aneinanderreihung meiner Erlebnisse so wirken mag, als hätte ich es wild und kunterbunt getrieben, bedeutet das nicht, dass es für mich ein Lebensmodell wäre, sozusagen von einer Frau zur anderen zu surfen. Im Laufe vieler Jahre sammeln sich neben gelebten, tieferen Beziehungen eben auch ein paar Affären an. Mir wäre es viel lieber, mein Leben mit einer einzigen Frau zu teilen, ganz besonders auch mein sexuelles Leben. Das würde vieles leichter machen, weil es nicht immer wieder neu viel Zeit bräuchte, die gemeinsame Tiefe und das Vertrauen zu erreichen, die Seele und die Gefühle zu öffnen. Mit der Zeit kam mir der sich oft über Monate hinwegziehende Kennenlernprozess immer langweiliger vor. Manches wirkte wie ein Déjà-vu auf mich, so als hätte ich dieselbe Phase mit einer anderen Partnerin bereits genauso durchlebt, nur um dann herauszufinden, dass es irgendwie nicht miteinander geht. Der Beziehungszyklus glich immer dem mit Jule: Einem sexuellen und emotionalen Hoch folgt eine länger andauernde Periode der Ritualisierung all dessen, was man an Wunderbarem miteinander entdeckt hat. Wenn versäumt wird, das lebendig und abwechslungsreich zu gestalten, setzt ein schleichender Prozess des Auseinanderlebens ein, der umso schmerzhafter ist, wenn man seiner gewahr wird – neben dem Verlust der Liebe muss man sich auch noch eine Art seelischen Versagens eingestehen.

Fast nie bin ich nahtlos von einer Beziehung in die nächste gegangen. Meine Gefühle saßen immer so tief, dass es jedes Mal eine gewisse Zeit dauerte, bis ich mich innerlich wieder freier fühlte, und da wollte ich auch nichts erzwingen. Allenfalls habe ich mich auf ein Abenteuer eingelassen, um einen Liebesschmerz zu vergessen. Oft gab es lange Perioden der Abstinenz, und manchmal tatsächlich aus dem banalen Grund, dass Kondome noch nie meine besonderen Freunde waren und ich es dann nicht selten lieber gleich bleiben ließ. Wenn ich doch einmal eines überzog, erschlaffte ich meistens früh. Nicht aus Protest, sondern mangels Empfindung. Nie jedoch war es mir gelungen, einer Frau mein Frustgefühl hinsichtlich der Kondome verständlich zu machen.

Jule kannte meine Aversion gegen Kondome. Ich wollte ihr gegenüber ehrlich sein und hatte ihr von den Gründen für meine Abneigung erzählt. Erstens riechen sie ekelhaft. Auch der Duft solcher Präservative, auf deren Verpackung »Himbeere« oder »Rosentraum« steht, ist kaum zu ertragen. Selbst die »geruchlosen« stinken nach gepudertem Gummi. Insbesondere wenn sich der Plastikgeruch mit den anderen Aromen vermischt, breitet sich ein unnatürlicher Gestank aus, der womöglich auch noch an den Händen haften bleibt. Oder am Mund. Beispielsweise wenn meine Partnerin den kondomüberstülpten Schwanz geküsst hatte und anschließend meinen Mund liebkosen wollte.

Entscheidend ist aber: Mit einem Kondom spüre ich meinem Schwanz fast nicht mehr. Wegen dieses Mangels an Gefühl erschien es mir früher nicht selten als abwegig, meine Partnerin überhaupt zu penetrieren. Aber natürlich habe ich trotzdem Kondome benutzt. Aus Gründen der Hygiene, der Sicherheit. Um zu gefallen – weil Männer, die ohne Kondom bumsen wollen, leicht als verpönt gelten. Oft zog ich es durch, obwohl ich längst keine Lust mehr hatte. Statt die Sinnlichkeit zu genießen, war ich unentwegt damit beschäftigt, meinen empfindungslosen Schwanz bei Laune zu halten. Ein Griff meiner Partnerin nach unten erfolgte meist nicht der ersehnten Stimulierung wegen, sondern nur als

Check, ob das Kondom noch dran war, und um den auf Minimalerektion geschrumpften Unglücklichen mitsamt Plastiktütchen wieder hineinzustopfen. Häufig geschah das mit einem fummeligen Griff, als ob sie sich vor dem schlaffen Häuflein ekelte. Dabei hätte sie mit einem zwar sanften, aber etwas bestimmteren Griff, der gern auch fester werden konnte, leicht bei der Stimulation mithelfen können, wenn sie mir vermittelte, dass sie ihn gerne anfasste. Manchmal wusste ich wegen der Gefühllosigkeit nicht einmal mehr, ob ich überhaupt in meiner Partnerin drin war oder schon wieder draußen.

Ich probierte unterschiedlichste Kondome aus. Japanische Kalbsdarmkondome, hatte ich gehört, sollten die dünnsten und gefühlsintensivsten sein. Doch auch damit spürte ich kaum etwas. Letztlich blieb mir nichts anderes übrig, als am Ende jeweils eine gute Miene zu machen und zu sagen, dass es schön war – obwohl die Enttäuschung wie ein Kloß in meinem Hals saß. Kaum eine meiner Kondompartnerinnen thematisierte hinterher meinen Orgasmus. Dabei war das leere Kondom ein eindeutiger Beweis, dass ich nicht gekommen war. In solchen Situationen fühlte ich mich mit einer Partnerin im Bett mehr alleine, als wenn ich wirklich nur mir mit selbst war.

Ab Ende der Achtzigerjahre wurde das Benutzen von Kondomen zu einer zwingenden Notwendigkeit. Dienten Präservative früher zur Verhütung von Schwangerschaften, so sollten sie nun den Tod verhindern. Spätestens nachdem Freddie Mercury gestorben war, der Sänger von Queen, wurde unser Sex von einem Schreckgespenst begleitet: Aids. Die sexuellen Erfahrungen meines Lebens lassen sich in die Zeit vor einer möglichen Ansteckung mit dem HI-Virus und in die Zeit danach einteilen. Vorher hatte sich unsere Sexualität fast in Richtung jener »Lebensart« entwickelt, von der der amerikanische Arzt und Therapeut Alexander Lowen gesprochen hat: Wir waren freier geworden und gingen selbstverständlich und offen mit unserer Sinnlichkeit um. Ich hatte eine Frau auf der Straße ansprechen und fragen können, ob sie mit mir schlafen wollte. In Cafés und Bars konnte man sich offen in die Augen sehen, und ein Blick kam zurück. Man konnte zu lächeln beginnen – oder auch nicht. Heute weichen vor allem junge Menschen auf Chatforen oder Partnerschaftsagenturen aus, um dieser Direktheit zu entgehen. Sie nehmen dabei in Kauf, dass sie den flirrenden Prozess des spannend-ungewissen Kennenlernens überspringen, dabei ist die lebendige und aktive Anbahnung einer sexuellen Begegnung ein entscheidender Bestandteil der Sinnlichkeit zwischen uns Menschen. Je weniger wir uns dieser Herausforderung stellen, desto weniger lassen wir uns auf unsere Gefühle ein.

Mit Aids hielt nicht nur eine bedrohliche Krankheit Einzug in unser intimes Zusammensein, sondern auch die Gefühlsarmut, die Verschlossenheit – und alle möglichen Auswüchse, um diese Defizite zu kompensieren. Auf diese Weise vergessen wir auch die Schönheit der Sinne und deren Tiefe mehr und mehr. In der Folge bekommen wir Angst vor ihnen wie vor etwas Ungewissem, weil ein freier Umgang mit sinnlichen Gefühlen uns fremd geworden ist. Manchmal vermeiden wir diese Erfahrungen sogar mit Absicht, um unsere Gefühle nicht spüren zu müssen. Nicht zuletzt deshalb weichen immer mehr Menschen auf Cyber-Bekanntschaften aus. In Japan und auch in manchen Ländern Europas ist der gefühllose Sex mit dematerialisierten Internetpartnern auf dem Vormarsch. Ein neuer Trend, besonders in London, sind polygame Szenen, in welchen sich die Partner gar nicht mehr wirklich aufeinander einlassen.

Beim Sex passten wir vor Aids nur dann auf, wenn wir verhüten wollten. Wir fassten uns in jeder Hinsicht viel freier an. Auch der Umgang mit Sperma war normaler. In der durch Aids ausgelösten Panik vermischte sich die Furcht vor der Krankheit mit dem

Verhältnis zum Sperma, zur Haut, zu Körperflüssigkeiten schlechthin. Eine Aids-Infektion, die sich durch den Austausch von Körperflüssigkeiten übertragen konnte, war damals meist tödlich. Weil sich die Viren über das Blut und selbst über kleinste Wunden übertrugen, zogen sich viele Bhagwan-Anhänger, die damals in aufsehenerregender Weise mit der freien Liebe und Tantra experimentierten, bei der Liebe sogar klinische Plastikhandschuhe an.

Hatten Frauen zuvor von meinem Sperma gekostet oder daran gerochen, so vermieden sie nach Aids jede Berührung damit. Ich bildete mir sogar ein, dass Frauen meinen Schwanz seltener anfassten. Während in meiner Erinnerung Sex vor Aids etwas Wollüstiges war, empfand ich ihn danach so, als würde er zunehmend instrumentalisiert werden.

Immerhin hatte ich das Glück, die Freizügigkeit und Leichtigkeit der Vor-Aids-Zeit erleben zu dürfen. Sexualität war eine sinnliche Erfahrung, weder kontrolliert noch funktionalisiert. Es gab keine Sex-Chatforen, kein Internet. Allenfalls so etwas wie den *Playboy* oder Videokassetten, deren Kauf und Handhabung umständlich war. Der funktionalisierte Sex war nur schwer verfügbar. Umso leichter war es, direkt zueinanderzufinden.

Es war Frühjahr, als Sonja, die ich nur flüchtig vom Telefon her kannte, aus geschäftlichen Gründen nach München reiste. Als ich sie vom Flughafen abholte, trug sie einen knappen, aber nicht zu kurzen dunkelblauen Rock und darüber einen gleich langen hellbeigen Trenchcoat. Sonja kam aus Hamburg und sagte zur Begrüßung, was alle Hamburger sagen, wenn sie in München landen: »Bei uns regnet es, bei euch scheint die Sonne. Doch bei uns ist es manchmal auch schön.« Sie fügte hinzu: »Da kann ich ja meinen Mantel ausziehen.« Das gefiel mir.

Sonja war blond, schlank. Trotz ihrer fast klischeeartigen Schönheit fand ich sie nicht allzu attraktiv, eher normal hübsch. Ihre

Brüste, wie sie sich unter der Bluse abzeichneten, waren mittelgroß; es gab also zunächst einmal nichts, was mich in sexueller Hinsicht an ihr interessiert hätte. Allerdings strahlte sie Wärme aus, und das war und ist für mich die Basis des Sexappeals von Frauen. Noch nie hatte ich mich bislang mit einer kühl wirkenden Frau auf eine Affäre, geschweige denn auf eine·nähere Beziehung eingelassen.

Während der Fahrt in die Stadt verstummte unser Gespräch immer wieder, ohne dass es aber unangenehm gewesen wäre. Es war, als würden die Gedanken weiterhin miteinander korrespondieren.

»Ich mag Hamburg schon sehr gern«, sagte sie. »Diese vielen Würste in München, das Bier – ich weiß nicht.«

»München besteht schon aus ein wenig mehr als Bier und Würsten, das kann ich Ihnen versichern«, erwiderte ich.

»Ich bin noch nicht so oft hier gewesen, um das beurteilen zu können.« Sonja sah so gedankenverloren aus dem Fenster, dass ich mich schon fragte, ob sie überhaupt jemals wieder nach vorne sehen würde. Schließlich schien sie meinen Blick zu bemerken und machte eine leichte Bewegung mit dem Kopf. So fuhren wir dahin, als hätten wir bereits öfter nebeneinander im Auto gesessen.

Bei manchen Frauen fühlte ich sofort etwas Vertrautes. Es war, als müsste man nichts überbrücken, als müsste ich nicht über den berühmten Flirtbach springen, von dem man nie weiß, wie breit er wirklich ist oder ob er vielleicht mitten im Sprung plötzlich die Ausmaße eines Flusses annimmt. Zwischen Frauen wie Sonja und mir existierten keine Bäche. Unsere Gesprächspausen hatten eine Verbundenheit und Leichtigkeit, obwohl wir uns nicht kannten.

Abends lud ich sie zum Essen in ein italienisches Restaurant ein. Wir unterhielten uns über dieses und jenes, stets unterbrochen von diesen eigenartigen Pausen, die auch jetzt nicht störten, sondern unserem Zusammensein etwas Inniges gaben, wodurch eine gewisse Spannung entstand. Bereits das war für mich purer Sex. Ich fühlte mich wohl, die Welt befand sich im Lot. Ich konnte entspannt ausatmen. Es war, als würden zwei Seelen kuscheln. Nichts Verliebtes war das, eher etwas Energieverwandtes. Frauen, bei denen so etwas geschah, begegnete ich nur sehr selten.

Zunächst schien es aber, als würde unsere Begegnung ganz unschuldig bleiben. Das Gespräch floss so dahin und streifte die unterschiedlichsten Themen, auch eine Vase, die an der Wand stand:

»Sie ist ein wenig zu groß für diese Brüstung an der Wand, finden Sie nicht?«, sagte Sonja, während sie ein Stück von ihren Scaloppine al limone abschnitt. Gänzlich ungeschminkt war sie zu unserer Verabredung gekommen. Das konnte erotischer sein als das schönste künstliche Lippenrot. Ich spießte zwei Penne-all'arrabbiata-Röhrchen auf, schob sie in den Mund, sah zu der Brüstung und dachte über die Größe der Vasen an der Wand nach. Bei anderen Menschen hätte ich nach einem solchen Satz allenfalls noch gebremsten Charme aufbringen können, aber bei Sonja fühlte ich etwas Hintergründiges; mir gefiel ein solch banales Geplänkel – übrigens immer noch ohne jede Absicht, sie anbaggern zu wollen, ohne Flirtambitionen.

»Ja, stimmt«, entgegnete ich. »Kommt mir auch so vor – jetzt, wo Sie's sagen. Die Größe der Vasen ist voll daneben.«

Wir stießen mit den Rotweingläsern an, und ich fügte hinzu: »Auch das Geschirr ist zu groß für den Tisch. Eigentlich müssten hier mehrere Gedecke nebeneinander passen.«

»Sehen Sie.« Sie grinste. »Deswegen mag ich Hamburg lieber. Die ganze Stadt ist durchdachter.«

»Finden Sie München etwa unausgegoren und schlecht organisiert?«

»Nein, nur ist alles ein wenig zu protzig.«

Wir scherzten noch eine Weile herum, den beruflichen Termin hatten wir erst am nächsten Tag.

Anschließend fuhr ich sie zum Hotel. An der ersten roten Ampel beugte sie sich wortlos über meinen Schoß, öffnete meine Hose, nahm meinen Schwanz in den Mund und verschlang ihn tief. Obwohl ich so etwas noch nie erlebt hatte, überraschte mich das seltsamerweise nicht einmal. Es geschah ganz selbstverständlich.

Verschiedene Arten des Blasens und die Spannung vor der ersten Berührung

Bis ich Frauen wie Sonja kennenlernte, hatte ich zum Geblasen-Werden eine durchaus zwiespältige Einstellung. Häufig fand ich es unangenehm, weil manche Frauen sich bei dieser Disziplin des Küssens so ungelenk anstellten, als würden sie es entweder nicht richtig können oder als wollten sie es gar nicht und würden es nur mir zum Gefallen tun. Dabei legte ich es nie darauf an, geblasen zu werden. Jedenfalls nicht so programmatisch, wie es die Pornos zeigen. Erster Akt: Blasen. Zweiter Akt: Lecken. Dritter Akt: Ficken in Missionarsstellung. Vierter Akt: Von hinten bumsen. Fünfter Kurzakt: Abspritzen ins Gesicht. In fast allen Pornos ist das Geblasen-Werden wie eine Art Zwangsvorspeise beim Sex. Jeder Porno-»Verkehr« beginnt mit einem mehr oder weniger harten und ungestümen Geblase, genauso wie das abschließende Ins-Gesicht-Spritzen den immer wiederkehrenden »Abschluss« in diesen Videos bildet. Der Reiz bei Letzterem verschließt sich mir vollkommen, denn dafür muss man ja den Liebesakt unterbrechen, um die Frau herumkriechen oder -steigen, sich aufrichten und sich dann so hinbiegen, dass das Sperma auch ins Ziel trifft – ein völlig absurder Vorgang. Als real lebender Mensch turnte mich nur an, was aus einem wirklichen Wunsch der Frau heraus entstand, denn dann übertrug sich ihre Begierde, ihre Geilheit auf mich. Wenn eine Frau mal was ins Gesicht gespritzt bekommen will, gerne, aber ich habe es noch nicht erlebt.

Manche Frauen verwechseln das Blasen eigenartigerweise mit dem Wichsen: Sie küssen den Schwanz nur kurz und wenig, fummeln mit unklaren Bewegungen an ihm herum und lassen ihn gerade mal ein oder zwei Zentimeter weit in ihren Mund hinein- und hinausgleiten, den Mund weit aufgerissen, damit möglichst wenig Hautkontakt stattfindet. Manchmal berühren sie den Schwanz auch lediglich mit über ihre Zähne gestülpten Lippen und heruntergedrückter Zunge, von der daher gar nichts zu spüren ist (und mit Kondom ist jedes Gefühl dann endgültig gleich null). Oder sie behalten die Eichel im Mund und beginnen den Schwanz mit ihrer Hand zu wichsen. Das ist Falschbläserei. Wozu dann das Mundgetue – es schaut nicht nur grotesk aus, sondern vermittelt, dass es der Bläserin unangenehm ist. Was grundsätzlich lustmindernd auf mich wirkt. Gefällt ihr das Aussehen meines Schwanzes etwa nicht? Empfindet sie es als eklig, mit dem Gesicht so nah an meinem Geschlechtsteil zu sein? Nie hat es eine Frau angesprochen.

Besonders geil ist das Gewichstwerden allerdings, wenn eine Frau es gerne tut – und vor allen Dingen kann. Dann entsteht ein gewisses Gefühl des Ausgeliefertseins, sprich: Ich kann nichts dagegen machen, wenn ich plötzlich komme, weil ich keine Kontrolle über die Handbewegungen habe. Jule war eine wundervolle Meisterin dieses Spiels. Sie konnte mein Kommen endlos hinauszögern. Ich dachte, jetzt kommt es, da nahm sie plötzlich die Hände weg und wartete einige Momente, um schließlich wieder mit dem Küssen zu beginnen (es ist so schön, wenn ich fühle, dass sich eine Frau mit meinem Geschlechtsteil wohl und vor allem frei fühlt). Dabei umwirbelte sie wie wild mit der Zunge meine

Eichel, setzte dann mit dem Wichsen ein, um mich am Ende irgendwann kommen zu lassen.

Während eines solchen Augenblicks gewann ich einmal den Eindruck, dass mein Penis doch ein äußerst narzisstisches, launiges und eigensinniges Haustier war. Ein Sadomaso-Wesen, das dann zur Höchstform auflief, wenn es nicht alles, sondern nur einen Teil von dem bekam, was es wollte – und wenn es den anderen Teil, den Entzug, genauso intensiv genießen durfte. Es musste dafür immer wieder einen Appetithappen bekommen – eine erregende Berührung, einen starken oder sanften Griff, ein Saugen, Lecken oder Zwirbeln. Und der Anteil der Aufmerksamkeit musste sich nach und nach steigern.

Beim Geblasen-Werden turnte es mich oft ab, wenn bereits der erste Griff zum Schwanz verriet, dass die Einstellung der Frau zu meiner oder ihrer eigenen Sexualität schwierig oder belastet war. Wenn sich mir der Gedanke aufdrängte: Sie spielt mir etwas vor, sie mag keinen Schwanz anfassen, sie ekelt sich davor, sie kann es nicht, sie hat es kaum je gemacht und traut sich nicht, das einzugestehen. Da machte ich es mir lieber selbst.

Doch mit Sonja stimmte alles, jede Bewegung, jede Berührung. Als ihre Lippen sich um meine Eichel legten, fühlte sich das wie ein sanfter Griff an. Als sie meinen Schwanz tiefer in ihren Mund gleiten ließ, benutzte sie ihre Hand überhaupt nicht. Sie verschlang mich geradezu. Gleichzeitig begann sie mit ihren Fingern meinen Bauch und meine Hoden zu liebkosen. Selten habe ich es erlebt, dass Frauen ihre Zärtlichkeiten über einen ganz eng um meine Geschlechtsteile herum gezogenen Radius hinaus ausdehnten. Viele Frauen schenken dem Hodensack, diesem doch ziemlich bedeutenden Teil des männlichen Geschlechtsorgans, kaum Beachtung. Sie sind ausschließlich auf den Schwanz fokussiert, als wäre er die alleinige Erregungsstätte. Kaum hat man sich ein wenig geküsst, kaum ist man dabei, sich auszuziehen, ist schon die

Hand am Schwanz. Mitunter beginnt dann ein Herumnesteln mit einem lauen Griff, als wäre sie sich nicht ganz sicher. Ich denke dann: Will sie nun hinlangen oder nicht? Traut sie sich nicht?

Fasst sie ihn nur an, weil sie annimmt, eine Frau müsse jetzt den Schwanz anfassen?

BEWIESEN: SEXSPRECHEN MACHT GLÜCKLICHER
Das Sexualleben ist bei Paaren viel erfüllter, wenn sie über Sex reden, zeigt eine aktuelle Studie der Wiener Sexualmedizinerin Michaela Bayerle-Eder.[22]

Es gibt aber auch das Gegenteil: Er bleibt vollständig unangefasst, während des gesamten Sexes, und das durchaus über mehrere Male hinweg – was fast beziehungstötend sein kann, denn ich bestehe doch aus einem Körper mitsamt aller seiner Glieder und nicht aus einem Körper minus Schwanz.

Die erste Berührung meines Schwanzes durch eine fremde Hand erwies sich immer wieder als ein entscheidender Moment. Sie sagt viel über meine Partnerin aus. Ähnlich wie die ersten Berührungen durch meine eigene Hand beim Masturbieren ist dieser Moment hochgradig sensibel, und ich bin jedes Mal total gespannt darauf. Es ist eine kleine Hingabe, und jedes Mal ist die spannende Frage, ob diese Hingabe erlaubt ist und willkommen oder nicht. Das hat natürlich einen gewissen Hintergrund: Mein Schwanz, meine Hoden und mein Sack haben einiges durchgemacht. Sie sind verachtet worden, sie sind überstrapaziert worden, sie haben »Verbotenes« getan, wie zum Beispiel all dieses Masturbieren. Aber sie haben auch ungeheuer aufregende, ekstatische und beglückende Erlebnisse erzeugt. Unterm Strich kann man diese männlichen Geschlechtsorgane durchaus als traumatisiert bezeichnen. Doch dieses geile Streicheln …

Mit Sonja gab es solche Probleme nicht. Sie begann in Windeseile meinen ganzen Körper zu entdecken. Wir waren wie zwei Magneten, die sich gefunden hatten. Schon nach ein paar Sekunden musste ich vor Erregung anhalten. Sie hob den Kopf und sah mich an, ganz so, wie sie aus dem Fenster geschaut hatte, als ich sie vom Flughafen abholte.

»Ich habe deine Blicke gespürt«, sagte sie. »Während der Fahrt in die Stadt, als ich zum Fenster rausschaute.«

Ich konnte mich sofort auf diese Frau einlassen. Es war, als müsste all dies genau jetzt und exakt auf diese Weise stattfinden. Wir fielen übereinander her, als wäre ein Damm gebrochen. Als wir weiterfuhren, saß Sonja auf meiner Hand, mein Mittelfinger steckte in ihrer Muschi und mein Zeigefinger in ihrem Po. Ihr Geruch vermittelte mir bereits jene alkalisch-herben Säfte, die mir reibungstechnisch so guttaten. Als wir vor dem Hotel ankamen, war sie unter ihrem Trenchcoat bereits völlig entkleidet. Mit ihrem Rock verdeckte sie meinen Penis. Während der gesamten Fahrt hatte sie immer wieder daran gesaugt, und nun stand er in voller Größe mit purpurroter Spitze da. Beim Überqueren des Gehsteigs hielt ich den Mantel so über dem Arm, dass er den Glücklichen verbarg; ihre Hand passte durch ein Loch in der rechten Tasche, sodass sie meinen Schwanz mit festem Griff halten konnte.

Irgendwo unterwegs, auf der Strecke vom Restaurant zum Hotel, hatten wir den Kopf verloren, wir waren nur noch Gefühl und Körper. An der Rezeption wirkten wir vermutlich wie schwer Betrunkene. Wir schafften es kaum auf ihr Zimmer; im Aufzug klappte sie mehrmals den Notschalter um, weil wir bereits dort in uns eindrangen, fast willenlos machte ich alles mit, was sich zwischen uns ergab. Ich hätte Ewigkeiten mit Sonja im Aufzug verbringen können, doch im Zimmer war es letztlich angenehmer. Es war eine dieser traumhaften Nächte, in denen man vor lauter wundervollem Sex immer wacher zu werden schien und höchstens kurz einmal einnickte, um dann gleich wieder miteinander zu schlafen. Sonjas Körper war wie eine Ladestation: Kaum spürte ich ein wenig ihre Hautstelle, floss schon wieder Strom durch mich hindurch.

Stillhalten ist nicht Sex,
Bewegung aber auch nicht

Während der Arbeit an diesem Buch denke ich immer wieder sehnsüchtig an Jule. Ich sitze gerade auf einem kleinen Segelboot an der türkischen Küste unter Deck. Das Schreiben geht jetzt ganz gut von der Hand. Dabei hat auch geholfen, dass ich mich wegen der enormen Hitze ausgezogen habe. Dadurch begann die leichte Meeresbrise, die durch die Oberdeckluken hereinkommt, über meine Haut zu streichen, und seither spüre ich meinen Körper in Übereinstimmung mit dem, was ich gerade schreibe, in einem mehr oder weniger erregten Zustand – meistens mehr. Um mich erregt zu fühlen, genügen meine Gedanken, meine Empfindungen, der Blick aufs Wasser oder hinüber an die Küste, wo sich ein felsiger, mit Kiefernwäldern bewachsener Berg nach oben reckt – ich liebe die morgendliche Anregung fürs Schreiben, wenn ich bei Sonnenaufgang mit dem kleinen Beiboot an Land fahre, um auf diesen Berg zu steigen. Das Zittern der Äste, der Windhauch auf meiner Haut, die von der zunehmend stärker gleißenden Sonne sich aufheizende Luft empfand ich – erst recht in dieser durch das Schreiben angeregten besonderen inneren Verfassung – als puren Sex.

Leider war keine Partnerin bei mir. Oder war das vielleicht gerade gut so? Die schönsten Momente während meiner sexuellen Erlebnisse waren nämlich meistens gar nicht die Orgasmen. Es waren jene pulsierenden Phasen der Stille in den Umarmungen, in denen sich die Zeit aufgelöst zu haben schien. An diese Momente musste ich bei einem Naturerlebnis wie hier auf dem Bergpfad in der Türkei oft denken.

»In einer solchen Umarmung erzittern deine Sinne wie Blätter im Sturmwind. Werde zu diesem Zittern«, heißt es in einem Sutra der indischen Tantra-Philosophie. Das stimmt. Je mehr ich mich im Sex fallen ließ, je weniger ich dahinter her war, etwas Bestimmtes zu tun, desto tiefer und reichhaltiger wurde die sinnliche Erfahrung. Auch das drücken die Tantra-Sutras in einer Stelle aus: »Zu Beginn der sexuellen Vereinigung richte deine Aufmerksamkeit auf das anfängliche Feuer und verharre darin, um die Gluthitze des Endes zu vermeiden.«[23]

Oft fiel mir dieses Verharren schwer. Was genau war damit gemeint? Stillhalten? Möglichst wenig bewegen? Einfrieren quasi? Einige meiner Partnerinnen hatten sich bereits mit dem Tantra beschäftigt. Eine bedeutete mir manchmal mitten im Geschlechtsakt, ich solle jetzt »tief durchatmen« und ein wenig entspannen. Dann hielt sie mich plötzlich fest umklammert, ein anderes Mal ließ sie mich abrupt los, und wie um etwas deutlicher zu machen, was sie meinte, atmete sie jedes Mal extrem tief durch, als wäre sie meine Atemlehrerin, und schaute mich dabei an, während mir die Luft stecken blieb.

Im Laufe der vielen Meditationen und Seminare in meinem Leben ist mir klar geworden, dass unsere Sprache in der Welt der Spiritualität und der Lebenskunst ein denkbar schlechter Lehrmeister ist. Die Menschen interpretieren die Worte einfach zu unterschiedlich. Allenfalls große Meister haben es geschafft, durch die treffsichere Kombination vieler Worte zumindest eine Ahnung davon zu vermitteln, was gemeint ist. Zu den herausragenden Meistern dieser Kunst zählt der Inder Osho. Er sagte über Sex einmal: »Sex ist nur der erste Schritt, nicht der letzte. Aber wenn man versäumt, den ersten Schritt zu tun, versäumt man natürlich auch den letzten.«[24] So gesehen, scheint mir unsere Welt beim ersten Schritt stehen geblieben zu sein. Die Menschen machen zwar Sex. Aber sie begreifen das nicht als Weg, nicht als Prozess, nicht als Brücke zu der Möglichkeit – abstrakt gesagt –, mit dem Universum zu verschmelzen. Sex ist für sie eine Befriedigungsmaschine, wie der Schuss für einen Junkie. Sie verharren darin, ler wieder von Neuem Sex zu machen und ihre Orgasmen zu bekommen. Aber sie gehen nicht weiter, nicht darüber hinaus, lassen sich nicht von der Leichtigkeit einer universellen, sexuellen Erfahrung tragen. Und sie vergessen die Liebe dabei – nicht die Liebe in der Paarbeziehung, sondern Liebe in ihrer puren Form. Ohne die Liebe ist unsere Sexualität wie ein Körper ohne Seele, wie ein Berg ohne Wind und Laubrascheln. Er funktioniert zwar. Aber er ist nur Gestein.

Unsere Sprache hält sich zwangsläufig immer in der Dualität, in der Getrenntheit von Sein und Bezeichnung auf. Umso bedeutsamer ist es, zumindest unseren Wortschatz zu diesem Thema anzureichern. Sex ist aber nicht dual. Wenn wir in Form von Sprache die Welt unserer Sehnsüchte beschreiben wollen, in der keine Dualität existiert und jede Trennung aufgehoben ist, die aber absolut präsent und für uns wahrnehmbar ist, werden wir mit Wörtern wie »Verharren« oder »Stillhalten« nicht viel weiter kommen. Denn »Stillhalten« kann man nur verstehen, wenn man auch das Gegenteil, also »Sich-Bewegen«, kennt. Beim Wort »Stillhalten« denkt man gleichzeitig das Wort »Bewegen«, weil man nämlich meint, genau dies beim Stillhalten nicht tun zu dürfen. Das ist aber mit dem tantrischen »Stillhalten« nicht gemeint. Es bezeichnet vielmehr das Loslassen jeder Ambition zur Bewegung oder zum Stillhalten. Natürlich darf und soll man weiterhin so sein, wie man ist und sich fühlt.

In meinen Meditationsseminaren habe ich oft erlebt, dass viele Menschen das missverstehen. Sie meinen, man müsse so extrem regungslos dasitzen, dass sie sich geradezu starr machen. Manche Teilnehmer halten sogar den Atem ein wenig an und verkrampfen sich dabei; und dasselbe geschieht natürlich auch beim Sex, etwa wenn jemand ihn auf eine falsch verstandene tantrische Weise auszuüben versucht wie durch stoisches Stillhalten oder einen bemüht langsamen Bewegungsablauf wie in Zeitlupe. Die Folge sind körperliche Verspannungen und bei Vielmeditierern sogar tief-greifende körperliche und seelische Folgeschäden. Ich habe schon von Hämorrhoiden, Analthrombosen, von Bandscheibenvorfäl-len und Lendenmuskelverkrampfungen (sehr schmerzhaft beim Vögeln) gehört, die durch falsch verstandenes Stillsitzen in Medi-tationskursen entstanden sind.

In der Sexualität habe ich dasselbe erlebt: Wenn ich mich zu sehr bemühte, eine bestimmte Regel zu befolgen, versiegte die Energie. Unsere sprachlichen Möglichkeiten sind zu begrenzt, als dass wir mit Worten das Wunder der Sexualität treffend beschrei-ben könnten. So sind auch meine Worte hier nur ein Versuch. Wir müssen es immer wieder versuchen, immer wissend, dass das, was Sex ausmacht, zwischen den Worten liegt.

Der Liebesakt ist eine Tür, und eine Eichel ist kein Lustzentrum

Manchmal genügt als Anstoß für meine Erregung schon, wenn ich in mich hineinhorche und nachzufühlen versuche, was ich hier schreibe. Wenn ich beispielsweise an Jule denke und von ihr erzähle, dann fühle ich, wie mich ihre Haut und ihre Lippen förm-lich berühren und wie sich gerade genau das ereignet, was ich be-schreibe.

Jule hatte ein so wunderbar entspanntes Verhältnis zu meinem Sperma, dass es mir eine wahre Freude war, über, unter oder in ihr zu kommen, egal wo, einfach dann, wenn es halt kam. Sie war eine der wenigen Frauen, bei denen sich mir die Fragen des Wann, Wo und »Darf ich überhaupt?« niemals stellten. Sie liebte mein Sperma, so wie sie alles an mir liebte und wie auch ich sie liebte. Wir tranken gegenseitig unsere Flüssigkeiten, wann wir wollten, und gingen damit um, als sei es das Normalste der Welt. Mit Jule hatte ich erfahren, wie es war, wenn eine Frau mein Sperma trank. Es war ein Gefühl, als würde meine Seele bis in dieses Säftchen hineinragen, denn als sie den Kopf hob, mir in die Augen sah und dann schluckte, hatte ich für den Hauch eines Moments ein Empfinden, als würde ich selbst von Jule verschluckt.

Besonders liebte ich es, in Jule zu kommen, während mein Schwanz tief in ihrer Kehle steckte. Jule wurde dabei immer derart extrem geil, dass sich das auf mich übertrug und wir gleich noch einmal miteinander schliefen, zumeist auf ganz klassische Weise, aufeinander dahingegossen. Dabei verkeilten sich unsere Münder beim Küssen hingebungsvoll ineinander, sodass sich die Reste meines Safts verteilten und ich selber in den Genuss dieses herben, manchmal auch süßlichen und immer wieder anders schmeckenden Aromas kam.

Wenn Jule etwas gerne mochte, konnte sie eine fast schon wissenschaftliche Akribie entwickeln, um noch mehr daraus zu machen. Einmal hatten wir eine Phase, in der sie das Timing meiner Verdauung errechnet hatte und mich mit unterschiedlichen Speisen fütterte, um die verschiedenen Geschmacksrichtungen meines Spermas zu verkosten.

»Dieses Mal sind es Mandeln, ein wenig wilder Honig und ein Touch Rosmarin«, beschrieb sie ihren Lieblingsgeschmack. Der war aber nicht entstanden, indem ich vorher genau diese Ingredienzien zu mir genommen hatte, sondern meine innere Biologie hat ihn aus einer Tasse zwei Minuten lang gezogenen Tees – Darjeeling First Flush – komponiert, den ich morgens zu einem Vierminuten-Ei getrunken hatte.

Die Tiefe-Kehle-Spielchen, während derer ich sie in ihrer Muschi leckte, brachten uns zumeist so sehr in Einklang miteinander, dass wir später – längst in einer anderen Stellung – beide gleichzeitig kamen. Dann blieben wir ineinander verschlungen und verknotet, keuchend und schweißnass, aber unendlich glücklich einfach liegen und rochen genüsslich die Ausdünstungen unserer Säfte. Es wurde nichts weggewischt, nichts geputzt, sondern nur geatmet, in die Luft gestarrt, gefühlt und manchmal glückserfüllt tief eingeschlafen.

ANREGUNG ZUM FÜHLEN

»Der andere ist in Wirklichkeit eine Tür. Und so ist ein Liebesakt mit einer Frau eigentlich ein Liebesakt mit der gesamten Existenz«, sagte der indische Weise Osho.[25]

Nur selten habe ich erlebt, dass Frauen über den Schwanz hinaus meinen gesamten Körper als Lustobjekt begriffen. Meistens war das Streicheln und Küssen viel zu schwanzorientiert, und oft hielt sich deshalb meine Lustentfaltung in Grenzen. Ich mochte und brauchte es schon immer, dass mein ganzer Körper gestreichelt und geküsst wurde und nicht nur der vielfach kritische Bereich zwischen meinen Beinen.

Als ich vor einiger Zeit einmal mit ein paar Freundinnen bei ein paar Gläsern Wein etwas lockerer über Sex sprach, stellte ich ihnen die Frage, ob sie sich jemals überlegt hätten, wo und wie ein Mann seinen Orgasmus fühlt. Die Antwort war:

»In der Eichel.«

»Und wieso? Warum denn nur in der Eichel?«, fragte ich.

»Na ja, dort kommt doch das Sperma raus, die wird so dunkelrot beim Höhepunkt, und ihre Haut ist so extrem sensibel.«

Ähnliche Vermutungen stellten mehrere Frauen an, die ich befragte.

Als ich Jule von dem Gespräch erzählte, wollte sie es gern genauer wissen. Auch Jule vermutete, dass ich die Hauptekstase wohl in Eichel und Schwanz empfinden würde. Ich beschrieb ihr, was beim Orgasmus in mir vorging:

Es fiel mir leicht, meinen Orgasmus hinauszuzögern, nur selten spürte ich es ziemlich drängend kommen. Ob und wie das gelang, hing sehr von der Partnerin ab und davon, wie ich mich mit ihr fallen lassen konnte. War der Sex etwas Gemeinsames, war die Zeit kein Teil von uns. Waren wir auf getrennten Wegen hinter unserer Befriedigung her, hatte ich weniger Lust, lange herumzumachen. Immer jedoch war das Ganze eine betörende und alles andere hinwegschwemmende Kombination aus Geruch, Bewegung, Gefühlen, Haut – und die besagten Flüssigkeiten spielten eine tragende Rolle dabei. Die Eichel empfand ich beim Sex eher als eine Zutat, nicht als das Zentrum meines Empfindens. Eichelgefühle hatten immer etwas Überraschendes, aber auch Flüchtiges. Sicher, es war ein wunderschönes Gefühl, wenn sie die Muschi berührte, wenn die zarte Eichelhaut in den Innenseiten der feuchten Schamlippen entlangglitt. Mitunter war es, als würde ich vorsichtig in einer Wunde streichen, die ich auch als meine empfand, und bei der ersten falschen Bewegung könnte das sanft ziehende Lustgefühl in ein schmerzliches Brennen umkippen.

Besonders liebte ich es, wenn meine Eichel die Klitoris spüren konnte oder diese sich sogar in den kleinen Eichelmund hineindrückte. Eine Klitoris konnte ganz klein sein oder auch ziemlich groß. Ich hatte welche gesehen, die fast so groß wie Kirschen waren. Sie passten in den Minimund der Eichel natürlich kaum hinein. Und die ganz kleinen auch nicht. Aber allein die Vorstellung, wie sich beide umschlossen, elektrisierte meine Partnerin und mich beim Liebesspiel immer wieder so sehr, dass wir kaum noch an uns halten konnten.

Auf die Idee, den Versuch zu machen, die Klitoris in die Eichel zu drücken, kam ich, als es mir einmal plötzlich so schien, als sähen Klitoris und Eichelspitze ganz ähnlich aus. Ich bog meinen Schwanz zurück, zog die Vorhaut zurück, sah die Unterseite der Eichel an und verglich sie mit der freigelegten Klitoris meiner Partnerin, bei der man ebenso eine kleine Vorhaut zurückziehen konnte. Hilfreich und ziemlich schön war es, vor allen Dingen bei kleineren Klitorides, wenn man sie vorher mit der Zunge umzwirbelte und leicht an ihnen saugte, sodass sie etwas anschwoll.

Ich fand, dass Eichel und Klitoris zum Verwechseln ähnlich aussahen. Kein Wunder, Eichel und Klitoris, Muschi und Schwanz sind ja einst aus ein und demselben Organ entstanden: Wenn sich ein Kind entwickelt, in der vorembryonalen Zeit, den ersten Wochen der Schwangerschaft, ist der Mensch immer zuerst eine Frau. Erst später wächst, falls es denn so sein soll, der Penis. Die Klitoris reicht bei einer ausgewachsenen Frau anatomisch ungefähr acht Zentimeter in den Unterleib hinein. Vielleicht sehen diese beiden Zonen unserer Geschlechtsorgane, mal abgesehen von der Größe, nicht nur fast gleich aus, sondern empfinden auch ganz ähnlich?

Mit Sicherheit aber sind sie beide die sensibelsten Zonen, und bei richtiger Stimulation erzeugen sie eine enorme Erregung. Hier ist wieder der spuckebenetzte Finger gefragt. Am schönsten aber ist es mit der Zunge. Wenn ihre Spitze ganz leicht am Frenulum, diesem kleinen Häutchen an der Unterseite des Penis, auf und ab gleitet, kann das ein elektrisierendes Funkenstieben in meinem ganzen Körper auslösen. Wird das fortgesetzt, kann es sogar eine Form der Überreizung bewirken, die sich fast wie ein Orgasmus anfühlt. Das habe ich aber nur selten erlebt.

Jule war verblüfft, auf welche Regionen meines Körpers ich zu deuten begann, als ich ihr mein Orgasmusgefühl beschrieb. Aber ich konnte ja nur von mir selbst ausgehen. Vielleicht gibt es tatsächlich Männer, die ihren Orgasmus nur in der Eichel wahrnahmen. Bei mir jedenfalls spielt die Eichel beim Höhepunkt nur einen Teil der Begleitmusik, einen minimalen Teil. Die Gefühle sind überall so stark, dass es kein isoliertes Empfinden gibt, das sich nur auf das Spritzen im Schwanz konzentriert. In der Regel bin ich zu diesem Zeitpunkt schon viel weiter: Mein ganzer Unterleib steht dann unter Feuer, nicht nur meine Eichel. Im Klartext: Eine

Eichel ist schlicht ein hochsensibles Organ, das von einer noch sensibleren Haut umgeben ist. Sie eignet sich ausgezeichnet zur Stimulation und für das Spiel mit der Erregung. Aber nicht ständig. Wenn die Erregung längere Zeit angestiegen ist und es so richtig zum Sex kommt, kann sie so überempfindlich geworden sein, dass es besser ist, sie entweder ganz in Ruhe zu lassen oder sie nur sanft, beispielsweise mit der feuchten Zungenspitze oder einer mit Spucke benetzten Fingerkuppe, zu stimulieren. Das ist einer der Gründe, warum ich meine Vorhaut so gerne mag. Diese kulturellen und religiösen Ideologien, derentwegen Eltern ihren Buben die Vorhaut abschneiden lassen, verstehe ich nicht. Ich empfinde das als schmerzhaften und gewaltsamen Eingriff. Eine Freundin hatte mir einmal erzählt, dass ihr Freund, ein Moslem, beschnitten sei:

»Deswegen kann er so lange und ausdauernd mit mir schlafen, du kannst es dir gar nicht vorstellen.«

»Und was hat das damit zu tun, ob einer nun eine Vorhaut hat oder nicht?«, fragte ich zurück.

»Na, ich denke mal, ohne Vorhaut ist die Eichel etwas abgestumpfter, weil sie immer offen daliegt. Die Haut ist dann nicht mehr so sensibel. Es dauert daher länger, bis sie richtig gereizt ist.«

»Das ist doch nicht dein Ernst«, sagte ich. »Ich kann mir das als Nichtbeschnittener zwar kaum vorstellen, vielleicht ist die Eichel dann wirklich weniger sensibel. Aber das hat doch nichts mit dem Kommen zu tun! Dann müssten alle Nichtbeschnittenen ja grundsätzlich sehr schnell kommen.«

»So hab ich das auch erlebt.«

»Ich brauche aber meistens ziemlich lange, bis ich komme. Und meine Eichel ist trotzdem hochsensibel, aber sie spielt dabei nicht die Hauptrolle.«

»Wirklich? Aber sie ist doch Erregungszone Nummer eins!?«

»Bei mir nicht. Sie ist nur ein Teil der Erregung.«

»Das glaube ich nicht.«

»Na, vielleicht sollten wir mal miteinander schlafen und ein wenig experimentieren …«

»Hast du wirklich so mit Frauen gesprochen?«, fragte Jule ungläubig. »Ja«, sagte ich. »Ganz offen? Wir kochen zusammen, um einander zu zeigen, wie ein bestimmtes Rezept funktioniert. Warum sollte sich das aufs Kochen beschränken?«

Feine und weniger feine Perversionen

Mit der Zeit gewann ich mehr Vertrauen in meine Sinnlichkeit. Die latent vorhandene Furcht, ich könnte mit meinen sexuellen Gefühlen abgelehnt werden, wich einer größeren Sicherheit, mich fallen lassen zu können. Ich genoss meine Sexualität mehr und mehr, und so kam ich auf meiner sexuellen Reise auch mit skurrilen und absurden, auch mit hässlichen, abstoßenden und sogar süchtig machenden Phänomenen in Kontakt.

Einmal ist mir bei einem Bumsabenteuer das Frenulum eingerissen. Um zum Arzt zu gehen, war mir das zu peinlich und letztlich auch zu läppisch. Zwar hätte ich gerne mit jemand Vertrautem darüber gesprochen, aber dazu war der Vorfall zu pikant. Ich hätte ja von den Umständen erzählen müssen, unter denen das Unglück geschehen war, und wie wäre solch ein intimes Geständnis wohl angekommen?

Das Frenulum ist ein superfeines Häutchen an der Unterseite der Eichel. Wenn man die Vorhaut zurückzieht und etwas spannt, wird es ein bisschen weiß und sieht aus wie eine kleine Sehne. »Frenulum« fand ich schon immer ein merkwürdig klingendes Wort. So könnte auch ein Musikinstrument heißen, eines wie das

Fagott, das Akkordeon oder, noch passender, die Chitarra battente, eine süditalienische Laute, an deren Saiten man genauso wenig stark zupfen sollte wie an dem kleinen Häutchen. Ein sanftes Streicheln jedoch erzeugt eines der wollüstigsten Sexgefühle, die ich kenne. Das Häutchen hat übrigens tatsächlich etwas von einer Gitarrensaite. Je nach Spannung der zurückgezogenen Vorhaut ändert sich das Gefühl, wenn ein mit Spucke benetzter Finger oder – noch viel besser – die Zungenspitze sanft darauf entlangstreicht.

Eines Tages jedenfalls hing diese Saite meiner kleinen Chitarra battente plötzlich leblos herunter. Ein Blutperlchen rollte an dem Mini-Hautfetzen entlang. Ich war mit Nina, einer Jamaikanerin, in den Wald gefahren. Sie regte mit ihren Vorlieben einen gewissen Exhibitionismus in mir an, den ich vorher noch gar nicht wahrgenommen hatte. Wir trafen uns nur zum Vögeln. Alle paar Wochen verabredeten wir uns und überlegten uns einen Platz, wo wir es miteinander treiben wollten. Dabei inspirierten uns häufig Orte, an denen wir eventuell beobachtet oder entdeckt werden konnten.

Es war schon eine seltsame Sexaffäre: Nina war mit einem Fotografen verheiratet, und ich befand mich ebenfalls seit längerer Zeit in einer Beziehung, bei der aber leider im Bett nicht mehr viel los war.

Wir hatten uns in London bei einer Projektbesprechung kennengelernt. Kaum dass wir uns begegnet waren, stand schon fest, worum es bei uns gehen würde. Es war wie ein elektrisierendes Flimmern, das unsere Körper magisch anzog. Wir verabredeten uns, sprachen nur wenig, schliefen umso mehr miteinander und gingen danach wieder unserer eigenen Wege.

Diesmal wollten wir es also im Wald miteinander treiben. Auf der Suche nach einer geeigneten Stelle fuhren wir lange herum, knutschten und befingerten wir uns schon während der Fahrt – und wurden immer geiler. Als wir endlich einen Baumstumpf gefunden hatten, der ausreichend Schutz bot und vor dem wir unsere Decke ausbreiten konnten, waren wir bereits ein wenig zu aufgeladen. Unser Sex nahm heftig Fahrt auf; wir hatten es vor lauter Geilheit so eilig, dass wir uns keine Zeit ließen.

Ninas Muschi war innen zwar richtig feucht – sie hatte diese seltene alkalische und leicht reibende Flüssigkeit –, doch im Schambereich war sie aus irgendeinem Grund ziemlich trocken. Vielleicht wegen des Windes, der ziemlich stark wehte. Wir machten es in der Missionarsstellung, ich lag also oben und verkeilte gerade mein rechtes Bein mit ihrem, sodass ich es an mich drücken oder weiter hochziehen konnte. Sie konnte das Gleiche tun, wodurch ein aufregendes Kräftespiel entstand.

Was wir in unserem Eifer nicht bemerkt hatten, war, dass der weiche Nadelhügel, auf den wir unsere Decke gelegt hatten, ein Ameisenhaufen war. Als wir uns küssten und uns nur noch unserer Lust hingaben, spürte ich auf meinem Körper ein eindeutiges Kribbeln. Vor Schreck stieß ich mit meiner Eichel daneben und schabte mit ihrer Unterseite an einer dieser trockenen Stellen entlang. Zudem war Nina leider nicht perfekt rasiert, sodass der Reibeiseneffekt ihrer Stoppeln hinzukam. Plötzlich fühlte ich einen kleinen Stich unter der Eichel, wie von einer Nadel.

Was geschehen war, bemerkte ich erst etwas später. Wegen der Ameisen waren wir sofort aufgesprungen und hatten unsere Körper auf diese gefährlich rot aussehenden Insekten hin untersucht; anschließend begutachteten wir uns gegenseitig. Als wir so dastanden, nackt im Wald, nur mit Schuhen bekleidet, und lachten, streifte ein lauer Sommerwind unsere Körper. Das erregte uns derart von Neuem, dass wir uns sofort im Stehen weiterliebten. Etwas später rann ein wenig Blut aus Ninas Muschi. Sie war überrascht, weil es noch längst nicht die Zeit ihrer Periode war. Da erst entdeckten wir mein eingerissenes Häutchen.

Während der Rückfahrt drückte Nina mit ihren Fingern auf die Eichel, und nach einer halben Stunde pappte das Frenulum so fest auf seinem Platz, dass ich hoffte, es würde einfach wieder anwachsen.

Wer nicht Bescheid weiß, bemerkt heute fast gar nichts mehr von dem Malheur. Nur ich erinnere mich jedes Mal an meine lustvollen Begegnungen mit Nina, wenn ich die kleine weiße Narbe auf dem Häutchen sehe.

Irgendwann später zog Nina nach Los Angeles, wo sie Sängerin in einer Reggae-Band wurde. Vorher trafen wir uns noch ein letztes Mal in einem Hotel. Nina gestand mir, dass sie einen Hang zu einer kleinen Perversion hätte, wollte mir aber nicht sagen, worum es sich dabei handelte; ich sollte mich überraschen lassen.

Wir fanden uns bald im Hotelbett wieder, und als sie ihren Orgasmus hatte, saß sie auf mir. Ich bekam keinen, weil ich in Gedanken bei der bevorstehenden Perversion war. Aber einen derart starken Orgasmus hatte ich bei Nina noch nie erlebt. Es bebte und schüttelte sie geradezu, während sie auf mir herumrutschte, als wäre ich Teil eines wissenschaftlichen Testversuchs.

Unmittelbar nachdem sie gekommen war, setzte sie sich ein wenig auf, und ein Schwall körperheißer Flüssigkeit ergoss sich auf meinem Bauch, ein hinreißendes Gefühl. Dabei schrie sie so laut, dass es mir fast peinlich war. Dass manche Frauen spritzen, wusste ich. Ich empfand es jedes Mal eher als etwas Sensationelles und nicht so sehr als etwas Erregendes.

Doch das war noch nicht die »kleine Perversion« gewesen. Nina griff nämlich zu einem Weinglas, trank es auf ex und hielt es sogleich unter ihre Muschi, die vor Nässe glänzte und deren Schamlippen so prall aussahen, dass ich sie noch jetzt, viele Jahre später, fast greifbar vor mir sehe. Dann pinkelte sie mit mehreren kleinen Strahlen ins Glas, bis es randvoll war. Jetzt war ich richtig beeindruckt. Es sah so schön aus, wie dieser Strahl aus ihrem Löchlein herauskam. Geil machte mich das Szenario aber nicht. Ich war eher fasziniert von der Art und Weise, wie Nina ihre kleine Zeremonie genoss.

»Jetzt weißt du, was ich gerne beim Masturbieren mache«, sagte sie.

»Tust du das immer, wenn du es dir selbst machst?«

»Sagen wir es mal so: Ich tue es sehr gerne.«

»Da brauchst du aber ganz schön viel Bettwäsche.«

Wir lachten beide.

Nina fuhr fort: »Nein, das wäre viel zu umständlich. Aber ich habe als Mädchen einmal nachts aus Versehen ins Bett gemacht. Im Traum hatte ich geglaubt, es sei ein Orgasmus, und deshalb hatte ich es laufen lassen. Ich wurde sofort wach und fand mich in einer so unglaublichen Erregung wieder, dass ich es mir gleich mehrmals hintereinander gemacht habe. Das waren einige der schönsten Orgasmen, die ich je hatte.«

»Wie unterscheiden sich deine Orgasmen? Ich meine, wenn du es dir selbst machst beziehungsweise wenn du mit mir schläfst?«

»In ihrer Qualität?«

»Ja.«

»Die Orgasmen mit dir mag ich viel lieber. Mit einem Mann ist das Gesamtgefühl größer. Das Lebendige deines Schwanzes ist etwas anderes als meine Hand oder der tollste Dildo. Das Gefühl hat eine völlig andere Dimension.«

»Das empfinde ich auch so. Meine Orgasmen mit Frauen stellen selbst das tollste Gewichse in den Schatten.«

Ich hatte ein wenig Angst gehabt, als sie mir ihre »kleine Perversion« angekündigt hatte, weil ich es mit Perversionen nicht so habe. Die Frage ist nur, wann etwas anfängt, pervers zu sein. Was mir Nina vorgeführt hatte, fand ich süß, nicht pervers, aber auch nicht erregend. Urin war niemals Teil meiner sexuellen Phantasien gewesen. Ich weiß aber, dass viele darauf stehen, vor allem

Männer. Sie wollen Frauen anpinkeln oder von ihnen angepinkelt werden, ihren Urin trinken.

In der Begegnung mit einer bemerkenswerten Frau habe ich einmal zu ahnen begonnen, was sexuelle Phantasie oder auch Perversion in extremer Form heißen kann. Es ging um eine ziemlich außergewöhnliche Praxis, wie ich fand. Erschreckenderweise wurde sie mir als »gängig« und als »fast normal« beschrieben. Als ich allerdings anderen Männern davon erzählte, runzelten so gut wie alle die Stirn und stießen einen Würgelaut aus; keiner von ihnen gab zu erkennen, ob er vielleicht selbst ähnliche Vorlieben hatte.

Im Vergleich zu dieser Praxis kamen mir meine eigenen sexuellen Phantasien geradezu salonfähig vor. Um mehr über die dunklen Seiten männlicher Vorstellungswelten zu erfahren, hatte ich einige Prostituierte befragt. Besonders eine Domina hatte mir Einblick in diese Schattenwelt gewährt. Sie kannte die Abgründe männlicher Imaginationen und Perversionen. Kurz hatte ich überlegt, ob ich mich experimentehalber an ihrer Seite selbst auf die S/M-Szene einlassen sollte, doch nichts an dem, was eine Domina tat, reizte mich. Was ich in den Gesprächen mit ihr erfahren sollte, überstieg meine Vorstellungen allerdings bei Weitem. Offenbar gab es nahezu nichts, was Männer mit gekauften Frauen nicht auslebten.

Die Prostituierten sollten auf Männer kacken; sie sollten ihnen in den Mund pinkeln oder Sperma ins Gesicht reiben. Eine berichtete, ein Kunde würde sie immer zu sich ins Hotel bestellen, nur um sie zwei Stunden lang nackt mit dem Gesicht zur Wand in einer Ecke stehen zu lassen, während er masturbierend und mit permanent stärker

THERAPIEBEDÜRFTIG
Blumen haben keine sexuellen Phantasien. Tiere sind nicht sexuell pervers. Dieses Phänomen tritt nur bei Menschen auf, wenn sie sich von ihren Gefühlen und ihrem Herzen abspalten. Zumeist liegt die Ursache in Kindheitstraumata: sexuelles Hänseln, Missbrauch und Vergewaltigungen, Erniedrigungen durch Autoritätspersonen ...

werdendem Schluckauf um sie herumschlich. Sie zählte unterdessen Schäfchen, um ihre Langeweile zu vertreiben. Dann herrschte er sie an, sie solle gefälligst zu masturbieren beginnen, also tat sie so, als würde sie sich mit der Hand befriedigen. Kurz vor seinem Höhepunkt gab er ihr den Befehl, sich umzudrehen, damit er ihr auf ihre Zehen spritzen konnte. Danach leckte er sein Sperma von ihren Zehen.

Ein anderer Typ, Sohn einer reichen arabischen Familie, hielt sich für die Befriedigung seiner Sexbedürfnisse einen jungen Sklaven, der über Tage nichts zu essen bekam. Den konnte er von seiner Potenz her nur unter gewissen erniedrigenden Umständen ficken: Er ließ dazu Callgirls einfliegen, organisierte mit ihnen gigantische Fress- und Sauforgien, bei denen der Sklave hungrig zusehen musste. War er dann geschwächt, mussten sich die Frauen in einer Reihe aufstellen; sie sollten den Sklaven auslachen, während sein »Herr« ihn brutal in den Hintern fickte.

Eine weitere Liebesarbeiterin, die ein kleines Töchterchen hatte, berichtete mir von Übergriffen eines Bordellbesitzers. Er hätte sie immer wieder genötigt, ihr noch nicht einmal sechs Jahre altes Kind mitzubringen, sie könne auf diese Weise sehr reich werden. Sie konnte sich aus diesen Fängen nur befreien, indem sie mit dem Kind in eine andere Stadt floh und unter anderem Namen ein neues Leben begann. Zur Polizei habe sie deshalb nicht gehen können, weil hohe Beamte und Politiker zu den Kunden in diesem Bordell gehörten.

Die Prostituierten erzählten, dass viele Freier den Frauen ihre ehelichen Probleme berichten und sich einfach nur aussprechen wollen. Zu Hause fehlten ihnen die Worte dazu. Allerdings ließen sich dabei einige den Hintern versohlen, während sie masturbierten, oder sie bestanden darauf, die Prostituierte mit dem Namen ihrer Frau anzusprechen und dass sie sie dann so ficken durften, wie sie es sich mit ihrer Frau nicht trauten. Auch Sklavenspiele gehörten dazu, bei denen die Prostituierten sich gegen gehörige Aufpreise ohrfeigen, sich fesseln oder wie einen Hund im Kreis herumführen ließen, wobei sie immer »Jawohl, mein Herr« sagen mussten. Das sind nur einige von den zahllosen Praktiken, die mir berichtet wurden.

Die extremste Geschichte aber erzählte mir jene Domina. Sie war sehr erfahren, um die fünfzig, hatte ungeheuer große, wohlgeformte Brüste und ließ sich Lady Monia nennen. Weil ich sie nicht als Freier aufsuchte – wie keine dieser Frauen –, durfte ich Lena zu ihr sagen – ihr echter Name. Wir hatten sofort einen guten Draht zueinander, und während unserer Treffen in ihrem Studio schmierte sie mir immer Leberwurstbrote.

»Weil du so dünn bist«, meinte sie.

Das Studio lag in einem Gewerbegebiet am Münchner Stadtrand. Es schaute darin so aus, wie man sich klischeehaft ein Domina-Etablissement vorstellt: dunkle Räume, schwarzes Leder, rote Samttapeten, überall hingen Fesseln, ein Andreaskreuz mit herunterhängenden Handschellen stand da, außerdem ein riesiges rundes, mit giftgrünem Samt überzogenes Bett, hinter dem Lena in rotem Latex auf einem schwarzen, thronartigen Stuhl saß. Ich hockte bei unseren Gesprächen im Schneidersitz vor ihr auf dem Bett.

Ihre Riesenbrüste fand ich so irre, dass ich sie am liebsten aus dem roten Latexdress herausgeschält hätte, aber ich war ja zu Recherchezwecken da. Ich wollte alles von ihr wissen, und am liebsten hätte ich der Authentizität wegen als Assistent bei ihr ein wenig mitgeholfen.

»Glaub mir, mach es lieber nicht. Da fällst du vom Glauben ab. Es wird dich für immer verändern, und zwar auf eine Weise, die ich dir nicht zumuten will.«

Natürlich interessierte mich jetzt erst recht, was sie damit meinte. Daraufhin erzählte sie mir von den Perversionen einiger Männer, die zu ihr kamen:

»Da gibt es zum Beispiel den Rennradfahrer.«

»Einer, der beim Radfahren scharf wird?«

»Denkste. Er ist nie scharf. Ich habe noch nie gesehen, dass er abspritzt. Ich kenne ihn nicht einmal nackt. Er ruft nur an und fragt mich, ob ich was dahabe. Seiner Frau – er hat drei kleine Kinder – sagt er, dass er etwas für seine Fitness tun müsse und Rad fahren wolle. Dann fährt er aber nur zehn Minuten weit, nämlich zu mir. Diesem untersetzten Typ ist seine Hinterkopfglatze so peinlich, dass er immer eine Schildmütze trägt, selbst bei sengender Hitze. Ich kenne ihn jetzt seit fünfzehn Jahren. Er steht dann mit seinen komisch klappernden Fahrradschuhen und seinem grellgrünen Renndress wie ein Marsmännchen in meinem Studio. Ich bringe ihm den Abfalleimer, tja, und was dann passiert, ich weiß nicht, ob ich dir das erzählen soll.«

»Doch, sag's mir.«

»Er will, dass ich vollgespritzte Kondome für ihn aufbewahre. Er kommt einzig und allein vorbei, um sie auszutrinken. Und jetzt aber das Schlimmste ...« Lena machte eine bedeutungsvolle Pause.

»Was?«

»Er wäscht sich hinterher nicht, sondern fährt mit diesem Mund nach Hause zurück zu seiner Familie. Oder, wenn es in der Mittagpause war, wieder ins Büro. Er ist Manager.«

Der Appetit auf das Wurstbrot war mir mit einem Mal vergangen.

»Und was zahlt er dir dafür?«, fragte ich.

»Pro Drink einen Hunderter.«

»Was? Pro Kondom?«

»Ja.«

»Und wie lange kommt der schon zu dir?«

»Fünfzehn Jahre vielleicht, ein- oder zweimal die Woche. Er ist ein Stammkunde. Von seiner Kohle hab ich mir eine kleine

Wohnung in Budapest gekauft. Aber solche Typen gibt es ja wie Sand am Meer.«

»Nur raus damit.«

Lena überlegte. Ihr Gesicht hatte einen Ausdruck angenommen, als wollte sie etwas erzählen, fände aber wegen der schieren Fülle an Geschichten nicht so schnell die richtigen Worte.

»Soll ich wirklich?«, sagte sie schließlich. »Was du mal gehört hast, wirst du nicht mehr vergessen.«

»Na, darum bin ich ja hier …« Neugierig schaute ich Lena an.

Sie legte los. Da war der Manager, der im Büro mit seinem iPhone heimlich seinen Schwanz filmte, den er unter dem Schreibtisch wichste, dann auf den Büroteppich spritzte und den Schleim mit seinen schwarzen Schuhen zerrieb. Die Filmchen schickte er Lena über WhatsApp. Dann kam er zu ihr und ließ sich von ihr dafür bestrafen. Sie musste ihn fesseln und seinen Penis auspeitschen, während sie seine Hoden mit Schnüren so stark abgebunden hatte, dass sie puterrot anliefen. Als es ihm kam, musste sie ihm einen halbvollen Füllfederhalter hinhalten, sodass sich sein Sperma mit der Tinte vermischte.

»Sich auspeitschen und die Hoden quetschen lassen zählt zu den bevorzugten Behandlungen von Männern«, sagte Lena. »Was sie daran so toll finden, verschließt sich mir bis heute. Jedes Mal habe ich Angst, dass die gequetschten Eier platzen könnten.«

Andere Männer ließen sich dünne, dicke oder geschwungene Stäbe in die Harnröhre einführen oder einen Einlauf in den Hintern machen, mit dem sie zum Einkaufen geschickt wurden, sodass sie plötzlich in der Öffentlichkeit alles herauslassen mussten. Lena erzählte all das seltsam unberührt. Es war, als würde sie etwas vollkommen Gefühlloses aufzählen. War es Wirklichkeit, was ich hier erlebte, oder ein schlechter Film? – Ich bat um einen Themenwechsel.

Einige Tage später trafen wir uns in einem thailändischen Restaurant. Als Dank für ihre Offenheit hatte ich Lena zum Essen eingeladen. Sie war elegant, aber dezent gekleidet, trug eine enge weiße Hose und einen lachsfarbenen Hängepullover, ihre schwarzen Locken hatte sie hinten hochgesteckt. Durch ihren Job war sie offenbar recht vermögend geworden, denn sie erzählte ganz selbstverständlich von ihren Eigentumswohnungen. Ich war ein bisschen aufgeregt, und auch Lena sprach von einem prickelnden Gefühl in der Magengrube. Wir tranken ein paar thailändische Liköre zum Essen und hatten bald einen leichten Schwips. So landeten wir bei mir zu Hause, wo ich endlich in den Genuss dieser außergewöhnlichen Brüste kommen wollte. Eine Vertrautheit lag in der Luft – ihre extremen Geschichten, die Wurstbrote und der Thailikör hatten uns einander nähergebracht.

»Sag, warum bist du mit zu mir gekommen?«, fragte ich, nachdem wir uns aufs Sofa gesetzt hatten.

»Weil du der erste Mann bist, der mich nicht trifft, um sich sexuell an mir abzureagieren, sondern stattdessen etwas wissen will. Das finde ich interessant. Außerdem mag ich dich, und ich möchte, dass du mich nicht als diejenige in Erinnerung behältst, die dir so abstruse Geschichten erzählt hat. Ich bin eine ganz normale Frau mit ganz normalen Gefühlen.«

»Aber du vögelst doch jeden Tag mit Dutzenden Männern – kannst du da noch wirkliche Geilheit entwickeln?«

»Ich vögele nie im Job«, sagte sie. »Hast du vergessen – eine Domina schläft nicht mit ihren Kunden.«

»Und wie gelangt dann das Sperma in die Präservative?«

»Gut kombiniert. Die kriegen einige Typen drübergeschoben, wenn ich ihnen dabei helfe, ihre Phantasien Wirklichkeit werden zu lassen.« Dann bat sie: »Und jetzt reden wir nicht mehr über meinen Job.«

Anziehung und Nähe sind beziehungsfreie Energien

Lena stand auf und begann sich langsam zu entkleiden. Sie entdeckte meinen Fotoapparat, der in einem Regal stand, und fragte, ob ich sie nicht fotografieren wolle, sie könne neue Fotos für ihre Website brauchen. Doch bevor ich noch zu der Kamera greifen konnte, ließ sie ihre Brüste über mir baumeln und begann mich auszuziehen. Ich saugte an ihren Titten, wog sie in den Händen und verspürte ein Pochen im Hals und im Schwanz.

»Ich habe ein wenig Angst vor Bakterien und so«, sagte ich.

»Ich werde jede Woche gecheckt, außerdem lasse ich mich ja nicht anfassen.« Meiner aufsteigenden Begierde kam die Antwort sehr gelegen. »Ich will mit dir etwas Schönes erleben«, fuhr sie fort. »Etwas, woran wir beide sehr gerne zurückdenken werden.«

Wie angenehm. Lena gegenüber musste ich keine Show abziehen, keinen Flirtzirkus veranstalten, keine Storys erzählen. Das befreite sogleich meine Sinne. Ich bemerkte, wie es in meinem kleinen Eichelbiotop klitschnass wurde.

Wie so oft, wenn ich erregt war, setzte der Verstand aus. Mich betörten Lenas Direktheit und ihre Offenheit. Mit einem Mal fühlte ich mich wie verliebt. Irgendwelche Hormone gaukelten mir tiefe Gefühle vor, an die ich im Normalzustand nie geglaubt hätte. In diesem Zustand konnte ich Frauen das Blaue vom Himmel erzählen, nur damit ich sie ins Bett bekam. Solche Geschichten nahm ich in diesen Momenten gar nicht als Lüge wahr, ich fühlte sie tatsächlich so. Wissenschaftlich sind die Vorgänge beim Verliebtsein nur unzureichend erforscht. Offenbar ist das Verliebtsein mit einer Veränderung im Haushalt der Neurotransmitter und der Neurohormone verbunden. Das Ergebnis ist unter anderem eine Art verengte Wahrnehmung – wir sind verliebt und haben nur noch Augen für den oder die eine.

Wenn mir eine Frau gefiel und ich dieses Prickeln verspürte, tat ich alles, um sie von mir zu überzeugen. Das Ziel war, sie ins Bett zu kriegen. Ich konnte zum Entertainer werden, der ich sonst nie war. In meiner schwelenden Erregung fühlte ich mich tatsächlich so, als wäre ich verliebt. Die Pre-cum-Tropfen signalisierten mir, dass hier etwas emotional Wahrhaftiges geschah und dass es höchste Zeit war, und ich brachte alle Anstrengungen auf, um die Frau davon zu überzeugen, dass ich derjenige sei, der künftig im Zentrum ihres Lebens stehen würde. Dafür konnte ich mein Verliebtsein mit so schön gedrechselten Worten beschreiben, dass ich zuletzt vielleicht selbst mehr daran glaubte als die angebetete Frau.

Als Auslöser brauchte ich dazu nicht viel – Brüste zum Beispiel. Sie mussten auch nicht unbedingt groß sein. Es reichte bereits, wenn mich die Vorstellung anmachte, wie sie wohl aussehen und sich anfühlen würden, sobald ich sie ausgepackt hätte. Es gab auch sagenhaft schöne kleine Busen. Hatte eine Frau wunderbare Brüste, war es mir manchmal völlig egal, wie sie sonst aussah – wie sie sich verhielt, was sie von sich gab. Ich tat alles, um an diese Brüste heranzukommen, um mit ihnen zu schlafen. Andere Signale, die mich ebenfalls anzogen, waren, wie die Frau mit mir sprach, ihre Stimme, ihre Augen, ganz besonders auch die Haut ihres Halses oder ihr Po.

Nicht selten war alles verpufft, sobald ich meinen Orgasmus hatte. Kein Verliebtsein mehr, kein weiteres Interesse, nichts. Diesen eigenartigen Zyklus hatte ich bei meinen Flirtabenteuern häufiger erlebt. Es war stets der gleiche Ablauf: Etwas schäumte über in mir, und ich fühlte mich wie verknallt. Doch unmittttelbar nach dem Höhepunkt hielt ich die körperliche Nähe der Partnerin kaum noch aus. Ich schämte mich dann, fühlte mich schäbig, schließlich war ich keine fünf Minuten vorher ja noch überzeugt gewesen, dass meine Gefühle authentisch waren. Doch offenbar hatte ich mir wieder einmal in die Tasche gelogen – und meine Partnerin getäuscht.

Insofern war die erste gemeinsam verbrachte Nacht auch ein kleiner Praxistest für meine Liebesgefühle. Waren sie real, dann empfand ich sie auch nach dem Orgasmus genauso stark wie vorher, womöglich loderten sie sogar noch stärker in mir. Waren sie ausschließlich durch Hormone und meine Geilheit beeinflusst, verflogen sie sofort. Natürlich war das den Frauen gegenüber kaum zu erklären, geschweige denn zu entschuldigen. Solche Situationen erforderten ein sorgfältiges Management, damit sie ohne größere Verletzungen ausgingen.

Wäre es vielleicht nicht besser, vor dem ersten Sex gar nicht über Gefühle zu sprechen, nicht über die eigene Zuneigung, nicht über das Hingezogensein? Andererseits würde es den inneren Druck nur verstärken, dürften wir unseren Gefühlen keine Worte verleihen, geschweige denn Taten.

Das Drama des unausgesprochenen Treuegelöbnisses schwebt schon über der ersten Begegnung. Könnten wir uns unbeschwert von all diesen Beziehungsdoktrinen begegnen, wäre auch die Enttäuschung nach einem verliebten Sex viel geringer, vielleicht auch ganz verschwunden. Die emotionale Erwartungsschwelle läge viel niedriger, sie wäre zunächst mehr auf die erotischen Sinneserfahrungen ausgerichtet. Tiefere Empfindungen könnten sich später ohne all diese Frustrationen entfalten.

In südlichen, vor allem spanisch- oder portugiesischsprachigen Ländern wie Kuba, Spanien oder Brasilien ist nach meiner Erfahrung Sex etwas viel Normaleres, Allgegenwärtiges und Unbeschwerteres als bei uns. Viel schöner und emotional viel weniger enttäuschungsträchtig. Wäre es nicht besser, wenn wir unbeschwerter und hemmungsloser miteinander schlafen würden? So könnten wir viel einfacher und schneller ausloten, wohin es mit der entstehenden Beziehung gehen kann – falls sich das Thema überhaupt stellen würde. Vielleicht sind starre Beziehungsmuster wie beispielsweise die klassische Paarbeziehung überhaupt Gift für uns. Ist Treue denn nicht lediglich eine gehirnverkrampfte Theorie, wenn man sich zu ihr zwingen muss, sie letztlich nicht einhalten kann und daher zu lügen beginnt, nur um die Beziehung aufrechtzuerhalten?

Bei Lena hatte ich die Befürchtung, dass es wieder so laufen könnte, wie ich es schon so oft erlebt hatte. Jetzt fuhr ich noch voll auf sie ab, und nach dem Sex wollte ich sie vielleicht so schnell wie möglich loswerden. Ich konnte mir kaum vorstellen, dass meine Verliebtheit in eine ältere, aber sehr attraktive Domina nachhaltig bestehen bleiben würde, sobald wir die erste Strecke unseres sinnlichen Weges miteinander gegangen waren.

Es kam völlig anders: Ich empfand das Geschmuse mit ihr überhaupt nicht so, als würde ich auf Sex mit einer Domina zusteuern. Es war wie mit jeder anderen Frau, nur dass Lena mir etwas Entscheidendes ins Ohr flüsterte: »Ist doch toll, so geil sein zu können, oder?«

Diese verbale Verheißung, dass unser Geilsein okay sei, schön sei, und dass es darüber hinaus gar keine Erwartung zu geben schien, löste alle meine Bedenken auf. Einfach erregt sein zu können, ohne gleich lieben zu müssen, hatte etwas Befreiendes. Die Gewissheit, dass meine Partnerin ihre Erregung genauso genoss wie ich, entfesselte meine Begierde noch mehr. Tiefere Gefühle mussten keine Rolle spielen, wir konnten uns einfach dem Tanz unserer Sinne hingeben.

»Ich will mit dir ohne Kondom schlafen«, sagte sie. »Ich habe es so lange vermisst, und ich vertraue dir. Ich gehe davon aus, dass du sauber bist. Andernfalls würdest du es mir sagen, nicht wahr? Lässt du dich ab und zu untersuchen?«

»Das überrascht mich – so etwas sagst gerade du?«, erwiderte ich. »Bei mir musst du dir keine Sorgen machen. Bin gerade untersucht.«

Lena beschnüffelte zuerst ein wenig meinen Schwanz, fast so, wie man an Gemüse riecht, ob es noch frisch ist. Dass sie ihn sogleich genüsslich abzuschlecken begann, interpretierte ich als »genehmigt«. Wir drehten uns so, dass sie verkehrt herum auf mir lag. Sie schob meinen Kopf zwischen ihre Beine, und ich schnupperte an ihren Säften. Lena roch wirklich sehr angenehm.

Sie war eine Frau, die um die Wirkung ihrer Brüste wusste und sie genoss, was auch mein Genießen schöner machte. Ich habe großbusige Frauen kennengelernt, denen ihre Brüste eine körperliche Last waren oder die sich ihrer genierten. Oft hatten sie eine Körperhaltung, die ihre Brüste kleiner erscheinen ließ, indem sie mit dem Oberkörper etwas einsackten. Viele Frauen strahlten auch aus, dass es sie störte, wenn man zu sehr auf ihren Busen fokussiert war, was ich allerdings verstehen kann. Doch mit Frauen, die zu ihren Brüsten standen und deren Sinnlichkeit ebenso genossen wie ich, konnte ich eine geradezu archaische Wollust entfalten. So war es mit Lena. Es steckte mich an, dass sie ihren eigenen Körper und ihre Brüste genauso genießen konnte wie ich. Wenn ich in solchen Momenten tief Luft holte, konnte selbst das Atmen erregend sein.

Das gemeinsame Atmen war eines der intimsten und innigsten Erlebnisse, die ich je mit Frauen im Bett gehabt habe. Ich erlebte es nur wenige Male, weil es viel Vertrauen dazu braucht. Lena und ich kamen in dieses gemeinsame Atmen hinein. Ist es nicht bezeichnend, wie schnell man sich sogar mit einer nahezu unbekannten Partnerin sehr nahekommen kann? Sex scheint wirklich eine Energie zu sein, die keine Grenzen kennt und auch nicht kennen will.

Lena ging bei dem gemeinsamen Atmen schnell die Luft aus, während der pure Sex zwischen uns explodierte. Ihre Titten schlugen an meinen Körper, und sie kroch auf mir herum, als wollte sie mich verzehren. Ich spürte, dass sie ganz ehrlich mit mir war, und das berührte mich in meiner Zuneigung zu ihr noch mehr: Sie hatte ständig mit geilen und perversen Männern zu tun, doch offenbar vermisste sie den ganz normalen Sex. So kam ich in den Genuss einer ungewöhnlichen Frau. Zum einen wollte sie mich nicht beherrschen, hatte andererseits aber Erfahrung. Sie wusste also, was sie tat. Dabei war es nicht nur reichlich Sexerfahrung, die sie auszeichnete, es war auch eine Menge Lebenserfahrung. Somit war der Sex überhaupt nicht eindimensional, schon gar nicht fahrig, hastig oder gar forsch. Und erst recht nicht schüchtern. Bei schüchternen Frauen war der Liebesakt vielfach mit Einschränkungen verbunden: Ihre Hände wanderten, wenn überhaupt, eher zu vorsichtig über meinen Körper; ihre Lippen berührten egal was nicht unmittelbar genug; das Becken machte nicht richtig mit, reagierte kaum, wenn es meinem begegnete. Vielleicht hatten einige aufgrund bestimmter negativer Erfahrungen Probleme mit ihrer Sexualität. Wenn ich diese Unsicherheit spürte, fühlte ich mich indirekt verantwortlich, passte über die Maßen auf und hatte plötzlich Hemmungen, wo ich mich sonst ganz frei fühlte.

Bei Lena erlebte ich Sex mit einer Frau, die alles über Männer wusste. Sie fasste meinen Schwanz richtig an, bestimmt und selbstbewusst, mit der ganzen Hand und nicht mit spitzen Fingern. Sie küsste ihn ausgiebig und variationsreich. Es war klar, dass sie nur tat, woran sie selbst auch Freude hatte, aber das tat sie voll und ganz. Ein großes Wohlgefühl breitete sich in mir aus.

Ich sehnte mich in meinem Leben immer wieder danach, dass meine Partnerin voll aus sich selbst heraus handelte – mit Haut und Haaren, mit ihrer Seele und mit ihrem Herz. Als ganzer Mensch. Manchmal aber hatte ich den Eindruck, dass meine Partnerin beim Liebesakt absichtlich nicht alles gab, weil sie fürchtete, sich sonst vielleicht zu verlieben. Zu intensive Gefühle? Daraus könnte ja ein Problem entstehen … – Dann ergab sich das Gegenteil dessen, was vielleicht möglich gewesen wäre. Auch ich konnte dann mein Herz nicht öffnen und war bei Weitem nicht so erregt, wie ich es hätte sein können. Beim Sex will ich immer mit dem Herzen dabei sein. Ich weiß, man assoziiert bei diesen Worten automatisch »Liebe«. Vielleicht ist gerade deswegen auch das »Sich-Lieben« ein Synonym für »Miteinander-Vögeln«, »Miteinander-Bumsen«, »Miteinander-Schlafen«. Aber so meine ich es nicht. Bei einer sexuellen Begegnung mit einer Frau das eigene Herz außen vor zu lassen, es ihr zu entziehen, ist der Beginn jeder Perversion. Man muss sich nicht lieben, um sein Herz zu öffnen. Aber man sollte sich mit seinen gesamten Gefühlen, mit allen Sinnen und seinem vollen Atem darauf einlassen. Das beinhaltet, dass auch die eigene Verletzlichkeit sichtbar wird. In der gegenseitigen Akzeptanz der Verletzlichkeit und dieser Öffnung entfaltet sich das Herz in der sexuellen Begegnung, und dazu braucht es nicht gleich die Liebe.

Wo kommen: drinnen, draußen, wohin nur?

Mit Lena war eine Direktheit hinzugekommen, dass man sich einfach treffen und sagen kann, wir wollen jetzt etwas Schönes miteinander erleben, und dass man das dann auch einfach macht. Das hat mich freier gemacht. Lenas herzensoffene und intelligente Art des Umgangs hat mir geholfen, die bizarren und abstoßenden Erzählungen aus ihrem beruflichen Alltag nicht auf sie zu projizieren. Was mir dabei half, war die Öffnung unserer Herzen. Sie trug zu der sich entwickelnden Einsicht bei, dass Sex etwas großes Ganzes ist, etwas Universelles, und dass kein Sex der Welt sich davon abspalten sollte. Man kann masturbieren, man kann herumvögeln, aber die tiefste Begegnung der Welt und des Lebens braucht auch die allergrößte Offenheit. Sich zu öffnen ist auch für die sinnliche Begegnung mit sich selbst bei der Masturbation von entscheidender Bedeutung.

In krassem Gegensatz zum Sich-Öffnen stehen die steinzeitlichen Dogmen der Paarbeziehung. Ich vermute, dass wir gar keine festen Beziehungen brauchen. Sondern nur Sex. Und Liebe. Es würde sich dann von ganz alleine ergeben, dass man mal länger und mal weniger lange zusammen ist. Und auch die Frage der Treue würde sich dann ganz anders stellen und sich ganz selbstverständlich und auf natürliche Weise beantworten. Aus all dem folgt, dass wir über die Dauer unseres Zusammenseins mit einem Partner viel weniger Aufhebens machen sollten.

All meine Erfahrungen bestätigten diese Überlegungen. Das mit der »Einzigen«, von der meine Mutter mir vorgeschwärmt hatte, stimmte einfach nicht. Die sexuelle Energie kann sich immer nur dann zu ihrer vollen Blüte entfalten, wenn ihr nichts entgegengesetzt wird – schon gar keine verquasten Vorstellungen. Ich habe noch nie geglaubt, dass man seine Sexualität in irgendeine Beziehungsform pressen kann. Selbst als Jungspund nicht, dem seine Mutter genau das weiszumachen versucht hatte. Ich fand die Vorstellung von der »Einzigen« absurd, obwohl auch ich das Ganze gerne romantisierte.

Wenn man eine Beziehung in eine Form presst, muss es zwangsläufig zu Deformationen kommen, die alle nur denkbaren individuellen Aspekte unserer Persönlichkeit und Menschlichkeit betreffen. Ein in eine Form gepresstes Beziehungsgefüge, wie wir es heute kennen, wird sich nie vom Sex bestimmen lassen – dabei wäre das ganz natürlich und vielleicht sogar heilsam.

Wie sollte sich die sexuelle Energie eines Menschen, also die aus der Ganzheit des lustvollen Körpers rührende Kraft, denn formen lassen? Es ist doch umgekehrt: Sie formt den Menschen. Wenn sie sich nicht frei entfalten kann, entstehen all die sexuellen Neurosen, von denen Lena einige erwähnt hatte – und ich meine damit nicht harmlose und liebevolle BDSM-Spiele. Aber beim Exzess, wie ihn die extrem sadomaso-besetzte Pornoindustrie entfacht, und dem

tverhalten, das sie erzeugt, geht es schon los. Pornostars be-
en, dass die SM-Phantasien der Nutzer, die sie verfilmen müssen, immer härter werden. Das sind perverse Auswüchse einer
Entsinnlichung.

Unser Zusammenleben wird zerstört, wenn wir unsere Sexualität in Konzepte zwängen, und hier sind in erster Linie Beziehungs-
konzepte und Verhaltensneurosen zu nennen, denen wir unsere
Partner unbewusst aussetzen. Bei beiden spielen die Dominanz
der männlichen Geschlechterrolle und die Unterwerfung der
Frauen eine entscheidende Rolle. Beides konstituiert eines der
Hauptmerkmale der Paarbeziehung, aber auch unserer nach wie
vor patriarchalisch geprägten Gesellschaft.

Dabei sind Anziehung und Nähe, die Kerneigenschaften von
Sex, beziehungsfrei. Ich empfinde sie vor einer Beziehung, und sie
bestehen danach weiter. Eine Beziehung zwischen zwei Menschen
kann für mich immer nur das beinhalten, worauf sich beide gerade beziehen, und das hat in der Regel einen Anfang und ein
Ende. Ich kann eine Beziehungsform nicht auf Lebenslänge pro-
grammieren und erwarten, dass diese Beziehungsart sich in ihrer
Beschaffenheit endlos lange erhält. So eigenständig und von unserem Willen nicht beeinflussbar wie Herzschläge aufeinanderfol-
gen, so automatisch wie Ein- und Ausatmen, so sind auch Bezie-
hungsformen nicht statisch, sondern Veränderungen unterworfen.
Menschen wenden sich beispielsweise voneinander ab. Oder nehmen wir nur das Bedürfnis nach Alleinsein, nach Stille, das ich
nach dem sexuellen Akt manchmal habe, wie meine Partnerin
auch, ohne dass dieses etwas Negatives wäre. Zwanghaft an einem
bestimmten Rahmen, an erlaubten und nicht erlaubten Verhaltensweisen festzuhalten würde mir diese lebendige Vielfalt des
Menschseins rauben.

Unser Menschsein zeichnet sich in erster Linie durch das Bewusstsein aus und durch unsere Fähigkeit zur Reflexion darüber,

was wir erleben – innerlich und äußerlich. Innerlich erlebe i[
Gefühle, Gedanken, körperliche Bedürfnisse. Äußerlich nehm[
ich die Welt wahr, andere Menschen – was sie sagen, wie sie sich
verhalten –, die Natur, den gesamten Berg unserer Sexualität. Das
überträgt sich sofort auf das innere Empfinden. Mein Bewusstsein
deckt den inneren wie den äußeren Bereich meines Lebens in einer Form ab, als gäbe es kein Innen und Außen. Und tatsächlich
gibt es auch keines. Mein Leben ist ein unentwegtes Pulsieren,
eine endlose Bewegung und Stille gleichermaßen. Es ist nicht
dual, es gibt keine Polaritäten. Die wurden zwar in mir konditioniert, weil ich mich – zum Überleben nicht ganz unwichtig – darüber verständigen können musste, was heiß und was kalt ist, was
gefährlich und was harmlos. Ebenso ist es mit dem natürlichen
Sich-aufeinander-Beziehen: Es existiert nur in der Form, wie es
gerade stattfindet, nicht, wie es uns Moralklischees einbleuen.

Ich hatte nur in jener einen Nacht mit Lena Sex. Wir wussten
nicht, ob es ein weiteres Mal geben würde; es fühlte sich aber von
vornherein eher wie ein einmaliges Feuerwerk an, auf das wir uns
gerade einließen. Wir hatten mittlerweile den Ort gewechselt, waren vom Sofa ins Bett gegangen. Es war uns klar: Verlieben würden wir uns wohl nicht ineinander. Vielleicht würden wir aber
Freunde bleiben. Unserem Liebesspiel verlieh diese Freiheit eine
angenehme Leichtigkeit. Lena bewegte sich sehr langsam, und ich
konnte förmlich mitspüren, wie sie das genoss und sich selbst dabei fühlte. Mitspüren, als wäre man nicht mehr zwei Menschen,
sondern ein Ganzes.
  Bei Lena brauchte es keine Liebe als Bedingung für dieses Gefühl des Verschmelzens. Ihre Brüste schwangen wunderbar leicht
zu ihren Bewegungen hin und her. Ich ließ sie in beiden Händen
ruhen und schwang mit ihnen, während Lena ihre Hüften im selben Rhythmus bewegte. Dabei streichelte ich sie und zwirbelte

ihre Brustwarzen. Das erregte sie so sehr, dass sie sich aufrichtete, sich mit einem leichten Stöhnen streckte und die Spitzen ihrer Brüste eine nach der anderen in meinen Mund schob, damit ich sie mit den Lippen saugend und mit den Zähnen knabbernd noch mehr liebkosen konnte. Ich hatte nicht viele Frauen kennengelernt, die mir von sich aus ihre Brust in den Mund steckten. Doch wenn sie das taten, waren es traumhafte Momente. So etwas taten nur Frauen, die in ihrer eigenen Erregung aufgehen konnten.

Normalerweise störten mich Gespräche beim Sex, sie lenkten mich von meiner Lust ab. Wegen meiner Ungeübtheit darin, weil ich mich dann unsicherer fühle, und weil sie unbeabsichtigt etwas von mir offenbaren könnten. Man stellt sich gegenseitig vielleicht Fragen, beantwortet sie. Beim Sprechen steht immer sofort Wahrheit oder Unwahrheit im Raum. Bei Lena war das anders.

»Sag mal, schläfst du häufig mit Männern ohne Kondom?«, fragte ich.

»Nein, nur wenn ich eine feste Beziehung habe«, sagte sie leise in mein Ohr, und dabei bebte ihre Stimme leicht. »Oder wenn ich mich bei einem Mann sehr wohlfühle. Und mit dir fühle ich mich völlig sicher. Ich habe schon längere Zeit keinen richtigen Sex mehr gehabt. Und deswegen hab ich Lust darauf, das in mir zu spüren.«

Während wir weiter mit aller Inbrunst schmusten und miteinander schliefen, flüsterte Lena auf einmal: »Ich will, dass du in mir kommst, wann immer du willst.«

Ich war überrascht. Die Frage »Wohin kommen, drinnen, draußen, wohin nur?« stellte sich immer von Neuem, wenn ich mit einer Partnerin zum ersten Mal Sex hatte. Darum war es wunderbar erleichternd, dass sie mir von sich aus eine Antwort darauf anbot. In dem thailändischen Restaurant hatte Lena mir erzählt, dass es viele Männer sehr erregen würde, einer Frau auf bestimmte Stellen zu spritzen. Sie kämen nur deswegen in ihr Studio, um genau das tun zu können: hemmungsloses oder gezieltes Abspritzen. Auf die Hände (wobei Lena Plastikhandschuhe trug), auf ihre Latexkleidung – oder ins Gesicht (was sie nicht zuließ, ihre Kollegin gegen Aufpreis aber schon). Auf Schuhe, Füße, Nylonstrümpfe – oder in Kondome. Was daran toll sein sollte, war mir nicht klar.

»Schön!«, sagte ich. »Ich will mir aber gerne noch ein wenig Zeit lassen.«

Ich lag jetzt über ihr, ihre vollen Brüste wölbten sich empor und berührten meine Brust wie zwei weiche Kissen. Beide waren wir schweißnass.

»Dann komm ich eben noch mal. Mal sehen, ob es gemeinsam geht, hast du Lust?«, fragte sie.

Alles Programmatische am Sex war bei mir normalerweise ein Lustkiller. Wenn ich diese Position ausprobieren sollte und dann jene oder wenn man sich etwas vornahm, so wie es Lena jetzt vorschlug. Doch sie machte das auf eine so nette Weise, dass mich die Idee noch mehr erregte. Was sie sagte, kam nicht aus ihrem Kopf, in dem irgendwelche Überlegungen hin und her gewälzt wurden. Es entsprang nicht einem sexuellen Schema, das sie in sich trug. Sie folgte ihren Sinnen, und deshalb unterband ihre Frage mein Fühlen nicht. Ich konnte alles sogar noch mehr genießen.

Schließlich kamen wir wirklich gleichzeitig, und das war einfach wunderschön. Danach schliefen wir beide ein, bis ich etwas später – war es Zufall oder war es Absicht? – ihre Brüste an meinem Rücken spürte und es weiterging.

Seit der Begegnung mit Lena dachte ich, dass es vielleicht besser war, wenn man nicht alles besprach und auslebte, was einen umtrieb. Die Geschichten, die sie mir erzählt hatte, verdarben mir später manchmal meine eigenen Phantasien und den Impuls, sie sexuell auszuleben.

Das süßsaure Gift der Phantasien
und die tiefsten Küsse

Durch Lena hatte ich neue seelische Grenzen kennengelernt, ich war einem Bereich nahegekommen, den ich nicht leben wollte, wo es für mich keine Annäherung geben kann. Das war eine äußere Grenze des Erlebbaren, vor der ich in weiter Distanz haltmachte. Innen bin ich weit, unendlich weit. Außen nicht. Ja, natürlich habe ich auch Phantasien gehabt – nicht selten waren sie präsent –, Vorstellungen, in denen ich schwelgte und die meine Erregung haben ansteigen lassen. Es fing an, als ich ein Teenager war und während des Wichsens wie aus dem Nichts Bilder in meinem Kopf entstanden. Die erste Phantasie, die ich in dieser Hinsicht hatte, war eine exhibitionistische. Ich war vielleicht zehn, als ich während meiner Erregungsgefühle und des Herumnestelns an meinem Schwanz im Bett plötzlich eine Vorstellung hatte: Ich war eine Frau und splitternackt mit weit gespreizten Beinen und Armen an die Rückseite eines Lastwagens gefesselt. Der Lastwagenfahrer wusste davon nichts und fuhr unbeirrt durch die Straßen der Stadt. Alle konnten mich sehen. Die Vorstellung, gegen meinen Willen mit meiner Nacktheit, und zwar – für mich unverständlich, aber faszinierend – als Frau, so zur Schau gestellt zu werden, erregte mich ungemein.

Wie ich als Junge auf diese Szene kam, bleibt mir ein Rätsel. Sie war plötzlich da. Ich hatte vorher nie Bilder oder Situationen gesehen oder erlebt, die mich auch nur im Geringsten zu dieser Phantasie hätten animieren können. Sie kam scheinbar aus dem Nichts.

In meinem späteren Sexleben gesellten sich ähnliche Vorstellungen dazu. Ich liebte den Gedanken, dass eine Frau unter ihrem Mantel nackt durch die Stadt lief. Ich stellte mir vor, wie betörend sich das anfühlen müsste, wenn ich diese Frau wäre. Kühle Luft würde die Oberschenkel hinaufstreichen, die Muschi war vollkommen glattrasiert. Manchmal befand sich ein vibrierender Dildo darin. Was mich an der Vorstellung, als Frau nackt unter einem Mantel – oder auch einem engen, fast durchsichtigen Kleid – herumzulaufen, faszinierte, hatte mit der Erregung zu tun. Frauen sieht man die Erregung körperlich normalerweise kaum an. Als Mann kriege ich dagegen einen deutlich sichtbaren Ständer. Die Vorstellung, mitten unter anderen Menschen als entblößte Frau einer gewissen Hilflosigkeit ausgesetzt zu sein, weil ich so erregt war und nichts dagegen tun konnte, niemand aber etwas davon bemerkte, begeisterte mich, und so gestaltete ich diese Phantasie weiter aus: Ich erfand eine Fernbedienung, mit der ich den Dildo ein- und ausschalten konnte. Ich stellte mir vor, ich wäre ein Mann, der die Frau begleitete und die Kontrolle über den Massagestab hatte, oder umgekehrt: dass ich die Frau war, die diesem Mann ausgeliefert war.

Auch das Spiel mit den Fesseln begeisterte mich ab und zu. Gleichzeitig hatte ich ein wenig Angst davor. Aber nicht etwa, weil meiner Partnerin oder mir dabei etwas passieren könnte; meine Furcht galt der Abnutzung derartiger Phantasien und dass ihnen immer stärkere folgen könnten.

Jule und ich hatten uns einmal näher an solche Phantasien gewagt. Vielleicht weil uns die innere Tiefe im Sex abhandengekommen war und wir Abwechslung suchten. Hinzu kam die ständige Propaganda des SM. Immer wieder hörte man davon, und die Ideen begannen ein Eigenleben zu führen, das danach trachtete, so etwas mal auszuprobieren.

Jule saß auf mir, und als wäre uns beiden gleichzeitig dieselbe Idee gekommen, hielt sie plötzlich inne. Sie nahm eine meiner Hände. Als würden ihre Arme von Marionettenfäden gelenkt, führte sie meine Hand hinter ihren Rücken. Ich umfasste beide ihrer Handgelenke und hielt sie fest zusammen. Dann drehte ich Jule auf den Rücken und legte mich auf sie. Sie sagte leise: »Ja.«

Ich hatte die Lider geschlossen, und plötzlich entstand vor meinem inneren Auge das Bild einer gefesselten Frau. Sie lag nackt auf dem weißen Leintuch eines großen Betts. Ihre Arme waren hinter dem Kopf mit einem weißen Seidenschal an einen Bettpfosten gebunden, ihre Beine weit gespreizt und an die unteren Pfosten geknotet. Ihr Schamhügel und die Muschi waren blank rasiert, die Schamlippen klafften wegen der weiten Spreizung etwas auf. Die inneren Schamlippen lugten ein Stück heraus, und dazwischen glänzte es rosa. Ganz nah ging ich mit dem Mund heran und blies meinen Atem in die rosarote, feuchte Haut. Ein Schauer fuhr durch die Frau, sie stöhnte, und Gänsehaut überzog ihre Oberschenkel. Ihre weiße Haut war mit einem feinen Schweißfilm bedeckt, ihre Brüste hatten einen leicht nach oben gewölbten Warzenhof. Die Brustwarzen traten in einer Weise hervor, als würde der Busen gleich platzen. Während mir diese Vorstellung unvermittelt durch den Sinn ging, ließ Jule meinen Schwanz tief in sich eindringen, so weit, dass ich mit der Eichel ihren Muttermund spüren konnte.

Es durchrieselte mich, und ich wollte genau diese Bewegung wiederholen. Beim Sex zeigt sich die menschliche Neigung besonders ausgeprägt, alles, was schön ist, wiederholen zu wollen; die Rein-Raus-Bewegung könnte durchaus so entstanden sein. Und weil ich das Durchrieseln sofort noch einmal erleben wollte, bewegte ich den Schwanz nicht zurück, sondern versuchte, mit der Eichel nur noch den Muttermund zu liebkosen.

Meine Phantasie von der nackten, gefesselten Frau war aber noch längst nicht beendet. Ich nahm Jules Arme, bog sie hinter ihren Rücken und band um ihre Handknöchel den Gürtel meines Schlafmantels. Währenddessen liebkoste ich weiter Jules Muttermund. Jule bewegte ihr Becken jetzt wie beim Reiten, wodurch meine Eichel sanft an ihrem Muttermund entlang schnalzte. Jede Bewegung erzeugte ein ungeheuer erregendes, süchtig machendes und elektrisierendes Gefühl in meinem Becken. Wenn das gelang, war es für mich neben dem innigen Verschmelzen, bei dem alles eins wird, immer das Schönste beim Sex mit einer Frau.

Am besten glückte das Muttermundfühlen, wenn die Frau auf mir saß. Vermutlich kann der Penis dann am tiefsten eindringen. Wenn die Frau zudem bereit war, ihr Becken so hin und her zu bewegen, als würde sie die Begegnung ihres Muttermunds mit der Eichel suchen, dann gelang es meist auch. Die Mehrzahl der Frauen, die ich intim kennenlernte, schien diese Möglichkeit der Nähe jedoch nicht zu kennen. Sie waren grundsätzlich eher bewegungsarm mit ihrem Becken. Oft bewegten sie es einfach auf und ab, als würden sie meinen Schwanz mit ihrer Hüfte wichsen wollen. Diese Bewegung konnte zwar sehr schön sein, aber schnell störte mich ihre Monotonie und nicht selten auch der Eindruck, dass die Frau das Ganze nur noch für mich tat und ich demnach nun in einer relativ überschaubaren Zeit kommen musste.

Die Berührung meines Schwanzes und seiner Eichel mit dem Muttermund nahm ich fast immer so wahr, als könne mein Becken schlucken. Ja, vielleicht ist das die beste Beschreibung: ein Schluckgefühl, das ein sich zusammenziehendes und sich wieder ausdehnendes Wohlbefinden auslöst, ein inneres Rieseln, fast brennend konnte es sein, begleitet von dem Züngelgefühl des herannahenden Orgasmus in meinem Beckenboden, das sich bis in meine Kehle fortsetzte.

Die Muttermundberührungen fühlten sich von Frau zu Frau anders an. Nachdem mir bewusst geworden war, was da aneinander stieß, begannen sich in mir automatisch Bilder des Geschehens tief dort unten drin zu formen. Wobei ich es bemerkenswerterweise nie so empfand, als wäre ich irgendwo drin, sondern als würden sich die Frau und ich gemeinsam in einem kleinen, geborgenen, weichen Raum befinden. Es war ein diffuses, fast abstraktes Bildgefühl zweier innerer Körperteile, extrem weich und von fester Konsistenz zugleich, die einander in einer optisch dunklen, aber sinnlich spürhellen Geborgenheit begegneten, vielleicht wie zwei liebe, kleine Haustiere, die sich umarmten, aneinander entlangstrichen, zwei schmusende Katzen, die sich umzwirbelten. Mit meinem ganzen übrigen Körper war ich diesem Spiel völlig ausgeliefert.

Solche Bilder, was mein Schwanz in einer Frau tat, was er fühlte und sonst noch anstellte, entstanden von ganz alleine. Sie kamen und gingen. Wenn meine Eichel einen Muttermund spürte, konnte dies in mir ein Bild von einem kleinen oder einem größeren, einem weichen oder härteren Weichteil in der Frau wachrufen. Je nach Gefühl entstanden unterschiedliche Arten von Bewegungsdrang, schnellere oder langsamere, andere, bei denen wir die Becken stärker zusammenpressten und aufeinander rieben, kreisende oder manchmal auch ganz unversehens ruhende – wenn sich Eichel und Muttermund wohlig aneinanderschmiegten.

Manchmal, vor allem bei größeren Frauen, kam es nur wenig oder kaum zur Muttermundberührung. Ich vermutete, dass dies am Körperbau der Frauen lag und dass die Schwanzlänge bei ihnen vielleicht nicht mehr ganz zu dieser Berührung ausreichte. Eigenartigerweise aber konnte ich mitunter trotzdem bei großen Frauen dieses intensive Gefühl der inneren Begegnung stark spüren, dann aber auch wieder nicht, sodass es sein kann, dass es doch nichts mit der körperlichen Größe zu tun hat. Fast immer aber schien mir, dass die Muttermundbegegnungen bei sinnlich offenen Frauen häufiger entstanden als bei sexuell verhaltenen Frauen, deren Zurückhaltung sich auf mich übertrug.

Jetzt gerade spürte ich Jule sehr intensiv. Wir küssten uns gleichzeitig voller Leidenschaft. Ich aber hing bereits in meiner Phantasie fest: Ich wollte die gefesselte Frau küssen. Da switchte die Vorstellung in mir, und im selben Augenblick war plötzlich ich die gefesselte Frau, die auf diese Weise penetriert wurde. Es war eine Variation der exhibitionistischen Lastwagen-Phantasie.

Überrascht öffnete ich die Augen und sah Jule an.

»Was ist mit dir?«, fragte sie und verlangsamte ihre Bewegungen ein wenig.

Ich erzählte ihr von meiner Phantasie und dem Switch, der sich gerade ereignet hatte.

»Das macht mich aber geil, was du da erzählst!«, erwiderte sie. »Hast du solche Vorstellungen öfter? Sollen wir es noch mehr ausprobieren?«

Jule bewegte sich ein wenig unter mir, als wollte sie aus meiner Umklammerung heraus. Doch ich hielt sie umso fester. Sie wehrte sich, aber sie hatte keine Chance, ich stieß tief in sie, während ihre Arme gefesselt über ihrem Kopf lagen. Sie bebte dabei und sagte: »Das ist schön so, nicht aufhören!«

Ich schloss die Augen erneut und gab mich ganz meiner Phantasie hin. Ich machte mit Jule, was ich als Frau gerne tun würde, wenn ich – gleichzeitig als Mann – mit ihr schlafen würde. Ich saugte an ihren Brüsten, knabberte an den Warzen und küsste ihren gesamten Körper, während sich mein Bedürfnis verstärkte, mit langsamen, aber nachdrücklichen Bewegungen immer von Neuem, immer mehr und immer tiefer in sie hineinzustoßen.

»Hast du Lust auf noch mehr?«, raunte ich. Ich war extrem erregt, wusste aber, dass ich noch Zeit hatte und noch nicht kommen würde.

»Ja!«

Jule verstand. Sie begann so zu tun, als wollte sie sich von den Armfesseln befreien. Ich hinderte sie daran, schob ihre Arme fort, bedeckte zugleich ihren Körper mit Küssen. Dann fesselte ich ihre Beine so, wie ich es eben noch vor meinem inneren Auge gesehen hatte. Ich tat so, als wollte ich Jule einen Kuss auf die Lippen geben, sie öffnete den Mund, konnte aber mit ihren Lippen meinen Mund nicht erreichen, weil ich – um sie zu reizen – meinen Kopf immer wieder etwas wegzog. Das war der Moment, als ich ein wenig Angst bekam. Wie weit sollten wir bei diesem Spiel gehen?

Ich hatte mir lange gewünscht, derartige Spiele mit einer Frau einmal ausprobieren zu können. Aber ich hatte mich nie getraut, auch mit Jule nicht. Warum das so war, wusste ich nicht, zumal wir uns bereits in Restaurants ausgelebt hatten – dort allerdings mit dem Kribbeln des frischen Verliebtseins im Bauch. Vielleicht lag es wieder daran, dass ich nicht gewohnt war, offen darüber zu sprechen. Im Alltagsleben nahm ich kein Blatt vor den Mund, doch sobald es intim wurde – nein: schon vorher, beim Flirten –, wurde ich manchmal zaghaft, und mir fielen nicht die richtigen Worte ein. Ja, ich hatte auch Angst vor der Reaktion. Was würde eine Frau denken, wenn ich ihr von meinen Phantasien erzählte? Hielte sie mich dann für einen Perversen, gar einen Vergewaltiger?

Lust kennt keine Grenzen

Mein Verhältnis zu diesem Teil meines Innenlebens wurde entspannter, als ich einmal – fast durch Zufall – eine Art sexuelle Brieffreundschaft mit einer Bekannten unterhielt, die ich in einem Restaurant kennengelernt hatte. Das war während meiner Zeit mit Jule; nie hatte ich ihr davon erzählt. Jonko war eine schlanke, hochgewachsene Asiatin. Sie war Ende zwanzig und hatte lange schwarze Haare und mittelgroße Brüste. Meist kleidete sie sich sehr weiblich, sie trug gerne Röcke. Jonko und ich saßen an unterschiedlichen Tischen, und als unsere jeweiligen Gesprächspartner zufällig gleichzeitig auf die Toilette gingen, begegneten sich unsere Blicke. Wir wussten sofort, dass wir uns kennenlernen wollten, daher bat ich den Kellner, ihr meine Telefonnummer zu bringen.

Einige Male trafen Jonko und ich uns bei ihr oder bei mir zu Hause. Aber statt miteinander zu schlafen, gaben wir uns gegenseitig Massagen. Mit jeder Massage glitten unsere Finger auch in die intimeren Regionen unserer Körper hinein, bis sie meinen Schwanz ausgiebig mitmassierte und ich ihre Muschi und ihren Po.

Während ich sie massierte, ließ ich meinen sexuellen Phantasien freien Lauf, und mir schien, als würde auch Jonko gerade in Phantasien schwelgen. Ich hatte jedoch nicht den Mut, ihr von meinen Vorstellungen zu erzählen. Beide waren wir vom Massieren erregt, doch als wären uns unsichtbare Schranken auferlegt, blieb es bei einem einmaligen, etwas halbherzigen Versuch, miteinander zu bumsen.

Jonko sah hinreißend aus, bewegte sich auf eine wunderschöne Weise, roch sehr angenehm und war hochintelligent. Wir konnten uns über alle möglichen Themen unterhalten. Die Massagen waren herrlich; wir schmusten ausgiebig miteinander, und unsere Lust aufeinander stieg mehr und mehr an. Doch in dem Moment, wo es um den sexuellen Akt (was für ein Wort!) ging, war ein seltsamer unsichtbarer Schleier zwischen uns zu spüren. Trotz aller Offenheit und vieler Gespräche tauschten wir uns über diese verhinderten Augenblicke nicht aus.

Eines Tages kontaktierte mich Jonko per WhatsApp, und wir chatteten ein wenig. Über WhatsApp schickte sie mir Selfies von Situationen, in denen sie sich gerade befand: an einer Straßenkreuzung, in einem Hausflur, zwischen den Regalen eines Supermarkts, in der Umkleidekabine einer Modeboutique. Dabei erzählte mir Jonko stichpunktartig, was sie dort gerade machte. Mehrfach fragte sie, was ich denn mit ihr dort und dort machen würde – ich dürfte mit ihr machen, was ich wollte. So entwickelte sich ein intensiver schriftlicher Austausch von sexuellen Phantasien. Eigenartig, dass ich mich eher traute, über WhatsApp von ihnen zu erzählen, als von Angesicht zu Angesicht. Bei dieser Kommunikation kamen sie mir auch geheimnisvoller vor; man konnte alles Mögliche in sie hineininterpretieren, und darauf kam es an. Tagelang schickten Jonko und ich uns Ergüsse hocherotischer Vorstellungen zu, die von Fesselungen, lustvollen Vergewaltigungen und exhibitionistischen Zurschaustellungen nur so strotzten.

Einmal schrieb sie aus einer U-Bahn, zwei Männer würden sie packen, ihr vor allen Leuten die Kleider vom Leib reißen, sie nackt an eine Haltestange fesseln. Wehrlos wäre sie den Blicken ein- und aussteigender Leute ausgesetzt.

»Sie berühren mich! Hilfe!«, schrieb sie.

Fast hätte ich die Polizei gerufen. Doch dann folgten Sätze, die mich erkennen ließen, dass es nur eine Phantasie war: »Willst du mehr? Sag's mir! Bitte, sag's sofort. Ich bin gerade so feucht. Ein älterer Mann zieht an meinem rechten Nippel. Ob du's glaubst oder nicht, diese Gedanken erregen mich sehr!«

Weiter berichtete sie davon, wie Männer und Frauen Finger in ihre Muschi steckten, ihr die Zunge in den Mund stießen, sie auf den Hintern schlugen. Andere Männer banden ihr Bänder um die

VORBILD PORNO?

Vor den 90er-Jahren führte BDSM ein Nischendasein, erst mit Einführung des Internets begann der Boom. Heute zählen Sexseiten, in denen Menschen andere – vor allem Frauen – quälen, zu den profitabelsten im Internet. Hier gibt es Filme, in denen Frauen blutig geschlagen, die Brüste durchstochen oder auf Bretter genagelt werden. Zu den meistfrequentierten Kategorien zählen »Groping«-Pages, auf denen junge Mädchen in inszenierten Filmen in Autobussen oder Aufzügen begrapscht und von mehreren Männern vergewaltigt werden. In der Realität gibt es erschreckende Parallelen, etwa 2012 im indischen Delhi, als die 23-jährige Jyoti Singh Pandey von sechs Männern gefoltert und vergewaltigt wurde; sie starb an den Folgen der Misshandlungen. Auch die sexuellen Übergriffe in Köln zu Silvester 2015 erinnern an solche Szenen.

Nippel, die sie Fahrgästen in die Hände drückten, damit diese daran ziehen konnten. Für jedes Ziehen verlangten sie einen Cent. Sie massierten ihre Klitoris, und während die U-Bahn weit über die Station hinausfuhr, bei der sie hatte aussteigen wollen, wurde sie von mehreren Männern gebumst.

Fasziniert las ich Jonkos Worte, die sie mir zusammen mit Selfies von sich in der U-Bahn schickte. Bildlich stieg in mir auf, wie es ihr gerade ging. Ich stellte mir ihren Körper vor und begann mich zu streicheln.

Am nächsten Tag teilte sie mir mit, dass sie nachts vor Erregung nicht hatte schlafen können, mehrmals hätte sie sich selbst bis zum Orgasmus gestreichelt. Sie hatte sich ausgemalt, sie wäre eine Universitätsprofessorin, die von ihrem Chef bestraft wurde, indem er sie versohlte, sie durchfickte, in sie hineinspritzte und sie tropfend wieder zurück in den Hörsaal schickte, um nackt vor ihren Studenten zu dozieren.

Dazu passt eine andere Begegnung: Nach der Trennung von Jule war ich an der türkischen Riviera mit einem kleinen Segelboot unterwegs. Im Restaurant eines Küstenstädtchens lernte ich eine Frau kennen, die mir eine Geschichte erzählte. Sie kam mir wie eine Phantasie vor, aber vielleicht hatte sie sich tatsächlich zugetragen. Gemeinsam mit einer Freundin hatte sie zwei Schlafplätze auf einem Gulet-Schiff gebucht, einem zweimastigen Motorsegler. Nachts, wenn sie schlief, trat der Kapitän in ihre Kabine. Wachte sie auf, hatte er bereits von innen abgesperrt und streckte ihr seinen riesigen Schwanz entgegen. Ohne etwas zu sagen, steckte er ihn ihr tief in den Mund. Sie hatte Angst, gleichzeitig aber auch Lust. Sie wehrte sich, aber schließlich bekam sie, wenn er mit ihr schlief, einen derart starken Orgasmus, dass sie sich fragte, ob sie ihn vielleicht sogar wolle. Tagsüber verhielt sich der Kapitän ihr, ihrer Freundin und den anderen Passagieren gegenüber so, als wäre nichts gewesen. Doch nachts erschien er wieder. Ihrer Freundin erzählte sie nichts davon, geplagt von dem Gedanken, ob diese wohl ähnliche Erfahrungen mit dem Kapitän machte. Wäre sie dann wohl eifersüchtig? – Seitdem sei sie so durch den Wind, erzählte sie, dass sie in Erwägung gezogen habe, wieder dieselbe Kabine zu mieten, um festzustellen, ob sich ihre Erfahrung wiederholte, ob sie das wirklich erlebt hatte oder ob alles nur ein Traum war.

Derartige Geschichten waren mir schon häufiger erzählt worden. In Sachen Sexualität glaubte ich allerdings nur, was ich selbst erlebt hatte. Die Geschichte dieser Frau ließ mich eigenartig unberührt. Sie hatte mir als Betroffene von einem sexuellen Übergriff berichtet, dabei hatte sie jedoch manchmal meine Hand berührt, sodass ich mir nicht sicher war, was sich wirklich zugetragen hatte. Nicht ohne Neugierde fragte ich nach:

»Wie hat er denn mit dir geschlafen? Und habt ihr nie etwas miteinander gesprochen?«

Kaum war die Frage ausgesprochen, merkte ich, dass ich gar nicht an einer Antwort interessiert war. Ich sah zu den Nachbartischen hinüber, hörte der Rockmusik aus den Lautsprechern zu.

Dann sagte meine Gesprächspartnerin: »Ich hatte mich nach vier Tagen bereits so daran gewöhnt, dass ich schon kurz vor seinem Eintreten in die Kabine aufwachte und total erregt war.«

An den anderen Tischen wurde leise gesprochen. Oder gar nicht. Meistens saßen Paare an ihnen. Wenn sie nicht miteinander redeten, blickten sie aufs Meer. Ich betrachtete die Häuser ringsum, typische Neubauten, wie sie an Küsten errichtet werden, eckig, stillos; dennoch machten sie etwas her.

Meine Gedanken schweiften ab. Wie viele ähnliche Gespräche mochten in diesen Häusern wohl gerade stattfinden, und wie viel Sperma ergoss sich tagein, tagaus hinter diesen Mauern? Wo floss es hin? Wie viel Gewalt, wie viel Liebe war dazu notwendig, wie viel rein mechanisches Miteinander-Schlafen und wie viel stereotypes Ich-muss-einen-Orgasmus-Kriegen? Sind wir alle einer unheimlichen Macht unterworfen, die sich Sex nennt? Waren meine Vorstellungen von einer alles umfassenden sexuellen Energie vielleicht nur ein mentaler Krampf, mit dem ich mir den Sex schöner reden wollte, als er war? Womöglich fickten und rammelten wir bloß deshalb, weil es die Fortpflanzung erforderte, und alles andere war eine gigantische Ausgeburt unserer Phantasien und Ängste…

In diesem Moment holte mich die Wirklichkeit wieder ein. Ich spürte einen kühlen Windhauch, und die Worte meiner Tischnachbarin drangen an mein Ohr:

»Nein, er hat nie etwas gesagt. Er hat mit mir einfach gemacht, was er wollte, und ich habe mich nur ein wenig dagegen gewehrt. Das musste ich ja, denn es gehört doch dazu. Aber gerade dieses Wehren machte ihn noch geiler, und mich erregte es auch. Einmal schwamm ich im Meer, als wir in einer Bucht vor Anker lagen. Da tauchte er wie aus dem Nichts mit seiner Taucherbrille auf. Ohne etwas zu sagen, zog er mich unter Wasser und öffnete den BH meines Bikinis. Es war so kalt an meinen Brüsten. Dann riss er mir das Bikiniunterteil herunter, ich strampelte, aber er fickte mich einfach durch. Das Höschen glitt derweil davon.«

»Und wie bist du anschließend ohne Bikinihose aufs Boot gekommen?«

»Nackt, es ging doch nicht anders! Ich behauptete, das Gummiband sei gerissen. Mein Gott, war das peinlich. Aber als ich in meiner Kabine war, tauchte er schon wieder auf …«

Ich ging von diesem Gespräch fort und machte einen kleinen Nachtspaziergang. Später kehrte ich aufs Boot zurück. Ich konnte nicht einschlafen, zu viele Gedanken gingen mir durch den Kopf. Um drei Uhr nachts stieg ich hinauf aufs Deck und starrte aufs Wasser, auf den leicht gekräuselten Wellen spiegelte sich das Licht des Mondes. Da schimmerte etwas. Ein Stück Stoff vielleicht? War das womöglich der Bikinislip meiner Gesprächspartnerin? Nackt, wie ich war, sprang ich ins Wasser, machte ein paar Züge, dann konnte ich den Gegenstand fassen. Doch statt des Slips hielt ich einen toten Fisch in der Hand. Erschrocken kraulte ich zum Schiff zurück, duschte mich ab und suchte Wärme und Geborgenheit in der Kajüte.

Ich erzählte Jonko diese Geschichte, als sie mich einmal besuchte. Während ich sprach, zog sie sich aus, legte sich neben mich und bat mich, so mit ihr zu schlafen, wie es der Kapitän mit der Frau auf dem Schiff wohl gemacht hatte. Das war jenes eine Mal, als Jonko und ich miteinander Sex hatten oder besser gesagt, es versuchten. Es war mehr Phantasiesex als realer Sex. Der Zauber hatte in der Wirklichkeit keinen Bestand.

Danach gingen uns die Phantasien aus. Was wir uns bereits ausgedacht hatten, kam für ein zweites Mal nicht infrage, es hätte etwas Neues gebraucht, eine Steigerung. Und genau davor fürchtete ich mich, als ich nach dem kleinen Fesselspiel mit Jule zum Kühlschrank ging, um ein paar Eiswürfel aus der Form zu brechen.

Ich wollte Jule und mir die sexuelle Frische, unsere Unschuld, die Tiefe erhalten. Zu oft hatte ich erfahren, dass Sex, wenn man ihn nicht ein wenig zähmt, wie eine Agave ist, die stirbt, wenn sie zu blühen beginnt.

Das Herz bumst mit – auch ohne mich

Das Geheimnisvolle, das Unbekannte hat eine ungeheure Magie, gerade in der Sexualität. Die Vielfalt des Lebens in all ihren Details und Variationen erforschen zu wollen, statt manches einfach

so sein zu lassen, wie es ist, mithin zu versuchen, auch d[...]
fahrene zur Erfahrung werden zu lassen, ist, als würde m[...]
Pflanze alle Blütenblätter ausreißen oder einem Schmetterling
beide Flügel, um ihrem Wesen auf die Spur zu kommen. Dann
weiß man zwar, woraus sie bestehen, und kann sie mit Stecknadeln in die Trophäenvitrine heften, aber ihr Wesen ist zerstört.
Nicht viel anders kam ich mir vor, wenn ich meine Sexualität zu
sehr analysierte – oder mich meinen sexuellen Phantasien mehr
hingab, als mir guttat. Dasselbe geschieht, wenn ein Mann dem
Ideal anhängt, viele Frauen zu haben, sie ständig zu erobern, aber
bei keiner haltmacht, sich nie fallen lässt und sich nicht öffnet.
Auch zu viel darüber zu sprechen oder das Falsche verbal zu er-
kunden konnte dem Sex den unerlässlichen Zauber der Ungewissheit rauben. In Pornos ist alles Gewissheit, alles darin funktioniert. Ohne Ungewissheit jedoch ist Sex aber kein Sex.

Zu viel Scheinwerferlicht nimmt dem Leben das Mysterium, das
es für uns so spannend macht. Diese Desillusionierung erlebte ich
einmal in jungen Jahren, als ich in einer bestimmten Phase besonders viele Pornos anschaute und dazu masturbierte. Ich bemerkte, wie ich mich immer mehr darauf fixierte. Mit der Zeit
waren bestimmte Bilder abgenutzt, und ich brauchte stärkere vi-
suelle Stimulationen, zu denen auch extremere Phantasien gehörten. Der Trieb dahinter war mein Bedürfnis nach sexueller Befriedigung. Aber ging es wirklich nur darum? Oder verlangte das
Belohnungssystem in meinem Gehirn, nachdem es einmal den
Rausch derart starker Stimulationen erfahren hatte, nun immer
wieder nach Sättigung – ähnlich wie bei einem Drogensüchtigen?
Warum sonst konnte dieses Bedürfnis nie ganz gestillt werden?

Natürlich war ich erst einmal befriedigt, wenn ich masturbiert
hatte. Doch es dauerte nicht lange, und meine Gedanken durch-
streiften wieder die Szenen, die ich in Pornos gesehen hatte: wa-
ckelnde Titten, nah gefilmt; rötlich aufgequollene Schamlippen,

von denen gerade ein Sauggerät abgezogen worden war; das laute Stöhnen einer Frau; in Nahaufnahme der zum Zerbersten erigierte Penis eines Mannes, dessen Gesicht man nie sah; die Stimme der Frau, die mit verendender Stimme ruft: »Ich will kommen, bitte lass mich kommen.« Schnitt. Abermals die wackelnden Titten. Schnitt. Die Arme der Frau sind mit einem bunten Seidenschal gefesselt, der an einem Nagel an der Wand befestigt ist. Sie steht darunter und windet sich mit seltsam übertriebenen Bewegungen, rekelt sich anscheinend. Schnitt. Nahaufnahme ihrer aufgeschwollenen Schamlippen, ihres Anus, dann erneut der Penis, der sich jetzt nähert und unter »Ich will kommen!«-Rufen nicht die Vagina, sondern den Anus der Frau penetriert.

Meine Pornowelt-Phantasien orientierten sich an Schubladenkategorien: Titten, Busty, Slave, Creampie oder Bondage zählten dazu. Einmal stieß ich beim Surfen auf ganze Fluten an Spankingvideos, darin wurden Frauen auf den nackten Hintern geschlagen und dann nicht selten »hart gefickt«. Nachdem ich diese Filme gesehen hatte, drängten sich solche Phantasiewelten geradezu virenartig in meine Vorstellungen. Allein die schiere Masse an im Netz zur Verfügung stehenden Videos trieb mich dazu, weiterem Hardcore-Stoff nachzuspüren. Was würde es womöglich in einer Woche zu sehen geben? Noch tollere Frauen, Muschis, Brüste, und noch irrere Handlungen mit ihnen? Der Gedanke, die optimale Frau mit den ultimativen Titten in Verbindung mit der tollsten Phantasie betrachten zu können, war verlockend. Doch natürlich erfüllte sich dieser Traum nie endgültig, das Verlangen wurde nie gestillt. Porno war eine unerbittliche Geliebte: Sie öffnete sich nie.

Immer wieder gab es neue Busen; sie wippten stets anders, und was mit ihnen alles gemacht wurde, war jedes Mal eine kleine Überraschung. Kaum je wurde dabei aber eine Brust zart oder leidenschaftlich geküsst. Das liebevolle Körperküssen fand in diesen

Pornos so gut wie nie statt. In den gängigen Pornolawinen geht es seelenlos zu, Gefühle werden nicht angesprochen. Das Konzept beruht auf der Darstellung stereotyper männlicher und weiblicher Geschlechterrollen, die durch exzessive Wiederholung wie eine Karikatur erscheinen. Es geht um die martialische Überwindung des Weiblichen durch das Männliche. Anonyme, gesichtslose männliche Teilnehmer benutzen die deutlicher präsentierten und mit Gesicht zu identifizierenden weiblichen Körper wie Puppen, an denen sie sich zunehmend übler ausagieren. Während sie sich an ihnen auf eine mechanische Weise sexuell befriedigen, spucken sie in die Münder der Frauen, verabreichen ihnen Ohrfeigen, ziehen und reißen an den Nippeln, beißen in sie hinein, binden Stricke um sie, um sie zu quetschen, hängen Frauen scheinbar an ihren Brüsten auf, knoten dünne Bänder um die Brustwarzen, um die Frauen an ihnen herumzuführen, stechen sogar Nadeln in sie hinein. Ähnlich wird die Vagina malträtiert; sie wird geschlagen, gerissen, gedehnt oder penetriert, wobei meist das Adjektiv »hart« die besondere Qualität des Films ausdrücken soll. Andere einschlägige Wörter sind »geschändet«, »erniedrigt« oder »fertiggemacht«. Umgekehrt zerren Dominas an den Penissen von Männern, kicken mit den Füßen in sie hinein.

Die Vielfalt der Videos ist eine Illusion. In Wirklichkeit handelt es sich um eine monotone Wiederholung des immer gleichen Konzepts: Männer drängen mit Vehemenz zum Orgasmus. Aber das ist nur ein Teil des sexuellen »Visualsturzes« unserer Zeit. In diesen Filmen werden Menschen dargestellt, deren männliche Geschlechtsteile visuell vom übrigen Körper abgespalten sind. Man sieht so kaum einmal die Gesichter der männlichen Darsteller. Gleichwohl stehen Frauen den seelenlosen männlichen Ausuferungen zur Verfügung, und die meisten Darsteller gieren wie ihr Publikum nur nach der nächsten Sexphantasie, ihrer Drogenspritze. Warum ist das eigentlich erlaubt? In welcher Kultur leben wir, deren Freiheitsdogma so borniert ist, dass es die kollektiven Folgen einer solchen Entwicklung nicht durchschaut?

Der negative Einfluss von Pornokonsum auf unser Verhalten wird auf dramatische Weise in einem Bericht des *Daily Telegraph* beschrieben.[26] Demnach hätte die Pornoindustrie einen Trend begünstigt, wonach immer mehr Menschen trotz Aids ohne Kondome Sex haben. Dass im Jahre 2014 die Anzahl von Frauen, die sich im Rahmen einer sogenannten Labioplastik ihre Vagina enger machen haben lassen, um 40 Prozent stieg und dass immer mehr Frauen ein Erscheinungsbild anstreben, das dem von Pornostars gleicht, sei aller Wahrscheinlichkeit nach auf die »Vorbildwirkung« von Pornos zurückzuführen. Die Libido der Männer als solche solle aus dem gleichen Grund massiv nachgelassen haben, während Erektionsstörungen zunehmen. Sogar lebensgefährliche Auswirkungen kann der massive Konsum von Pornos haben: Der spektakuläre Mord, den der Arbeiter Jamie Reynolds im englischen Shropshire 2013 an der 16-jährigen Georgia Williams durch Erhängen begangen hat, stand erwiesenermaßen mit dem Pornokonsum des Täters unmittelbar vor dem Mord in Zusammenhang. Der zuständige leitende Richter bestätigte laut *Daily Telegraph,* dass »der Konsum von Pornos eine dramatische Auswirkung auf das Individuum« hat.

Als besonders unangenehm empfand ich immer wieder, dass ich die Szenen und Bilder aus diesen Videos nicht mehr aus dem Kopf bekam. Immer wieder tauchten sie auf, manchmal sogar während einer innigen Umarmung mit einer Frau. Innerlich befand ich mich dann im Widerstreit, diese Szenen einerseits wahrzunehmen, während ich sie andererseits am liebsten aus meinem Gedächtnis gelöscht hätte.

Man mag der unendlichen Vielfalt der sexuellen Bilder und Phantasien auch Positives abgewinnen, aber sind sie nicht gerade deshalb auch banal und uninteressant, austauschbar und hohl?

Hätte ich mich solchen Erfahrungen besser nicht aussetzen sollen? Minderten sie womöglich meine Erlebnistiefe – die Fähigkeit, mich fallen lassen zu können und meine Sinnlichkeit zu entfalten?

Wenn ich ehrlich war, musste ich diese Fragen bejahen. Auf einem Bildschirm sich umarmende und liebende Körper zu betrachten war anfangs erregend, doch je mehr ich davon konsumierte, desto langweiliger wurde es. Bis sich dieses flache Gefühl irgendwann auf reale Situationen im Bett auswirkte. Einmal konnte ich mich tatsächlich aus diesem Grund nicht mehr einer innigen Umarmung hingeben. Sehe ich digital, wie eine Frau mit einem erigierten Schwanz ins Gesicht geschlagen wird, empfinde ich das spontan als widerlich, aber je häufiger ich einer derartigen Szene begegne, desto »normaler« kommt mir eine solche Praxis vor. Das ist absurd, aber ich habe es erlebt. Es bedarf einer differenzierten Wahrnehmung, um die eigene sexuelle Wirklichkeit nicht von solchen Bildern infizieren zu lassen.

Je mehr ich meine sexuellen Erfahrungen ausweitete, desto normaler wurden sie. Damals neigte ich dann dazu, nur noch automatisch zu agieren, und verlor das Interesse – mit der Folge, dass ich nach noch mehr Abwechslung und neuen Erfahrungen suchte. So geschah es phasenweise, wenn ich von einer Beziehung gefrustet war und unterschiedliche Freundinnen und Affären hatte: Ab einer bestimmten Zahl wurden die einzelnen Liebschaften immer unwichtiger, und ich ließ mich mit meinen Gefühlen und meinem Engagement nur noch begrenzt ein. Schnell war ich wieder weg und bei einer anderen. Ganz ähnlich war es beim Ausprobieren sexueller Stellungen oder bei der Suche nach ungewöhnlichen Sexlocations: Irgendwann ließ der Reiz nach. Gleichzeitig ließ auch meine Fähigkeit nach, intensiv fühlen zu können, je mehr die Suche nach immer neuen exotischen Begebenheiten in den Vordergrund trat. Genauso war es auch mit dem Konsum von Pornos: Je mehr ich mir davon ansah, desto weniger hatte ich das

Bedürfnis, mit meiner Partnerin schlafen zu wollen. Ein exzessives, drängendes Ausleben, wie bei der Illusion auf dem Pornobildschirm, war mit der leibhaftigen Partnerin ja nicht möglich. Zugleich konnte ich nicht ehrlich mit mir selber sein und zugeben, dass mein sexuelles Bedürfnis eigentlich recht schlicht war: Ich wollte einfach nur in den Arm genommen werden. Dieses Bedürfnis und die Einfachheit, wie es befriedigt werden kann, wurde vollkommen überlagert durch die fast schon zwanghafte Idee, alle möglichen Verhaltensweisen bis hin zu groben Exzessen ausleben zu müssen. Dazu gehörte auch der Anspruch, alles, was andere tun und haben, ebenfalls haben und tun zu müssen. Und wie verbreitet dieses Phänomen ist: Selbst den letzten Winkel der Welt muss man bereist haben – ganz dringend ein Känguru-Steak gegessen oder schmutzigen Sex gemacht haben.

Wir reden über Bio-Essen und ökologische Nischen, aber nicht über die Qualität unseres Zusammenlebens und des Sex. Dafür gibt es keine Trendbegriffe. Tagaus, tagein sind wir nur noch damit beschäftigt, welche unserer vermeintlichen Bedürfnisse befriedigt werden müssen – am besten sofort, weshalb wir die vielen im Netz angebotenen Möglichkeiten ergreifen. Diese Entwicklung hat seit Mitte des 20. Jahrhunderts stark zugenommen und wird in ihrer Unerbittlichkeit nun von den digitalen Medien zum Exzess geführt. Der Sexualtherapeut und Philosoph Erich Fromm widersprach der von anderen Intellektuellen (von Marquis de Sade bis Jean Genet) vertretenen Auffassung, wonach das Ausleben von Perversionen ebenso erlaubt wäre wie alle anderen libidinösen Wünsche. Fromm sagte, dass »Perversionen sehr wohl in Beziehung stehen zum Charakter eines Menschen und zu der ›spirituellen‹ Antwort, die jemand auf sein Leben gibt«.[27]

Sex im Internet, sei es das Masturbieren vor der Mattscheibe oder die Teilnahme an virtuellen Sexspielen, hat nichts mit realem Sex zu tun, es ist lediglich eine Art Orgasmusgymnastik einer aus den Fugen geratenen Kultur der Entwertung, Entsinnlicl Entherzung und des hemmungslosen Auslebens niedrigstei .... tinkte. Man will möglichst schnell möglichst viele Orgasmen bekommen, will einzig ficken und andere Menschen zur Steigerung der eigenen Lust benutzen. Es geht dabei auch um Macht und Narzissmus, darum, sich über den anderen zu erheben. All das geschieht im Rahmen bestehender und bewährter Abläufe. Wir geben uns der Illusion hin, dass alles möglich und erlaubt sei, wagen in Wirklichkeit aber nicht einmal mehr zu flirten. Entsprechend groß ist unser Leiden an der seelischen und sozialen Not. Eigentlich sollten die Gefühle und unser Herz mitbumsen, doch das tun sie nicht mehr. Sie leben getrennt von uns.

Beim Pornowichsen zeigte sich das Dilemma besonders deutlich: Ich war nichts weiter als ein Betrachter dieser Filmszenen und einzig auf den Erregungszustand meines Schwanzes ausgerichtet. Alles andere – Gefühle, seelische Befindlichkeit, die Intimität einer emotionalen Bindung – war vollständig ausgeblendet. Im Vergleich dazu scheint mir der Seitensprung mit einem One-Night-Stand vielleicht sogar ratsamer.

Aber diese Form seelenloser Onanie hat nicht nur negative Effekte auf den Einzelnen, vielmehr ist sie in der heute praktizierten Dimension und aufgrund der Verlogenheit, mit der viele Männer ihr Wichsen herunterspielen, eines der infamsten Instrumente der Machtausübung in Liebesbeziehungen. Der Masturbierende ist sexuell autonom und braucht sich in keiner Weise mehr auf einen Partner, geschweige denn auf andere Menschen einzulassen. Die selbst für Jugendliche frei zugänglichen pornografischen Exzesse machen aus der Masturbation – an sich eine schöne Form körperlicher Selbstliebe – eine sexuelle Parallelwelt. Mit zunehmender Häufigkeit und Intensität des Pornowichsens gewinnt die Selbstbefriedigung an Stellenwert und werden Frauen (nicht nur sexuell) zur Nebensächlichkeit degradiert.

In meinen Beziehungen entstand nach einer gewissen Zeit immer eine negative Korrelation zwischen dem erotischen Zusammenleben und dem Ausmaß des Masturbierens: Je nach Häufigkeit des Onanierens lebten wir sexuell entweder zusammen oder nebeneinander oder sogar getrennt voneinander. Mein Pornogucken als Jungspund entwickelte sich mehr und mehr zu einem Zappen durch Szenen. Damals war Porno meine Geliebte. Ich konnte mit ihr machen, was ich wollte – sie an mich heranziehen, sie abschalten, sie verstoßen. Welche Abartigkeit auch immer mir durchs Gehirn spukte, ich wurde bei ihr fündig, und sie machte willig alles mit, was ich wollte.

Porno war aber auch eine richtig fiese Partnerin, wie ich später erfahren sollte: Sie trennte nicht nur meine Lebensgefährtin von mir, indem sie sexuelle Gräben zwischen uns aufwarf, sondern sie war physisch nicht greifbar. Darin glich sie einer Domina, die sich nicht anfassen lässt. Gerade weil mein Griff in die sexuelle Leere ging, wollte ich immer mehr; jede Pornobefriedigung ist eine Scheinbefriedigung, die sexuell nicht sättigt und deshalb nach Wiederholung verlangt. Letztlich war Porno nichts anderes als ein virtuelles Sexmonster, das sich unentwegt neu gebar, nur um mich von Neuem zu verführen und mich dazu zu bringen, dass ich mich selbst befriedigte. Eine halbgare und hohle Befriedigung war das; sie war zwanghaft – eine hormongesteuerte Sucht. Wirkliche Befriedigung erfüllt mich voll. Ein Porno-Orgasmus ist jedes Mal ein kleiner Verrat an meiner sexuellen – und menschlichen – Vollständigkeit, zu der sehr wohl auch mein schlagendes Herz, überhaupt mein ganzer Körper gehört. Der Porno-Orgasmus ist ein Verlust. Es braucht dazu kein Ich, kein vollständiges Selbst.

Als ich das erkannte und verstand, dass ich durch dies immergleiche mechanische Vorgehen nur neue Variationen solcher Kleinbefriedigungen erlangen konnte, machte ich Schluss mit Porno. Wo sollte das hinführen? Es konnte sich letztlich nur immer weiter steigern, bis ich schließlich Porno einer Liebesbeziehung und selbst meinem eigenen Leben gegenüber absoluten Vorrang geben würde.

So ist unsere Sexualität zu einem Selbstbefriedigungsprodukt geworden, das zwischen den Menschen steht und unser naturgegebenes Zusammensein verhindert. Stellvertretersex. Funktionalisiert. Ist das nicht in jener Form »faschistisch«, wie Hannah Arendt diesen Begriff – wenn auch in anderem Zusammenhang – so trefflich erklärt hatte? Das wunderschöne Gefühl des gemeinsamen Fallenlassens, die Herzbegegnung zweier Menschen geht in diesem Schlund verloren. Die Feinheiten unserer Sinne stumpfen ab. Die Erfahrung, mit den bei innigem Sinnessex entstehenden Gefühlen umgehen zu können, nimmt ab. Infolgedessen entsteht mehr Angst vor Gefühlen, die wir immer weniger frei ausleben.

Innerer und äußerer Sex

Dann war da noch die Sache mit dem Eis. Als ich mit den Eiswürfeln zu Jule zurückgekehrt war, nahm ich einen von ihnen in die Hand; er war extrem kalt und zerrann nur langsam. Ich legte ihn auf ihren Bauchnabel. Sofort bildete sich eine Gänsehaut auf ihrem Körper, ihr Atem wurde schwerer. Sie wollte ihre Arme und Beine bewegen, doch wegen der Fesseln war das kaum möglich. Ich hatte das Bedürfnis, mich ganz eng an Jule zu schmiegen, während ich mit einem anderen Würfel über ihren Körper fuhr, über ihre Brüste, die Brustwarzen umkreiste und schließlich den schmelzenden Eiswürfel zwischen ihre Schamlippen gleiten ließ, bis er in ihrer Muschi zerfloss. Doch da etwas in mir sie für einen Moment in Ruhe lassen wollte – und mich selbst auch –, rückte ich weg von ihr.

Mich erregte dieses Spiel, bei dem wir uns nur mit ganz wenigen Worten austauschten, genauso wie Jule, ich konnte ihr süßes Ausgeliefertsein förmlich mitfühlen. In meinem Penis war das jedoch nur sekundär zu spüren. Zwar ragte er prall zwischen meinen Beinen hervor, doch die Tiefe meiner Erregung lag in meinem Atem, der im Einklang mit Jules Atem durch unsere Körper floss. Es war, als wären wir durch das Eis miteinander verschmolzen. Als würde ich meine eigene Haut fühlen, während ich die von Jule streichelte. Dieses Gefühl verband uns so intensiv, dass ich unser kleines Bondage-Experiment abbrach.

Es war sehr schön, aber alles Weitere wollte ich nicht mehr auf ein äußerliches Spiel gründen, sondern darauf, was ich in mir empfand. Mich verlangte so sehr nach ihr, dass mich ihr Gefesseltsein, die Beeinträchtigung in ihren Bewegungen in meinen Gefühlen hemmte. Deshalb wollte ich auch nicht in Jule »eindringen« (wie das Wort hier passt!), während sie am Bett festgebunden war. Wie sich das anfühlte, hatte ich ja bereits in meiner Phantasie ausloten können. Es war ein sanftes Gewalt- und Machtgefühl gewesen, das meine Geilheit beflügelt hatte. Doch Jule sollte frei sein, nur so wollte ich sie erleben.

Sie nickte mir zu und sagte ganz leise »Ja!«, als sie mein Vorhaben bemerkte. Ich band ihre Arme und Beine los, und sie umschlang mich sofort. Wir küssten uns tief und innig, während mein Schwanz sanft in sie hineinglitt und sich unsere Hüften immer intensiver zu bewegen begannen. Das alles machte ich längst nicht mehr aus Geilheit oder aus dem Bedürfnis heraus, eine Phantasie auszuleben. Es geschah einfach. Da war kein Gedanke mehr, der durch meinen Kopf spukte, keine abstruse Vorstellung, keine Hemmung. Auch keine To-do-Liste wie für meine Arbeitsprojekte lenkte mich ab, wie sonst manchmal, keine früheren Gesprächsfetzen schwirrten durch meinen Kopf. Ich war nur noch da, zusammen mit Jule, und es war wunderbar. Ich war froh, dass wir nicht länger in der Phantasie schwelgten, sondern vorstellungsfrei beieinanderlagen.

»Sollten wir unsere Phantasien vielleicht besser gar nicht erst ausleben?«, fragte Jule damals.

»Vielleicht hast du recht«, antwortete ich. »Zumindest aber sollten wir das Maß im Auge behalten.«

»Also das, was außer Kontrolle geraten könnte?«

»Ja, irgendwie schon. Als wir unsere sexuellen Phantasien auszuleben begannen, hatte ich Angst, dass wir diese Form gefühlloser Sexualität über die Maßen zu lieben beginnen und süchtig danach werden könnten. Sie mag schön und genussvoll sein, aber vielleicht würde unsere Erotik danach ihr Geheimnis verlieren … Diese Furcht hatte ich tatsächlich, sie hatte viel damit zu tun, etwas nicht zu verstehen, von meiner Partnerin losgelassen und in die sinnliche Einsamkeit geschickt zu werden. – Oder findest du mich jetzt einfach nur zu gefühlsduselig?«

»Weiß nicht so recht«, sagte sie.

»Was meinst du denn rückblickend?«, fragte ich.

»Es war wirklich wundervoll. Aber ich verstehe, was du meinst. Ich teile deine Befürchtung, dass das entgleisen kann.«

»Und wo hätten wir letztlich die Grenze ziehen sollen? Phantasien können grenzenlos wuchern.«

»War das bei uns bereits der Fall, als ich gefesselt auf dem Bett lag und du mit den Eiswürfeln zurückkamst, um mich mit ihnen zu streicheln?«

»Nein, solche Grenzen kann man auch gar nicht genau bestimmen. Wir müssen sie spüren, oder?«

»Ich hätte die Erfahrung jedenfalls nicht missen wollen. Und ich will es wieder machen.«

»Ich auch. Aber wenn man das Ganze weiterdenkt: Liegt die Grenze womöglich bereits dort, wo Islamisten ihren Frauen das

n eines Schleiers befehlen oder wo Katholiken den Priestern
ne verbieten? Wo ist diese Grenze? Reicht es aus, wenn wir
sie nur spüren, oder sollten wir Regeln und einen theoretischen
Überbau dafür entwickeln?«

»Da wäre ich nicht dafür«, sagte Jule.

»Ich auch nicht. Aber wo landen wir dann?«

Vielleicht darf es weder Regeln noch Regulierungen geben, weil
Sex eine heilige Energie ist? Aber gilt das auch für diese Porno-
seuche? Die US-amerikanische Frauenrechtlerin Mary McCarthy
hat einmal gesagt: »Man darf Sex nicht zwingen, die Arbeit der
Liebe zu übernehmen, aber auch nicht die Liebe, die Arbeit von
Sex zu machen.« Man kann Liebe und Sex nicht gegeneinander
aufwiegen. Sie existieren unabhängig voneinander. Der Schlüssel
zum Mysterium meiner sexuellen Gefühle lag aber offenbar nicht
im »Ausjustieren« von Liebe und Sex, auch nicht in der Abwechslung oder in der Erzeugung neuer und überraschender Erfahrungen wie beispielsweise durch das Ausleben von Phantasien. Er lag
in der eigenen Hingabe und Öffnung. Erreichte ich diesen Zustand, brauchte ich nichts Neues mehr, keinen Kick, denn im Moment freier sexueller Ekstase – die nicht unbedingt einen Orgasmus brauchte und die ich daher als »frei« empfand – war für mich
alles vollkommen neu, auch das Gewohnte. Vor allem, wenn es
mir gelang, das Ganze hinauszuzögern und auszudehnen. Deshalb unterbrach ich den als »Geschlechtsakt« oder »Koitus« bezeichneten Vorgang gerne, zog meinen Schwanz heraus und
machte mit anderen Liebkosungen weiter, um etwas später erneut
zusammenzufinden.

Das war kein Abbrechen im eigentlichen Sinn, es wurde kein
»Ablauf« dadurch gestört. Wenn ich eine Brustwarze küsse und
dann den Bauch oder die Muschi, dann breche ich den Kuss
nicht ab. Der Beischlaf dauert während dieser Liebkosungen an.
Der Unterschied ist nur: Es geht nicht um einen zielgerichteten

Orgasmus. Aber solchen Sex hatte ich ohnehin nicht im Sinn. Es gab auch keine Regel, wie lange es dauern sollte. Dauer war bei mir noch nie ein Gradmesser für sexuelle Intensität. Es gab höchst wundervolle, sehr kurze Erlebnisse mit einem Himmelhochjauchzend-in-die-Lüfte-fliegen-Höhepunkt. Und es gab lange Wellen der Erregung, bei denen die Zeit jede Bedeutung verlor.

Generell finde ich es immer schade, wenn ein intensives Sexerlebnis sein Ende findet. Verlängern lässt es sich durch einen fortwährenden Wechsel zwischen innerem und äußerem Sex.

Was Jule und ich in dieser Situation erlebt hatten, war unvergleichlich. Wir lösten uns ein wenig aus unserer Umarmung. Die Luft, die daraufhin um unsere schweißnassen Körper strich, fühlte sich kühl an. Es war, als würde mein Körper diese Frische brauchen. Gleich atmeten wir wieder tiefer. Da etwas Neues geschehen war, sahen wir uns an und lächelten. Mein Herz freute sich über Jules Augen.

Eine Umfrage des Tantralehrers Saleem Matthias Riek weist darauf hin, dass Männer emotionale Sehnsüchte haben, die über abgespaltenen Phantasiesex oder mechanisches Orgasmusstreben weit hinausgehen – und vielleicht auch von den Wünschen der Frauen gar nicht so weit entfernt liegen:

WAS FÜR MÄNNER ERFÜLLENDER SEX IST[28]

Ein möglichst intensiver Orgasmus	*32,02 %*
Ganzkörperliche Lust und Sinnlichkeit	*75,84 %*
Liebe und Nähe zur Partnerin	*76,40 %*
Phantasien ausleben und persönliche	
Grenzen überschreiten	*37,08 %*

Kleine wehleidige Passage mit Mond

Meine Beziehung zu Jule stand in krassem Gegensatz zu meinem früheren sexuellen Leben. Zuvor hatte ich herumgevögelt, mal mit viel, mal mit wenig, mal ganz ohne Liebe, und nicht selten nur von Geilheit getrieben. Ich wollte kein Kind und passte nie auf. Der Gedanke, dass ich mit meinem Sperma jederzeit eine Frau schwängern könnte, war nie an meinem sexuellen Horizont aufgetaucht. Maya war von mir schwanger geworden. Von zwei anderen Frauen habe ich Ähnliches gehört, aber sie hatten mich nicht darauf angesprochen, deshalb wusste ich nicht, ob ich es glauben sollte. Das fand ich bestenfalls irritierend, ich habe es so hingenommen.

In der sexuellen Beziehung zu Jule war ich jedoch ganz auf sie fokussiert. Sie hatte mittlerweile ihren Kinderwunsch deutlich geäußert. Ich dagegen war seit einiger Zeit hin- und hergerissen. In jedem Fall war mit dem Thema Zeugungsfähigkeit ein schwergewichtiges Thema zu unserem bisherigen Sex hinzugekommen. Das war neu für mich. Und ernüchternd. Es beschäftigte mich immer mehr, dass Jule nicht schwanger wurde. Ein Arzt erklärte mir, dass es starke und schwache Spermien gebe. Oft würde bei dem Wettrennen der Spermien in Richtung Eizellen kein einziges gewinnen. Das Thema begann von mir Besitz zu ergreifen. Jedes Mal, wenn ich jetzt in Jule kam, dachte ich: Hoffentlich sind ein paar Starke und Schnelle dabei. Hat sie wohl gerade ihren Eisprung, war das vielleicht *der* Moment? Hat es dieses Mal geklappt?

Diese Gedanken begannen meine Gefühle zu überlagern. Meine Sexualität verlor an Leichtigkeit. Für mich war es mehr und mehr so, als müssten wir eine Höchstleistung vollbringen, die ich vielleicht gar nicht leisten konnte. Oder nicht mehr leisten konnte? Lag es am Alter?

Mit meinem Fruchtbarkeitsproblem fühlte ich mich ganz allein-gelassen. Irgendein kleiner Junge, der immer noch auf der Wasch-maschine saß, gab meiner Mutter, die über die Einzige geredet hatte, wieder einmal unrecht. Der Trotzbengel hatte mich ange-trieben, aus einer Einzigen viele zu machen. Und nun stand ich vor einem Salat aus ausgelebtem Sexleben und keiner Ahnung, was ich mit einer Einzigen und unseren gemeinsamen Wünschen machen sollte.

»Du bist doch sonst so stark gewesen«, sagte Jule, als ich ihr lange Zeit später in jener Nacht auf dem Sofa von diesen Gefühlen er-zählte.

Aus dem Nebenzimmer waren Geräusche zu hören. Wie von der Tarantel gestochen, sprang Jule auf und rannte zu ihrem Kind. Ein wunderschönes Mädchen, gerade mal drei Monate alt.

Ich sah durchs Dachfenster hinauf in die Nacht. Der Vollmond starrte mich mit seiner eigenwilligen Fratze an; der Ausdruck er-innerte mich wie schon so oft an Edvard Munchs Gemälde *Der Schrei* und weniger an irgendein romantisches Bild, das fast schon zwanghaft in den Mond hineingesehen wird. Ein Halbmond ginge ja noch, aber dieses Starren des Vollmonds hatte etwas Unerbitt-liches. Nur wenn er von einer Aura umgeben war, fand ich den Vollmond hinreißend schön. Bereits als Kind war er mir unheim-lich gewesen, weswegen ich lieber seinen Schein betrachtet hatte, als ihm direkt ins Antlitz zu schauen.

»Ich fand Vollmond nie sexy, soviel zu meinem Verhältnis zu Sex und Mond, Jule, nur dass du es weißt«, sagte ich etwas später zu ihr, mit einem Gefühl destruktiven Selbstmitleids im Herzen.

Mein Ausbruch verwunderte sie. Wie oft hatten wir bei Voll-mond erotische Gefühle herbeizuzaubern versucht? Und jetzt? Auf einmal war ich schlecht drauf. Warum? Wenn ich das bloß gewusst hätte.

»Bist du in unserer Zeit eigentlich noch öfter fremdgegangen?«, fragte Jule plötzlich.

Die Worte aller meiner Männerfreunde klangen augenblicklich in meinen Ohren: »So was gibt man nicht zu, das vertragen Frauen nicht.«

»Ja«, sagte ich, und mir fiel auf, dass Jule kein bisschen überrascht war.

Ja, ich war noch öfter fremdgegangen als das eine Mal, das ich ihr schon gestanden hatte. Manchmal hatte ich mich auf Reisen mit einer Affäre von früher getroffen, mit der ich schon immer einen glasklaren, wollüstigen Sex leben konnte. Irgendetwas passte bei uns körperlich sehr stimmig zusammen. Nicht nur war es jedes Mal eine wunderschöne Begegnung, sondern zu unserem eigenen Erstaunen kamen wir fast immer gemeinsam. Trotzdem verliebten wir uns nie ineinander und waren ganz froh, als unsere Wege uns wieder in verschiedene Richtungen führten.

Dass ich gegen Ende meiner Beziehung mit Jule wieder auf diese Affäre zurückgriff, wurde von meinem Frust mit den unbeweglichen Spermien ausgelöst und weil ich immer daran denken musste, wenn Jule und ich miteinander schliefen. Bei anderen Beziehungen hatte ich mich mitunter dann für Sex mit einer anderen Frau interessiert, wenn wir uns so sehr an unseren Sex gewöhnt hatten, dass er seinen Reiz verlor. Bis meine Beziehungen in dieses Stadium eintraten, war ich niemals fremdgegangen. Dass Jule und ich nun obendrein ein Kind wollten, und das mit Jules sich zunehmend steigerndem emotionalen Nachdruck, daraus wuchs das allergrößte Gewöhnungsmonster. Ich empfand mich mehr als Zuchthengst denn als zukünftiger Vater. Und dass es nicht klappte, machte dieses Monster für mich schier übermächtig.

Mit Jule hatte ich mir zum ersten Mal ein Kind vorstellen können, meine alten Widerstände waren verflogen. Erstmals hatte ich es mir als bereichernd vorgestellt, wenn ein Kind in mein Leben käme. Wenn ich tief in mich hineinhorchte, so hing von der Erfüllung dieses Wunsches jedoch nicht mein Lebensglück ab. Jules aber schon, das wurde mir immer klarer. Etwas begann sich zwischen uns zu schieben.

Ich hatte in meinem Leben fast alles verwirklicht, was ich mir vorgestellt hatte. Ich hatte vieles ausprobiert und mich in vielem ausgelebt, was man überhaupt erfahren kann. Es gab für mich keine großen Träume mehr. In viele war ich tief eingetaucht, aber die meisten hatten sich im Lauf der Zeit selbst entzaubert – es war, als hätte ich versucht, aus leeren Fässern zu trinken. Das Interesse an Träumen hatte ich längst verloren. Zielvorstellungen fast jeder Art interessierten mich umso weniger, je mehr Ziele ich erreicht hatte. Ich war weit gereist, kannte exotische Orte in aller Welt. Es war daher nicht mehr so dringend für mich, noch weitere entdecken zu müssen. In verschiedenen Berufen habe ich mich als Mann unter Männern aufgerieben. In der bizarren Welt der Karriere-Hamsterräder gab es für mich kaum noch eine Herausforderung, die mich reizte. Bei meinen Projekten als Medienmanager und Produzent hatte es sich meistens um Frauen und deren Vermarktung gedreht. Ausgelöst durch diese Erfahrung, habe ich mich später mit der Diskriminierung der Frauen beschäftigt. In unzähligen Psychogruppen, in Meditationskursen, in der Therapie und schließlich in einer Ausbildung zum Therapeuten habe ich mich der Sinnsuche verschrieben, mitunter nach dem Motto: »Das tollste Ziel ist dort, wo es nicht erreichbar ist.«

Nein, ich war keinesfalls desillusioniert, im Gegenteil: Ich träumte weniger, aber ich war visionärer geworden; mir schwebten konkrete Bilder vor, was ich aus meinem Leben noch machen wollte, das meiste zielte aber auf etwas ganz anderes hin: auf den Moment im Hier und Jetzt. Nur darin fand ich die Endlosigkeit und Freiheit, nach der ich mich immer gesehnt hatte. Doch diesen Moment kann man nur in sich selbst fühlen, kann ihn nur sich selbst bewusst machen und in sich selbst ausdehnen lassen. Denn die zielbestimmte Welt um mich herum besteht ja weiterhin, sie forderte und zerrte unentwegt an mir mit allem, was sie mir vormachte.

Ein verlockendes Ziel war für mich, ein zufriedenes und glückliches Leben zu führen, denn viel zu oft in meinem Leben hatte ich mich von Männern in ein Konkurrenzverhältnis gepresst gefühlt und Frauen gegenüber in eine Position, mich beweisen zu müssen. Auch in meine Sexualität und in meine Beziehungen zu Frauen war dieser Druck eingeflossen. Nach und nach war das Masturbieren zu einem festen Bestandteil meiner sexuellen Lust geworden und hatte diese instrumentalisiert, denn so konnte ich meinen Stress abbauen. Bei der Selbstbefriedigung ließen sich alle Sorgen ausblenden – und das fast so lange, wie ich wollte, wenn ich nämlich den Orgasmus hinauszögerte. Das konnte durchaus über Stunden gehen. Erst nachdem ich mein Leben vollkommen geändert und all das losgelassen hatte, was Druck in mir erzeugte, entdeckte ich meine Sexualität neu – entspannter und viel freier. Aber mit Fruchtbarkeitsproblemen.

Auf dem Berg meiner Sexualität war ich zu Hause und fühlte mich vertraut, ich wanderte auf ihm herum, wie es mir gefiel. Beim Miteinander-Schlafen hatte ich mir nie Sorgen gemacht, ob ich ihn hochbekommen würde. Doch nun dachte ich daran, ob mein »Ejakulat« genügend lebendige Spermien enthalten würde. Nun, wo ich nicht nur bereit war, ein Kind zu zeugen, sondern es auch von Herzen gerne wollte, klappte es nicht. Es war ein dumpfes, nur schwer fassbares Gefühl innerer Bedrängnis, das langsam, aber zunehmend bestimmter von mir Besitz ergriff.

Minenfeldsex, Sperma
und ein Hygieneproblem

Auch wenn ich den Orgasmus viel weiter fühlte, war mein Sperma, von dem ich mittlerweile annahm, dass es »leider nicht das schnellste« war, für mich doch das Symbol meines Orgasmus. Leider war das Image des Spermas schlecht, und so sorgte es meistens für eher unangenehme Begleitumstände im Bett. Je nachdem, was ich gegessen hatte, roch und schmeckte es unterschiedlich, von sehr gut bis unangenehm, aber weder meine Partnerinnen noch ich waren darüber informiert, was es alles mit dem Sperma auf sich hatte. Es gab negative Aspekte wie die Übertragung von Bakterien oder Viren, etwa im Zusammenhang mit HIV, Tripper oder Chlamydien. Gefährlich war das nur beim ungeschützten Verkehr ohne Kondom, wenn das Sperma sich mit den Körpersäften der Partnerin mischte, wie es leicht in der Vagina oder im Mund geschehen konnte. Das galt aber genauso auch für andere Körperflüssigkeiten.

Auch positive Eigenschaften machten die Runde.[29] So haben Wissenschaftler behauptet, dass Sperma enorm viele Proteine enthalte und angeblich alleine bei äußerer Anwendung, zum Beispiel durch Einreiben, den Haarwuchs fördere. Auch einen Anti-Aging-Effekt soll der Männersaft haben. Sperma gut gegen Falten? Warum nicht. Forschern der New York State University zufolge sollen Frauen, die regelmäßig Sperma vaginal oder oral aufnehmen, seltener depressiv sein. Auch gegen Vergesslichkeit und Demenz soll Sperma helfen – das jedenfalls haben Universitäten in Berlin und Graz herausgefunden. Sie haben Fruchtfliegen mit dem unter anderem im Sperma enthaltenen Spermidin gefüttert (es kommt hochkonzentriert auch in Weizenkeimlingen oder Soja und in der Darmflora vor), woraufhin sich das Erinnerungsvermögen der Fliegen sofort besserte. Ach so, fast hätte ich es vergessen: Mit Sperma kann man auch Menschen zeugen. Ohne geht das nicht. Noch nicht.

Wichtiger als solche vermeintlichen Nutzeffekte sind für mich die eigenen Gefühle. Man mag es altmodisch nennen, aber ich empfinde es als das Schönste, in einer Frau zu kommen, und damit bin ich vollauf zufrieden. Für mich ist es eine der intensivsten Erfahrungen, nämlich akzeptiert und angenommen zu werden. Das zusammen mit einer Frau zu erleben war für mich stets die ultimative Verschmelzung.

Und doch gibt es Ressentiments gegen das Sperma, die sich auch darauf auswirken, wie wir Sex haben. In einer Frau zu kommen war für mich nie ein Akt der Gewalt. Dass hier Gewalt im Spiel sein könnte, ist vor allem durch die von der Pornoindustrie verbreiteten Bilder entstanden. In Pornos wird das Sperma auch zur ans Sadistische grenzenden Selbstbefriedigung missbraucht und von Männern ohne Gesicht ins Gesicht von Frauen gespritzt, deren verschmierte Gesichter dann in Großaufnahme gezeigt werden.

Für jeden Mann ist die erste Ejakulation ein besonders prägendes Erlebnis. Häufig geschieht sie zufällig oder durch verstecktes Onanieren unter der Bettdecke. Ab diesem Moment haben das männliche Kommen und das Sperma meist etwas Heimliches, vielleicht sogar Verbotenes und Tabuisiertes. Darüber gesprochen wird so gut wie nie, es sei denn in abwehrender Form. Dabei ist das Sperma eine entscheidende Zutat bei der Zeugung; eine entsprechende Wertschätzung findet aber kaum statt, im Gegenteil. Männer sprechen zuweilen hinsichtlich ihres Spermas von »abgewichster Scheiße«. Und wenn Männer über Sex reden, heißt es häufig: »Konntest du wenigstens abspritzen?« oder: »Vollgespritzt?« Die Frage klingt, als erkundige man sich danach, ob einer etwas Unumgängliches, etwas Unangenehmes erledigen konnte.

Auch unser Verhalten ist entsprechend: Man wischt das Sperma danach sofort weg. Wo auch immer das Sperma hinspritzt, alle

Orte werden als unpassend empfunden – außer in einer Frau. Da ich aber nie weiß, wie viel davon herauskommen wird, ob es nur sanft sprudelnd »überläuft« oder heftig spritzt, gelangt das Sperma – wenn es nicht in einem Kondom gezielt entsorgt wird – fast immer an unvorhergesehene Orte. Es wird dann häufig behandelt, als wäre es eine widerliche Flüssigkeit, durch die größter Schaden entsteht, wenn man sie dort ein wenig belässt. Bei einem Milch- oder Weißweinfleck reicht für eine erträgliche Beziehung zu dem Flecken bereits leichtes Reiben mit einem feuchten Tuch, oder man lässt es einfach erst mal so. Doch bei Spermaflecken werden sofort hektisch Kleenextücher gezupft und sogar Desinfektionsmittel versprüht. Die meisten Frauen berühren, wenn überhaupt, einen Spermaklecks auf ihrem Bauch allenfalls leicht mit einer Fingerkuppe. Allenfalls rühren sie ein wenig darin herum, schnuppern kurz daran, um dann aber sofort diese angewidert-lustige Miene aufzusetzen, bei der ich als Mann nie weiß, was ich denken soll: Mag sie es? – Nein. Riecht es gut? – Nein. Warum lächelt sie dann? Weil sie mir einen Gefallen tun will? Etwa so, wie man jemandem verschweigt, dass er aus dem Mund riecht?

Dann verschwinden viele Frauen schnellstens im Bad, um sich den Mannessaft vom Leib zu waschen. Man lässt Dreck in allen möglichen Varianten an seinen Fingern, am Körper, auf Betttüchern oder der Kleidung; es dauert immer eine Weile, bis man sich wäscht oder die Sachen zur Reinigung bringt. Doch Sperma muss sofort verschwinden. Wie oft habe ich dieses »Iiiiiiii!« gehört, wenn von Sperma die Rede war. Vermittelt eine Frau mir den Eindruck, sie empfinde Sperma als eklig, erlöschen meine auflodernden Feuer auf der Stelle – das Feuer der sexuellen Energie, das Feuer der Liebe, das Feuer der Beziehung.

Trotz des negativen Images, das dem Sperma anhaftet, war es für mich stets ein Zeichen gegenseitiger Hingabe, wenn ich in einer Frau kommen durfte. Selbst wenn es vielleicht ein One-Night-Stand und der Sex nur von Geilheit bestimmt war. Doch ob es zu diesem Mich-Hingeben und Verschmelzen kam, hing von der Verbindung mit der Frau ab, von der gemeinsamen Elektrizität und dem Ausmaß, in dem ich mich (und mein Sperma) angenommen und akzeptiert fühlte. Oft fiel das schwer, denn da gab es diese kleinen Scheren in meinem Kopf, die immer dann aktiv wurden, wenn Frauen bestimmte Bemerkungen machten, Wortgifte wie beispielsweise:

»Hast du einen HIV-Text gemacht?«

»Hast du dich gewaschen?«

»Hoffentlich hast du keine Pilze.«

»Und was ist, wenn ich mich danach in dich verliebe?«

»Aber bitte ganz sanft, okay?«

»Bitte, komm nicht zu schnell.«

Solche Aussagen sind gerechtfertigt. Aber sie sind auch ein fieses Gift, weil ich ständig darüber nachdenken muss. Beim Bumsen schwirren solche Sätze munter weiter durch meinen Kopf, weil mein Gehirn unaufhörlich Antworten formuliert:

»Ja, einen HIV-Test habe ich gemacht, aber vor einem halben Jahr, und was, wenn ich jetzt doch infiziert bin? Aber das geht ja gar nicht, es gab seither keine Ansteckungsmöglichkeit. Oder doch?«

»Vielleicht sollte ich sofort mit dem Vögeln aufhören, das ist ja fast kriminell, was ich da tue.«

»Ich bin nicht schmutzig und ebensowenig giftig, aber das darf man ja nicht sagen. Vielleicht hätte ich lieber noch einmal vor ihren Augen duschen sollen, obwohl ich erst vor einer Stunde geduscht habe.«

»Verlieb dich bloß nicht, bitte. Wenn du schon so fragst, muss es ja furchtbar sein, wenn du am Ende verliebt wärst.«

»Ganz sanft? Was ist denn bitte sanft? Da vergeht mir ja gleich alles. Da fallen mir plötzlich so viele Möglichkeiten des versehentlichen Unsanftseins ein … Wie soll ich ununterbrochene Sanftheit durchhalten?«

»Nicht zu schnell kommen? Im Zweifelsfall ist jedes Kommen zu schnell. Wann also? Nach zehn Minuten, dreißig oder einer Stunde? Vielleicht komme ich sicherheitshalber überhaupt nicht, dann kann nichts schiefgehen.«

Man sollte sich über solche Dinge verständigen. Auch ich will vorher wissen, wie es eine Frau mit ihrer Hygiene hält. Wie ich auf eine solche Frage reagiere, hängt allerdings von der Art und Weise ab, wie sie vorgebracht wird. Ist es eine Äußerung mit erhobenem Zeigefinger, so kann der auch während des Bumsens in meinem Kopf weiter mahnen. Jedes Schmusen oder auch der sexuelle Akt sind dann unterbrochen, meine Lust erlischt. Ich kann nicht sagen, wann man am besten über solche Sachen spricht, aber entscheidend ist der Ton.

Ein kleines Problem tauchte auch dann auf, wenn ich um Erlaubnis fragen zu müssen glaubte, ob ich hineinspritzen darf. Bei manchen Frauen war alles, auch das Drin-Kommen, ganz selbstverständlich. Dann brauchte es die Frage »Darf ich in dir kommen?« gar nicht. Oder sie ging mir leicht über die Lippen. Doch einige Frauen signalisierten mir mit ihrem Verhalten, dass Sex etwas von ihnen Abgetrenntes war. Das trifft bestimmt auf mindestens genauso viele Männer zu, und ich weiß nicht, welches Geschlecht das jeweils andere dabei mehr traumatisiert hat. Ich argwöhne, dass es das männliche ist, weil es sich über das weibliche gestellt hat. Sicher ist aber, dass viele Männer und Frauen sich gegenseitig drangsalieren. Für diese Menschen ist es, als wäre ein Teil von ihnen bereits bei der sexuellen Annäherung in Habachtstellung, als könnte jeden Moment etwas Schreckliches passieren oder als würde da etwas entfesselt, bei dem man als Frau nicht mehr dabei ist.

Bei Frauen, für die Sex etwas Abgespaltenes ist, ist mir jedes Mal ein Rätsel, ob ich überhaupt – und wenn ja, wohin – kommen darf. »Drinnen« ist dann schon fast eine No-go-Zone. Da wird der Höhepunkt zum Minenfeld. Ständig habe ich Angst, mich falsch zu bewegen – zu lasch, zu hart, zu sanft, zu wenig, zu viel. Der Beischlaf bekommt etwas Therapeutisches, was aber vollkommen fehl am Platz ist. Die Frage »Wohin nur damit, wenn es dann kommt?« hat mich schon dazu gebracht, meinen Orgasmus so weit wie möglich aufzuschieben, bis sie kam – und dann selbst mangels Lust abzubrechen. Allein die Tatsache, dass ich als Mann nicht reinspritzen darf, wenn die Partnerin nicht damit einverstanden ist, stellt das Machtverhältnis im Bett ziemlich klar: Die Frau hat das Sagen. Und das ist zu respektieren. Der Mann hat sich im Bett bei aller erlaubten Lebendigkeit unterzuordnen, schon allein seiner körperlichen Überlegenheit wegen. Doch das kann von Frauen auch missverstanden und missbraucht werden, indem sie ein Machtspiel daraus machen. In gewisser Weise gehört dazu auch, mit Sperma wie mit einem Hygieneproblem umzugehen.

Da zum zwar lustvollen, aber tabuisierten Verhältnis zu meinem Sperma hinzukam, dass es womöglich gar nicht zum Kindermachen taugte, war mir der Gedanke gekommen, ob der männliche Samenerguss vielleicht eine Fehlkonstruktion der Natur sei. Denn man kann nicht einfach mal mit weniger oder ganz ohne Sperma kommen und auch nicht entscheiden, ob es diesmal fruchtbare oder unfruchtbare Spermien sein sollen. Man kann beim Spucken die Menge des Speichels bestimmen. Beim Pinkeln kann man unterbrechen, stoppen. Aber beim Spermaspritzen ist alles außer Kontrolle.

Jungfrauen aus Elfenbein

Jule und ich waren Spezialisten darin, unser Liebesspiel auszudehnen. Wir pflegten und hegten alles, was wir vor und auch nach unseren Orgasmen fühlten. Ich liebte es, mit Mund und Händen auf ihrem Körper herumzuspielen, in brennender Erwartung, wie sich alles entwickeln würde, sobald ich bei ihr drin wäre. Jule konnte meinen Schwanz auf eine behutsame, aber auch bestimmte Weise mit der Hand einführen. Diese selbstbewusste Handhabung gefiel ihm, sonst gab er sich oft zu schnell seinem Hang zur Faulheit hin. Wenn Jule ihn berührte, wurde er jedoch manchmal so gierig, dass er voller Ungeduld schnell in sie hineinstoßen wollte. Und doch war es jedes Mal anders. Wenn ich mit der Eichel in ihr war, erlebte ich das göttlichste Feeling überhaupt. Sofort spürte ich die Hitze von Jules Körper. Er war innen heißer als meine Eichel. Der Unterschied war manchmal so groß, dass ich innehielt, um ihn zu genießen. Dann pulsierte es in mir, in meinen Halsadern und vor allem in meinem Schwanz. Normalerweise trieb mich das an, sofort weiterzumachen. Wenn ich mich nicht dazu hinreißen ließ, sofort tiefer einzudringen, begann ich, mich ganz langsam zu bewegen. Ich liebte es, wenn ich Jules Bewegungen wahrnahm und auf sie reagieren konnte. Gern zögerte ich diese Momente weiter hinaus, küsste ihre Brüste oder ihren Mund. Ihre Bewegungen, ihre Erregung, ihr Atem signalisierten mir, was sie wollte – und es riss mich mit: fester oder sanfter, langsamer oder schneller. Die Erregung fühlte ich im gesamten Unterleib, in den Eiern, überall bebte oder schwoll es leicht an, oder es zog sich etwas pulsierend zusammen.

Zwischendurch legten wir kleine Pausen ein, um dem Spiel neue Wendungen zu geben. So saugte ich an Jules Klitoris, oder ihre Zungenspitze bohrte sich in die Spitze meines Schwanzes hinein, wobei ich abermals dieses intensive Unterleibziehen verspürte. Manchmal fuhr sie mit ihrer Zunge und etwas Druck über den Eichelrand, um den Schwanz schließlich komplett in den Mund zu nehmen und alles immer tiefer zu verschlingen. Was ich auch sehr genoss, waren ihre sanften Bisse in den Schwanz, wenn er in ihrem Mund steckte und sie zuvor mit der Zunge um die Eichel gezwirbelt hatte. Solche Bisse taten nie weh, konnten durchaus auch fester sein und lösten ein äußerst wolllüstiges Ziehen aus – natürlich verbunden mit einer gewissen Angst, sie könnte doch einmal zu stark zubeißen. Jeder Biss übertrug sich auf alle Poren meines Körpers, ganz besonders, wenn ich Jule dabei genießerisch schnörren hörte (ein behaglicher Laut irgendwo zwischen Schnurren und Brummen) und die weiße Haut ihres schweißglänzenden Körpers sah, der mir in solchen Situationen geradezu unwirklich vorkommen konnte.

Einmal musste ich dabei an einen Text von Ovid denken. In seinem Werk *Metamorphosen* beschreibt er die Figur des Pygmalion, eines aus meiner Sicht chauvinistischen und sexistischen Manns, der keine Beziehung zu einer realen Frau eingehen wollte, weil er Frauen für lasterhaft im Geiste hielt. Stattdessen gestaltete er aus Elfenbein die Frau seiner Träume und begann diese Plastik zu berühren, zu streicheln und zu küssen, bis sie sich sinnlich so sehr mit ihm verband, dass sie für ihn wie ein Lebewesen war. Schließlich wollte er sie heiraten und wünschte sich von der Göttin Venus die Erfüllung seines Traums von der Idealfrau: »eine Frau sei ähnlich der Jungfrau aus Elfenbein«.

Venus war sich bewusst, was dieser Wunsch bedeutete, und als Zeichen der wohlgesinnten Gottheit loderten die Flammen im

WEIBLICHES IDEALBILD FÜR MÄNNER
In einer Untersuchung der Dessousmarke Bluebella stellte sich 2015 heraus, dass sich Männer weitgehend nur hinsichtlich eines Merkmales einig sind, auf was für Frauen sie stehen: »Kurvig, aber straff.«[30]

Tempel dreimal auf und stiegen durch die Luft spitz empor. Sobald Pygmalion heimkam, eilte er zur Statue und küsste sie. Sie schien warm zu sein! Ein zweites Mal bewegte er den Mund zu ihr hin und befühlte mit den Händen ihre Brüste. Das Elfenbein verlor seine Härte, wurde unter seinen Fingern »weich wie das Wachs vom Hymettosgebirge«. Starr vor Staunen und aus lauter Furcht, dass er sich getäuscht haben könnte, berührte der Liebende doch immer und immer wieder den Gegenstand seines Wunsches.

Jules Haut mit meinen Lippen zu berühren, ihre Sinne wach zu küssen, zu sehen und zu hören, wie immer mehr Leben in sie kam, war für mich eine der schönsten erotischen Erfahrungen, die ich je erlebt habe. Und auch ich wollte es jedes Mal besonders gut machen.

Ich war absolut nicht Pygmalions Meinung, sondern vom Gegenteil überzeugt: Nicht die Frauen sind im Geiste »lasterhaft«, sondern die heutigen Männer, allen voran ich selbst. In unserem Verhältnis zu Frauen offenbart sich unsere Scheinheiligkeit: Einerseits geben wir uns wie Lämmer, die von den Werten und Idealen sprechen. Gleichzeitig klammern wir uns krampfhaft an das Zepter; weder im Beruf noch im Privatleben geben wir wesentliche Elemente unserer Herrschaftsdomänen an Frauen ab. Andererseits schwelgen wir in den schmutzigsten Phantasien. Vielleicht war Pygmalions elfenbeinerne Statue eine Vorläuferin jener Sex-Hydra, die heute die natürlich pulsierende Erotik aus unserem Leben saugt. Diese Hydra stöhnt und schreit wie in einem Endlosorgasmus – sie zeigt alles, was Mann sehen will.

»Männer haben eine Sexualität sinnlicher Wahrnehmung«, sagt der französische Gynäkologe und Sexualforscher Sylvain Mimoun:[31] Sehen und Hören spielt für die männliche Sexualität eine wesentliche Rolle. Empfindet die Frau offensichtlich Lust, erregt das den Mann »zerebral«, sagt Dr. Mimoun und meint damit: »im Kopf« oder »in der Vorstellung«. Es stimuliert ihn, wirkt sich auf sein limbisches System aus, auf den emotionalen Teil seines Nervensystems. Solche Wahrnehmungen können regelrechte Kettenreaktionen auslösen, die zur Steigerung der Lust führen. »Alles spielt sich im Gehirn ab, dem größten männlichen Geschlechtsorgan«, sagt Mimoun.

Männer kochen also ihren Sex im Gehirn zusammen. Ich selbst versuchte, gegenzusteuern, indem ich mir Pornos verbot und lebendigen Sex verordnete – sowie das Reden darüber. Warum nicht mit jedem darüber sprechen, der mir nahestand, warum nicht ähnlich selbstverständlich wie über das Lieblingsgericht oder den letzten Film, den man im Kino gesehen hat? Sicherlich sollte man nicht alles und jedes detailliert erzählen. Doch Bedürfnisse, Sorgen, Ideen, Gefühle – warum nicht häufiger darüber sprechen? Wirklicher, tief empfundener Sex ist so groß, dass immer ein prickelndes Geheimnis ungelüftet bleibt. Umgekehrt ist es problematischer: Unausgesprochene Themen können im Untergrund gären und eine Beziehung auf Dauer vergiften. Und Sex ist vielleicht das unausgesprochenste aller Themen. Mit Jule erlebte ich, solange wir uns liebten und es im Bett wunderschön war, dass es mir leichtfiel, der zerebralen Sex-Hydra zu widerstehen. In dem Moment aber, wo Sandkörner ins Getriebe gerieten, ging es steil bergab mit unserer Lust. Wir hätten die Probleme ansprechen müssen. Nicht erst in jener Nacht auf dem Sofa.

»Ihr seid in dem Punkt anders als wir Frauen«, sagte Jule in diesem Gespräch zu mir. »Kaum eine Frau macht so viel Aufhebens um ihren Sex, wie es Männer tun.«

»Stimmt«, entgegnete ich. »Aber wie ist das bei euch? Ist euch Sex nicht so wichtig?«

»Mehr das Drumherum, nicht nur das Kommen, der Orgasmus.«

Die Orgasmusvorfreude habe ich immer sehr genossen; das unkontrolliert aufflammende Züngeln im Unterleib ist dafür ein untrüglicher Indikator. Es macht mich hilflos und überlässt mich Kräften, die sonst nur schlummern. Welch ein Genuss, wenn ich mich diesem inneren Schatz endlos hingeben kann! Allerdings braucht es die richtige Partnerin dafür, um dieses »Ich werde gleich kommen«, dieses beginnende Brennen aushalten zu können. Und wenn ich dann komme, erlebe ich den Orgasmus schöner denn je, längst nicht begrenzt auf den Schwanz – so hat es das sowieso nie gegeben, allein die Vorstellung ist schon eine irrwitzige Reduktion.

Es ist bei Männern nicht anders als bei Frauen: Frauen nehmen einen Orgasmus nicht auf ihre Klitoris begrenzt wahr, und so spüre auch ich im ganzen Körper einen Sturm, der erst einmal mit leichten Böen beginnt. Ein frohlockendes, gleichzeitig fast alarmierendes Gefühl im Beckenboden, als würde etwas kurz vor dem Überlaufen stehen, als würde ich vollkommen die Kontrolle verlieren. Dieses Feeling hat seine Quelle irgendwo tief im Unterleib, wo die Hoden und der Zebedäus, wie dieses Ding so »gottgleich« in manchen südeuropäischen Gegenden auch genannt wird, dieses Teil, Glied, der Penis also ihre Wurzeln haben. Das einsetzende Züngeln ist gleichzeitig ein sicheres Zeichen dafür, dass ich zum Orgasmus kommen werde. Manchmal aber raunte mir eine Frau in einem bestimmten Moment ins Ohr, dass ich jetzt »kommen darf«, wodurch primär meine bereits abgeschaltete Gehirnmaschine wieder in Gang gesetzt wurde und nicht etwa ein zusätzlicher Impuls weiter unten. Dann konnten mir abgedroschene Worte durch den Kopf schießen wie Sandkörner im Getriebe – unbequem und störend:

»Früher hätte ich wohl nicht kommen dürfen.«

»Hat sie schon einen Orgasmus gehabt, oder hat sie keine Lust mehr?«

»Will sie das Ganze zum Abschluss bringen, nach dem Motto: ›Jetzt hab ich dich bereits ziemlich lange gewähren lassen, aber irgendwann muss es auch gut sein‹?«

Es sind nicht wenige Frauen, die mittendrin solche Äußerungen machen. Dabei zögere ich es oft extra lang hinaus, weil ich denke, dass es auch für sie schöner sei. Nach einem solchen Hinweis artet der Sex bei mir allerdings eher in Anstrengung aus.

Wenn sich mit diesem bestimmten Züngeln das Orgasmusfeeling ankündigt und mir signalisiert, dass der Orgasmus irgendwann plötzlich einsetzen wird, bedeutet das nicht, dass vorher keine erregenden Gefühle aufgekommen wären. Manchmal kommt es mir so vor, als würden viele Frauen den Männern Gefühle beim Sex weitgehend absprechen. Hin und wieder habe ich mich geradezu dazu gezwungen gesehen, auf meine Empfindungen explizit hinzuweisen. »Du, es fühlt sich so intensiv an.«

Bevor ich zum Orgasmus komme, spüre ich meistens sehr viel; oft ist es der pure Genuss – besonders wenn sich die Fülle meiner Herzensgefühle ausbreitet. Sie sind bestimmt von einer umfassenden Freude, von einer Partnerin so akzeptiert zu werden. Ein Glücksgefühl, dass ich so sein darf, wie ich bin.

Kommen dann Bemerkungen wie: »Hast du ein Kondom?« (hätten wir vielleicht früher besprechen sollen), »Bist du schon gekommen?« (als ob man das nicht spüren kann) oder auch nur so ein: »Komm!« (auf Befehle reagiere ich grundsätzlich mit Abwehr), so verschwinden diese Gefühle in derselben Sekunde wie ein Spuk.

Wenn ich Sex mit einer Frau habe, liebe ich sie in diesem Moment mit meinem ganzen Sein – und zwar jede Frau, mit der ich das gerade teilen darf, und sei sie auch ein One-Night-Stand. Die Tiefe des Sich-Einlassens und die Möglichkeit der Verletzung sind genauso groß wie mit einer »richtigen« Geliebten. Ich liebe sie dafür, dass sie mich annimmt, mich in sich aufnimmt, dass ich mich mit ihr gemeinsam fallen lassen darf.

Dieses Geficke, bei dem nur rein- und rausgestoßen wird, habe ich auch versucht, aber ich kann es kaum. Es mag mal kurz ganz schön sein, als Abwechslung zwischendrin, aber es nur so zu tun ist eintönig und flach. Da wichse ich lieber.

Sex hat für mich diese große Bandbreite. Sex geht einher mit der Entfaltung meines Herzens; meine Gefühle mag ich dabei nicht unterdrücken. So kam es immer wieder vor, dass ich Frauen plötzlich ins Ohr flüsterte, dass ich sie total gern mag, dass ich in sie verliebt bin. Auch wenn meine Gefühle manchmal nach dem Sex recht schnell wieder erloschen sind.

Die männliche Geschlechterrolle macht tiefen Sex kaputt

Vielleicht haben wir eine völlig verkehrte Einstellung zu unseren Gefühlen. Wir interpretieren so unendlich viel in Gefühle hinein, dass wir bei Liebe und Zuneigung meist außer acht lassen, dass sie womöglich nur von kurzer Dauer sind. Wir nehmen Gefühle nicht mehr als selbstverständlich an, so wie sie sind; dann müssten wir anerkennen, dass Gefühle auch flüchtig sind.

Liebe gilt uns nur als wahrhaftig, wenn sie währt, und Zuneigung, wenn sie tief und kompromisslos ist. Die sexuelle Energie mit all den vielen Gefühlen, die sie auslöst, ist aber in einer größeren Welt zu Hause als die, in der wir heute leben. In dieser Energiewelt ist alles frei, gefühlsintensiv, grenzenlos. Alles, worüber wir uns im normalen Leben definieren, benötigen wir in dieser Welt nicht mehr. Keine Worte, mit denen wir uns verständigen, abgrenzen oder missverstehen, keine Unterschiede trennen uns mehr, keine Sorgen quälen uns, es gibt weder Langeweile noch Stress noch Überlegungen wie: »Was machen wir denn jetzt als Nächstes?«, oder: »Ich komme mit dem Ablauf nicht zurecht.«

Vielleicht verbirgt sich im gegenseitigen Zerfließen der Sinne vor, während und nach dem Orgasmus das größte Geheimnis unserer Sexualität. Dann wird sie zu diesem Berg, zur ultimativen Freiheit und zum echten Glück. Und ist es nicht herrlich paradox, dass ich diese Auflösung der Grenzen, die ich in vielen Phasen des sexuellen Spiels und beim Orgasmus empfinde, nicht alleine spüren kann, nicht einmal, wenn ich masturbiere? Diese Form des Einsseins ist nur zusammen mit einem Partner möglich. Aber auch mit unterschiedlichen Partnern. Es benötigt dafür nicht die einzig wahre Liebe, übrigens auch nicht unterschiedliche Geschlechter, sondern nur den Willen und die Fähigkeit, das Herz zu öffnen, sich fallen zu lassen.

Für viele Männer ist das eine schwere Herausforderung. Denn es bedeutet für sie die Auseinandersetzung mit einer Männerrolle, die weibliches Sein verbietet. Ein Mann lässt sich nicht fallen, so fängt es schon einmal an. Ein Mann steht aufrecht und ist immer stark. Öffnet er sein Herz und lässt sich doch fallen, noch dazu in die Arme einer Frau, die für ihn »das Schwächere« symbolisiert, so bricht sein geschlechtliches Selbstbild zusammen. Das Männerstereotyp grenzt alles aus, was vom Klischeebild her der weiblichen Rolle zugeordnet wird: das Empfindsame, das Verschmelzende, den Kontrollverlust, das Unterlegene, die Hingabe – alles, was weiblich an einem Mann sein könnte. Und auch Frauen als solche. Für einen Mann ist es umso schwieriger, solche Empfindungen zuzulassen und auszuleben, da er im Alltag seinen Mann stehen muss. Die Annahme, dass sich der männliche Sex-Druck durch sexuelle Überreizung oder durch zu wenig Sex aufbaut, stimmt allenfalls bedingt. Eine

DIE RÜCKKEHR DER GEFÜHLE

»Wenn Männer im Sex das ganze Spektrum ihrer Gefühle fühlen und Unsicherheit, Angst, Wut und Trauer und natürlich auch Freude, Glück und Liebe nicht länger von ihrer Lust trennen, öffnet sich ihnen ein inneres Universum.«
Saleem Matthias Riek[32]

wesentliche Ursache für den sogenannten sexuellen Überdruck der Männer ist der Mangel an Möglichkeiten, sich emotional ausleben zu können. Es geht um die Gefühle, um die Sinne, die Verbindung zwischen Herz und Körper, nicht um die Frequenz des Orgasmus. Indem sie sich gefühlsmäßig nicht ausleben, entsteht immer mehr emotionaler Druck in ihnen.

Unterdrückte Gefühle verschwinden nicht einfach, ihnen werden nur die Möglichkeiten versperrt, zum Ausdruck zu kommen. Überall ist Wettkampf angesagt. Für harte Gefühle wie Aggressionen ist da durchaus Raum, nicht aber für weichere: Sorge, Angst, Freude, Schwäche usw. Wenn Männer diese Emotionen nicht ausagieren, verdrängen sie sie. Dadurch staut sich neurotischer Frust auf, der ein Ventil sucht und die Hauptursache für den sexuellen Druck ist, den sie dann beim Masturbieren, im Puff oder bei »Fickbeweisen« mit ihrer Lebensgefährtin ablassen. Dass das Angebot an käuflichem Sex für Frauen verschwindend gering ist, für Männer aber enorm, liegt auch an diesem Umstand.

Aufgestaute sexuelle Energie schlägt bei Männern leicht in Aggressionen um, die sie auch durch die Art und Weise ausagieren, wie sie Geschäfte machen, oder beim Biertrinken oder beim Brüllen im Fußballstadion. Der amerikanische Psychologe Christopher Ryan stellt zutreffend fest: »Unglücklicherweise richtet sich entfesselte Wut, die aus sexueller Unterdrückung rührt, selten gegen die Menschen oder Institutionen, welche diese Unterdrückung verursachen (dann würden wir viel mehr über Missbrauchsverbrechen an Priestern lesen, anstatt über missbrauchende Priester). Stattdessen richtet sich die Wut direkt gegen hilflose Opfer.«[33]

Kaum ist der Druck abgebaut, kehrt er bei vielen schon wieder zurück, sodass sich im Laufe der Zeit bei solchen Männern grundsätzlich aggressive Verhaltensweisen entwickeln. Sie werden rücksichtslos, wechseln schnell in kompetitive und feindliche

Gesprächsweisen, legen einen überzogenen Arbeitsehrgeiz an den Tag und eine Neigung zu extremen Sportarten – und gelten damit in der modernen Psychotherapie als Risikogruppe für Depressionen. Der Circulus vitiosus dieser neurotischen männlichen Energieentladung und -aufladung hat wesentlich mit der Vermeidung ihrer Weiblichkeit und den damit verbundenen Verhaltensweisen zu tun (siehe dazu auch mein Buch *Gender-Key*). Vielen Männern mangelt es an der Fähigkeit, sich fallen zu lassen, sich zu öffnen, sich schwach zu zeigen, sich hinzugeben – und letztlich auch daran, sich im Bett wie eine Frau fühlen zu dürfen und selbst etwas in sich aufzunehmen. Dabei wären genau diese Eigenschaften ein lebenswichtiges Elixier ihrer Seele.

Diese männliche Vermeidungshaltung führt zu einer Entstellung unserer Sexualität. Die Folge sind Perversionen, bis hin zum Auspeitschen und Quälen von Frauen, dem Wunsch, wehrlos zu sein und selbst gefoltert zu werden, aus gebrauchten Kondomen Sperma zu trinken oder sich bei einer Domina zwangsweise »feminisieren« zu lassen. All diese männlichen Phantasien sind nichts anderes als der Ausdruck eines inneren Kampfs um ihr Selbst. Es ist ein Hin-und-her-gerissen-Sein zwischen der erstarrten männlichen Geschlechterrolle mit ihrem Trugbild von Stärke und der lebendigen, weichen weiblichen Seite in den Männern. Auch im Bett erbringen sie noch Leistung, ebenso wenn es – wie etwa im therapeutischen Rahmen – gilt, perfekt Schwäche und Hingabe zu zeigen.

Die gesamte Last dieser Zerrissenheit bekommen die Frauen zu spüren, wenn sie von Männern als Sexobjekte gesehen werden: Sie erfahren sexuelle Belästigungen, eine Ausgrenzung weiblicher Verhaltensweisen aus der Männerdomäne Beruf und aggressiv-angespanntes männliches Verhalten im Alltag.

Besonders belastend ist für den Mann sein krampfhaftes Streben nach dem Höhepunkt. Ein sexuelles Erlebnis hält er nur für erfolgreich, wenn er einen Orgasmus hat und die Frau, die er »bedient« hat, ebenso. Wohl deshalb spielen viele Frauen den Männern einen Orgasmus vor.

Der kanadische Psychiater Eric Berne schlug als »Antithese« zu solchen »Spielen« vor: »Man sollte sich verbales und physisches Flagellieren versagen und sich auf die mehr konventionellen Formen des Koitus beschränken [...] Der Koitus bedeutet ihm [dem Mann] kaum etwas, er gewinnt seine eigentliche Befriedigung aus den demütigenden Präliminarien.«

Das Dilemma des Mannes ist womöglich entscheidend in der Unfähigkeit begründet, seine Sexualität so auszuleben beziehungsweise ausleben zu dürfen, dass sich sein aus dem emotionalen Überdruck speisender sexueller Druck nicht nur dauerhaft und auf ausgeglichene Weise abbauen kann, sondern sich erst gar nicht aufbaut. Solange die Männerrolle noch so dominant ist, wie es heute der Fall ist, wären beispielsweise regelmäßige Emotion-Work-outs für Männer nötig. In meinen Beratungen habe ich die Erfahrung gemacht, dass das Zulassen tieferer Gefühle Männern sehr dabei hilft, ihre Sexualität ungezwungener und damit druckfreier, selbstbestimmter und feinsinniger auszuleben.

Entlustifizierte Zeit

Ist es nicht so, dass wir trotz verführerischer Bilderwelten, allgegenwärtiger Nacktheit und der jederzeit verfügbaren Pornografie in einer in hohem Maße sex- und orgasmusfeindlichen Gesellschaft leben? Durch das nahezu kategorische Vorgaukeln nicht realisierbarer Lebensbilder wie dem Paar-Klischee als vermeintlich einzigem Weg zum Glück, dem irrealen Ideal, lebenslang nur mit einem Partner Sex zu haben, und der Abtrennung von allem

Privaten und der sexuellen Energie aus dem gesellschaftlichen Leben bleibt kein Raum mehr für eine wahrhafte Vereinigung in unbelastetem, entspanntem Sex. Vor allem Männer haben hier einen besonderen Nachholbedarf. Aber wie soll das gehen, wenn sogar zu Hause manchmal mehrere Bildschirme gleichzeitig piepsend und summend zur Kommunikation mit irgendwelchen Menschen mahnen, uns das Bildschirmgeflimmer matt im Gehirn macht und unser Bewusstsein dabei porös wird.

Wir haben eine Kultur der Trennung und Vereinzelung anstatt eine des Zusammenkommens und Sich-Öffnens entwickelt. In unserem Alltag mit all seinen unsäglich wichtigen Prioritäten fühlen wir uns gehemmt, unsere sanfteren Gefühle zu zeigen oder auszuleben und uns auch sinnlich mit anderen Menschen auszutauschen. Das kann schweigend erfolgen, mit körperlicher Berührung einhergehen (ohne sexuelle Ambitionen), das könnte tanzend oder singend sein. Verhält ein Mann sich so, wird er beurteilt und abgelehnt, statt so angenommen zu werden, wie er ist. Die Ausgrenzung der sexuellen Energien aus unserem Zusammenleben ist zum Geschäftsmodell von Facebook, Skype, WhatsApp oder auch Google geworden: Sie kopieren unsere überholten Beziehungsklischees und verleiten uns, in ihren Scheinwelten zu leben. Nicht nur, dass das persönliche Kennenlernen zugunsten von Datingplattformen aufgegeben wird, wir tauschen auch die Eigendynamik und Unberechenbarkeit der Kommunikation gegen das Chatten ein. Ein Großteil unserer sozialen Energien und Impulse wird von diesen Netzwerken aufgesaugt. Liebe und Sex sind davon im Kern betroffen: »Die moderne Liebe hat uns der Liebe als dem Vermögen, der (ökonomischen) Welt zu entsagen, entfremdet«, sagt die israelische Soziologin Eva Illouz.[34] »Dank Dating, Sex und Liebesromantik wurden wir zu Konsumenten von Kosmetik, Mode, Pornografie und zu Kunden der Freizeitindustrie. Sie bringen uns nun bei, wie man ›sexy‹ ist oder gemeinsame romantische Momente zelebriert. Die Liebe ist ein reibungs- und nahtloser Bestandteil des modernen kapitalistischen Gewebes.«

Wir verzichten auf unsere größte Kraft, die Sexualität, und zeichnen unsere Persönlichkeit lieber mit einer nachgemachten Social-Network-Identität sowie durch Arbeit, Vergleichen und Gewinnen-Müssen. Sexualität und Liebe brauchen kein Vergleichen, keinen Wettbewerb, kein Gewinnen oder Verlieren.

Die gesamte Herangehensweise an eine sexuelle Begegnung erscheint vor diesem Hintergrund abgegrenzt und kategorisiert, unser ganzes sexuelles Verhalten wird von Regeln und Doktrinen bestimmt. Bezeichnend dafür sind Riten wie etwa in den Südstaaten und dem Mittleren Westen der USA, wo jedes Jahr junge Frauen auf sogenannten Reinheitsbällen ihren Vätern die Jungfräulichkeit bis zur Ehe geloben.

Abgegrenzt und kategorisiert ist auch das Vorher und Nachher beim Koitus: als sexuell nicht existent. Vorher und Nachher sind sexuelle Niemandsländer. Auch damit ist die zunehmende Verrohung unserer Sexualität zu erklären: Würden unsere Herzensgefühle vorher und nachher Raum finden, wäre kein Platz für Brutalität. Und die findet nicht nur körperlich, sondern auch geistig statt: wenn Sex zum Mittel von Ausbeutung, Erpressung und gezielten Demütigungen wird. Unzählige Filmchen im virtuellen Netz versuchen auf diese Weise möglichst viele »likes« oder Klicks zu bekommen.

Nicht nur in der virtuellen, auch in der echten Realität gibt es solche Geschichten. Dao war eine junge Thailänderin Mitte zwanzig, eine hübsche, studierte Frau, die mehrere Sprachen beherrschte. Sie sorgte in einem von mir angemieteten Ferienapartment für Ordnung, und wir waren durch Zufall ins Gespräch gekommen. Sie wirkte unterkühlt und zurückgenommen, aber irgendetwas an ihrem Blick brachte mich darauf, mehr über ihre persönlichen Umstände erfahren zu wollen. Ich spürte, dass etwas in ihr gärte, und so begann ich Fragen zu stellen. Schließlich erzählte sie mir unter Tränen, dass sie HIV-positiv sei, sie wisse das seit einem Jahr, es sei ihr aber schleierhaft, woher sie das Virus habe. Sie habe sich deswegen von ihrem Freund getrennt, lebe seither alleine und einsam. Allerdings gebe es immer wieder Männer, die sie bedrängten:

»Ob du's glaubst oder nicht, es ist ihnen egal, dass ich HIV-positiv bin, sie wollen trotzdem kein Kondom benutzen!«

Eines Tages wurde sie von einem Deutschen in einem Restaurant angesprochen. Er wollte unbedingt Sex mit ihr und begann sie zu verfolgen. Um ihn abzuschütteln, gestand sie ihm ihre Krankheit. Der Deutsche zwang sie trotzdem, mit ihr zu schlafen. Er erpresste sie, indem er ihr drohte, ihren Arbeitgebern von der Krankheit zu erzählen. Und es sei ihm egal gewesen, berichtete Dao, ob er sich infiziere, er habe bloß gemeint, dafür gebe es Medikamente. Danach forderte er von ihr noch mehr: für ihn zu arbeiten, zu waschen, die Wohnung zu putzen, wann immer er es wünschte, für ihn da zu sein. Immer wieder drohte er ihr, er würde sonst ihrer Familie und allen Freunden erzählen, dass sie aidskrank sei und trotzdem ungeschützten Sex habe. Dabei hatte er das gegen ihren Willen durchgesetzt.

Die Instrumentalisierung unserer Sexualität führt zu genau dieser bierbauchbrünftigen Gehirngeilheit. Diese Spezies Männer durchzieht alle Schichten, sie ist auch dort zu finden, wo man es nicht vermuten würde: Selbst Typen, die aufgrund von Meditationserfahrungen gern von »Herz« und »guter energy« reden, philosophische Vielwisser oder angebliche Gutmenschen sind schenkelklopfend und mit einem jungen Mädchen im Arm in dunklen Gassen anzutreffen. Bei Sex scheint vielen Männern jede Haltung zu entgleiten.

Und alle sind sie nur auf diesen einen Akt aus, als wäre der einzige Sinn eines Orgasmus, dass damit der Sex beendet ist und man anschließend wieder herumfuhrwerken kann wie zuvor, skrupel-los, herzlos, egogetrieben, von Narzissmus gesteuert. Dabei ist Sex ein Geschenk der Vollständigkeit. Es gibt nicht einen Teil Sex, so wie ein Stück aus einer Torte. Es gibt kein Vorher, Währenddessen und Danach.

Sex dehnt sich selbstständig aus, damit er so lange oder so kurz dauert, wie beide es wollen. Kündigt sich dann dieses Züngeln und Ziehen im Beckenboden an, betritt das gesamte sexuelle Er-leben eine neue Phase. Vorher gab es kein Ziel, keinen Druck, nur Schwelgen im sinnlichen Genuss. Jetzt könnte ich sehr schnell kommen, wenn ich es einfach so weiterlaufen lassen wollte. Das will ich aber meist nicht, denn das Spiel mit dem neuen Reiz ist so wunderbar. Manche Frauen missverstehen das. Sie spüren, dass ich kommen könnte, und beginnen sich sofort schneller zu be-wegen. Das kann klappen, aber es kann auch nach hinten losge-hen, wenn dadurch am Schwanz eine Überreizung eintritt oder wenn sich wegen der nun zielgerichteten Aktion etwas von der gemeinsamen sinnlichen Dynamik abspaltet.

Dagegen wurde das Züngeln oft stärker, wenn ich genau das Gegenteil machte: langsamer wurde, tiefer atmete, meine Partne-rin auf den Mund oder auf die Brüste küsste. Der Penis ist in die-ser Phase derart empfindlich, dass selbst kleinste Bewegungen das Erdbeben auslösen können. Ich liebte es schon immer, ab Eintre-ten des Züngelns eine Weile damit herumzuspielen, es sich auf-bauen zu lassen, es wieder zurückzudrängen. Das ist ein bisschen wie bei einem Trafo, den man unentwegt hoch- und herunterdre-hen kann. Manchmal mag ich es, eine kurze Pause einzulegen, den Schwanz vielleicht sogar herauszuziehen, aber nah beieinan-der zu bleiben. Das setzt voraus, dass ich mit meiner Partnerin emotional auf einer Wellenlänge bin. Wenn wir dann ein wenig reden, uns streicheln oder an einem Glas Wein nippen, geht die

Spitze der Erregung etwas zurück. Man darf aber nicht zu lange warten, weil sonst alles verfliegen könnte. Nach so einer kleinen Verschnaufpause kann mein Schwanz zu einer enormen Blüte auferstehen und so steinhart werden, dass ich das Pochen des Bluts in ihm spüre und er sich wie zum Zerplatzen anfühlt. Das ist dann nicht das Orgasmuszüngeln, sondern pure Erregung und Begierde, viel größer als vorher.

Manchmal konnte ich das mit einer Partnerin über mehrere Tage hinweg durchziehen. Entstanden ist das Ganze durch das »Aufpassen«: Wir hatten Sorge, sie könnte schwanger werden, wollten uns aber trotzdem richtig spüren. So habe ich immer eine Pause eingelegt, sobald das Züngeln einsetzte. Dann wieder Sex, dann wieder Pause. Über den dritten Tag hinaus habe ich das aber nie geschafft, denn Begierde und Erregung werden dabei so stark, dass ich irgendwann an nichts anderes mehr denken konnte und mich ungehemmt und schrankenlos meinem Orgasmus hingeben musste.

Auch Jule und ich übten besonders gerne diesen Wechsel zwischen Sinnesdisziplin und Sich-wieder-frei-fallen-Lassen. Einer der schönsten Aspekte daran war nicht der umso größere Orgasmus am Schluss, sondern die Tiefe der Gefühle, die wir dabei erlebten. Es war, als hätte ich den Gipfel der Sexualität erklommen und würde mich nicht etwa an der Höhe des Bergs freuen, auf dem ich mich befand, sondern an dem weiten Blick über die unter mir liegende Welt, und das zu zweit und gepusht durch Hormone, die mir Gefühle des Verliebtseins vorgaukelten, als wäre ich auf Droge. Auch das baute sich beim Hinauszögern des Orgasmus immer intensiver auf und konnte zu einem innigen Verschmelzungsgefühl heranwachsen.

Orgasmus –
Sinneswelt ohne Trennungen

Nach einer Verschnaufpause begannen Jule und ich wieder miteinander zu schlafen, es war, als würde alles von vorne beginnen,
nur mit bereits voll aufgeladener Intensität. Das Eindringen verursachte abermals eine Hitze an der Eichel, so sehr, dass es mich
von Neuem schauderte. Eine Weile surften wir auf einer Genuss-
welle, bei der ich es sogar als ein klein wenig enttäuschend empfand, wenn das Züngeln plötzlich wieder da war, weil sich damit
letztlich auch das sichere Ende ankündigte. Irgendwann würde
ich mich ihm ergeben müssen, ich wusste, es würde mich bezwin-
gen, genauso wie mich das Leben kontrollierte und am Ende be-
zwang. Bis dahin aber wollte es frei sein und fliegen und mich
immer wieder daran erinnern, dass es selbst entscheidet, wann es
vorbei ist – und dass dies genau jetzt, in diesem Moment sein
könnte. Ob ich wollte oder nicht, ich würde, ohne mich darauf
vorbereiten und noch irgendetwas organisieren zu können, alles
aufgeben müssen. Immer näher kam diese Gewissheit …
    Aus dem Züngeln wurde ein Brennen, bei dem mein gesamter
Körper und all meine Sinne mit dem letzten Rest ihres Kontroll-
vermögens versuchten, den Deckel auf dem Topf zu halten. Alles
war auf den Unterleib fokussiert, wo das Epizentrum saß – in der
gleichen Region wie bei den Frauen übrigens, und beileibe nicht
im Schwanz. Von hier aus sandte es seine Schockwellen bis in
die Fingerspitzen. Ich wäre zwar noch imstande gewesen, den
Schwanz herauszuziehen, um nicht hineinzuspritzen. Doch um so
viel Disziplin aufzubringen, hätte ich mich unentwegt gedanklich
wach halten müssen. Ein vollkommenes Fallenlassen aber findet
nur statt, wenn die Gedanken völlig von der Erregung überwältigt
werden. Schon deswegen nehme ich den auf Frauenkörpern

herumspritzenden männlichen Pornodarstellern nicht ab, dass sie das Ausleben ihrer Spritzphantasie auch nur einen Funken lang genießen. An das Unvergleichliche, in solchen Momenten mit einem anderen Körper verbunden zu sein, reicht selbst die schmutzigste Phantasie nicht auch nur im Ansatz heran. Das Schönste ist, in einer Frau zu kommen, wenn sie das auch will, natürlich am besten zusammen mit ihr. Die tollste Phantasie kommt da nicht mit. Sex ist etwas Gemeinsames, das durch jede Form von Gewalt getrennt wird – einschließlich solcher pornografischen Vorstellungen von Sex. Der Genuss von Pornofilmen hat somit rein destruktive Auswirkungen auf unser Leben.

Mein Orgasmus gleicht einer explosiven Auflösung, zusammen mit meiner Partnerin schwebe ich ins Universum. Dieser Urknall befreit mich von allen inneren Fesseln und Begrenzungen. Alle Widerstände wurden überwunden, wir vermischten uns mit uns selbst und allem und wurden eins. Wir erfuhren, dass dieses Einssein immerwährend existent ist und dass wir jederzeit darauf zurückgreifen und in es eintauchen können – denn woher sollte es kommen? Man kann nicht einssein und dann wieder nicht. Im Einssein gibt es keine Trennung, keine Loslösung. Es ist unser Lebenszustand. Lediglich durch das Wirken unseres Verstandes und durch dessen Abspaltung von unseren Sinnen nehmen wir dieses Einssein im normalen Leben nicht mehr wahr. Doch während eines tiefen und gemeinsamen Orgasmus können wir es für einige Momente wieder erfahren.

»Und weil ich dabei mit dir verbunden sein konnte, war es einfach immer unvergleichlich«, sagte Jule. »Es ist eine andere Dimension. Das eine ist ein Orgasmus, einer von vielen, und das andere ist eine Flugreise durchs Weltall.«

Nicht anders hatte ich meine ersten Orgasmusgefühle erlebt. Ich wusste damals nicht, was sich da an eigenartigen Gefühlen in mir auszubreiten begann. Ich wusste nicht, dass es sich um etwas handelte, das in Verbindung mit meinem Schwanz stand, auch nicht, dass die Menschen »Sex« oder »Orgasmus« dazu sagten. Als ich all dies spürte, war ich vielleicht vierzehn und noch nicht aufgeklärt. Ich schlief und fühlte es im Traum. Wie eine Rakete jagte ich durchs Weltall, angetrieben von diesem feurig zügelnden Gefühl im Beckenboden. Eine Zeitlang konnte ich das Züngeln beherrschen, indem ich Kurven flog, wobei es je nachdem, wie steil die Kurve anstieg, stärker oder schwächer wurde. Doch irgendwann nahm es überhand, ich wollte nur noch die steilsten Kurven fliegen, bis ich mich in einem langen Loop überschlug. Das Züngeln setzte mich in Flammen, und ich fiel wie ein trudelnder Stern vom Himmel. Als ich erwachte, war es etwas weiter unten meist ein wenig nass in meinem Bett. Ich dachte, das sei Schweiß, und machte mir keine weiteren Gedanken darüber. Bis ich irgendwann bemerkte, dass diese Flüssigkeit anders roch als Schweiß.

Dass Männer glauben, nur ein kurzes Orgasmuserlebnis zu haben, und danach wäre alles vorbei, liegt sicherlich auch daran, was jeder einzelne gemeinsam mit seiner Partnerin daraus macht. Wenn sich alles nur um den Schwanz dreht, bleibt auch der Orgasmus darauf begrenzt. Hier mag dieses »kurz, stark, plumps«, wie Frauen den männlichen Orgasmus beschrieben haben, zutreffen. Aber es gibt diesen anderen Orgasmus, ein Pulsieren, das sich mehr als nur einige Male wiederholt. Es sind sogar viele Momente, und sie sind zeitlich nicht auf die Ejakulation begrenzt. Ich selbst empfinde das züngelnde Aufbauen davor bereits wie einen Teil des Orgasmus, weil es so eine tiefe Ekstase ist. Allein die Tatsache, dass wir in Kategorien von »vorher« und »nachher« denken, macht vieles kaputt, denn dadurch wird das damit verbundene Erlebnis zu etwas degradiert, das im sexuellen Spiel weniger wert ist. Es wird als etwas Nicht-Orgasmusmäßiges gesehen. In dieser

Sicht gibt der Orgasmus nicht viel mehr her als ein Sahnehäubchen auf einer Torte. Ich mag solche Sahnehäubchen nicht; den Kuchen *und* die Sahne zu essen ist schöner. Für mich ist es auch vorher bereits orgastisch, und danach lebt der Orgasmus in mir weiter. Er fiebert, lodert, brüllt und schreit. Keine Religion und keine Moral der Welt kann mir das nehmen.

Ich sehe den Körper mitsamt seinen Gliedmaßen und die verschiedenen Körperregionen wie eine Gruppe von Menschen. Dieses Bild erklärt vielleicht, was ich meine: Sex ist wie ein Gespräch innerhalb dieser Gruppe. Wird dabei immer nur eine Person angesprochen, in unserem Beispiel der Penis, werden sich die übrigen Personen niemals so intensiv beteiligen, wie wenn sie einbezogen gewesen wären. Sind die anderen dagegen immer ins Gespräch eingebunden, werden sie mitmachen, mitsprechen, lachen, singen oder diskutieren.

Vögeln mit oder ohne Sex

Als ich mit Jule auf dem Sofa in meiner Wohnung saß, gestand ich ihr: »An dir habe ich geliebt, dass du mich sexuell als ganzen Menschen wahrgenommen hast.«

Jule sah mich lange an, dann fragte sie: »Wie meinst du das? Eine Art Ganzkörperfeeling? Wie sieht das für dich aus?«

Ich erzählte, wie sehr ich es genossen hatte, wenn sie manchmal nur meinen Bauch geküsst hatte und ihre kühlen Brustwarzen dabei meine Haut berührten. Öfter hatte sich daraus ein kleines Spiel entwickelt, bei dem sie meinen ganzen Oberkörper mit ihren Brüsten berührte.

»Herrlich weich und samtig war das. Es kribbelte dabei, und ich konnte die gesamte Welt vergessen. Es gab nur noch dich und mich und was ich fühlte. Manchmal hast du deine Brüste wie zwei Früchte über meinem Mund baumeln lassen, und ich musste mit den Lippen nach den Spitzen schnappen, so wie wir als Kinder mit Kirschen gespielt hatten. Bei solchen Spielen konnte es sein, dass du auf meinen Schwanz zunächst noch gar nicht geachtet hattest. Doch genau dieser Aufmerksamkeitsentzug stimulierte mich so sehr, dass er geradezu jauchzte, wenn du schließlich mit deinen Nippeln über meinen Bauch nach unten gewandert bist und ich dabei an manchen Körperstellen einen angenehm kühlen Lufthauch verspürte.«

Es waren die Stellen, an denen sie mich zuvor mit ihrer Zunge und den Lippen berührt hatte, bis sie schließlich meinen Schwanz zwischen ihre Brüste bettete. Das war ein so inniges Geborgenheitsgefühl, dass es mir fast so vorkam, als würde ich ausschließlich aus meinem Schwanz bestehen und vertrauensvoll zwischen ihren warmen weichen Brüsten einschlummern. Dieses Busen-Schwanz-Gefühl hatte eine stille Sanftheit, da ging es nicht vordergründig darum zu kommen.

Schwänze werden oft zwischen Brüste gequetscht und mit diesen massiert. Ich habe das einmal ausprobiert. Bei diesem einen Mal blieb es aber auch. Wenn die Partnerin die Brüste zusammendrückt, damit ich zwischen ihnen einen »Busenfick« (Pornoslang) veranstalten kann, läuft das auf ein einziges Geknete raus. Brüste sind weich, es fehlt an Reibung, wenn Schwanz und Brusthaut sich zusammen bewegen. Auch mit Öl wird es nicht besser, da geht höchstens die letzte Reibung verloren.

»Ich habe das Bedürfnis«, sagte ich, »dass eine körperliche Berührung eine gewisse Klarheit, Ruhe, Richtung und vor allem eine persönliche Beteiligung hat. Wenn die Partnerin, die mich berührt, nicht richtig bei der Sache ist, spüre ich das sofort.«

»Das geht mir auch so. Es steckt immer der gesamte Mensch in einer Hand.«

»Das hast du schön gesagt«, erwiderte ich, »denn es stimmt: Eine nur teilweise Anwesenheit vermittelt sich mir durch die Hand. Ich will ja körperlich berührt werden, weil ich mich nach Berührung sehne oder weil ich sie als Ergänzung für mich selbst suche. Ich will von einem bestimmten Menschen berührt werden, nicht nur von seiner Hand. Vielleicht fehlt mir etwas, ich fühle mich unrund, verspannt oder nicht ganz zu Hause in mir. Dann brauche ich von dem mich berührenden Partner nicht noch mehr Unausgeglichenheit oder Abwesenheit.«

Sex braucht keine Beziehungsform, Liebe erst recht nicht

Bevor es zu sexuellen Handlungen kam, nahm ich fast immer intuitiv wahr, ob meine Partnerin bei mir war oder nicht. Befand ich mich in einer festen Beziehung, kannte ich sie meist so gut, dass ich sie dazu gar nicht zu berühren brauchte. Das übertrug sich als Schwingung im Raum. Aber selbst wenn ich eine Frau gerade erst kennengelernt hatte, im Restaurant oder während eines Dates, spürte ich, ob sie bereit war, mich körperlich oder seelisch zu berühren. Feststellen konnte ich das daran, wie unverstellt ich bei diesen Begegnungen sein konnte, wie leicht ich mich dabei fühlte. War ich ruhig und empfindsam, so war sie dies sicherlich in gewisser Weise auch. Versuchte ich aber ständig, etwas herauszufinden, weil mir nicht klar war, was sie dachte oder wollte und ob sie später mit mir gehen würde oder nicht, dann bestand eine ähnliche Unsicherheit vielleicht auch bei ihr. Möchte eine Frau zum Beispiel von mir massiert werden und berühre ich sie an den Händen oder Schultern, übertragen sich ihre Empfindungen sofort. Sie signalisieren Bereitschaft – oder eben nicht.

Anfangs hatte ich das nicht wahrnehmen wollen und mit allen möglichen Tricks und Kniffs versucht, eine Angebetete zu bewegen, mit mir nach Hause zu kommen. Das hatte nicht zuletzt immer auch damit zu tun, dass ich mir etwas beweisen wollte: dass ich es schaffte, dass ich ein toller Hecht war. Zugleich sehnte ich mich nach körperlicher Zweisamkeit.

Hatte ich es tatsächlich geschafft, fing nicht selten ein Herumgenestele an, dabei hätte mir längst klar sein können, dass sie gar nicht wirklich wollte. Aber sie machte mit, ihre Handlungen gaben mir zu verstehen: »Ich will auch.« Trotzdem fühlte es sich nicht so an, wie es hätte sein können. Aus solchen Situationen entwickelten sich nicht gerade die erfülltesten sexuellen Begegnungen. Sie sind den Vorstellungen von Eroberung oder Sex-haben-Wollen entsprungen und weniger einer sinnlichen Welle. Solch ein Sex tendierte schnell zu einem gegenseitigen Sich-Befriedigen, zur partnerschaftlichen Masturbation. Doch mit so wenig Energie führte das nicht weit. Vielleicht noch zu Begegnungen ohne Sex.

Männer und Frauen begegnen sich anscheinend nur zur Ausübung dieser beiden Varianten: zum Zelebrieren einer platonischer Freundschaft, bei der kein Sex stattfinden darf, oder zur Sexbeziehung, die es entweder mit oder ohne Liebe gibt. Natürlich gibt es auch noch die Arbeitsbeziehung zwischen Mann und Frau, die ebenfalls innerhalb des Regelsystems der überlieferten Mann-Frau-Beziehung stattfindet, jedoch keine eigenen, aus sich heraus entstandenen und gelebten Rituale kennt. Sie ist fast ausschließlich davon beherrscht, was Frauen und Männer aus jahrhundertelanger Übung in der Paarbeziehung kennen: ein Kräftespiel mit oder ohne Sex.

Dabei könnte es in der persönlichen Begegnung zwischen Mann und Frau unzählige Formen des Kuschelns, Sich-Wärmens, Berührens oder einfach des Anwesend-Seins und Nicht-Alleinseins geben, die wir uns allein unserer Vorstellung wegen verwehren, dass es immer gleich zu einem Kuss oder zu Berührungen an den Geschlechtsteilen kommen muss.

In meinen sexuellen Beziehungen habe ich diese Kuschelzone oft vermisst. Wie gerne hätte ich manchmal nur ein wenig berührt, gestreichelt, wäre angefasst worden, ohne dass beiden gleich ein Orgasmus in den Sinn gekommen wäre. Unter »gutem Sex« verstehen viele im Wesentlichen einen guten Orgasmus. Ich jedoch habe mich oft bereits wonneproppenwohl gefühlt, einfach in meiner Geilheit daliegen zu dürfen, mit der Luft um mich herum, mit dem, was ich sah, mit dem, was ich fühlte, ohne irgendwohin streben zu müssen. Ein Schwanz ist schließlich keine Betonmischmaschine, die man anschaltet, um am Ende tauglichen Zement zu haben. Häufig empfand ich diese ausschließliche Schwanzfokussierung als stressig. Mein übriger Körper schrie dann: »Ich bin auch noch da, lass mich nicht links liegen!«

Ich komme?
Aber ich bin doch schon da!

Stark verbreitet ist die Vorstellung, dass die Orgasmen von Mann und Frau unterschiedlich seien. Ich neige eher zu der Annahme, dass ihre Gefühlsqualitäten nicht so weit voneinander entfernt liegen und sie zumindest ein ähnliches Potential haben. Die Geschlechtsorgane haben entwicklungsbiologisch schließlich die gleiche Herkunft. Und der Orgasmusmuskel, durch den sich das explosive Gefühl über den ganzen Körper ausbreitet, ist bei Frauen wie Männern identisch: Der »Musculus bulbospongiosus« ist ein sogenannter Schwellkörpermuskel, der bei beiden Geschlechtern im Bereich des Beckenbodens liegt. Anatomisch haben Frauen wie Männer also dieselben Voraussetzungen, mächtige oder sensible, kleine oder explosive Orgasmen zu entwickeln. Unterschiede mögen eher in der sozialen Konditionierung der Geschlechter begründet sein: Wurde zu Hause Emotionalität zugelassen? Wurde Sexualität unterdrückt? Wurde man deswegen gehänselt?

Im Sinnlichen sind Männer vielfach ungeübter als Frauen. Insbesondere eine lebendige Empathie für das eigene Ich, ein liebevolles Um-sich-selbst-Kümmern ohne narzisstische Aspekte, haben viele Männer nie so recht entfalten können. Unter Männern gilt Selbstfürsorge leicht als Eitelkeit. Dabei steht diese Fähigkeit eng damit in Verbindung, dass wir lieben können und das ganze breite Spektrum an sexuellen Empfindungen erfahren können. Wie soll jemand, der sich nicht selbst lieben kann, einen anderen Menschen lieben können? – Der Mangel an gesunder Selbstliebe ist auch ursächlich für die Reduktion der sexuellen Aufmerksamkeit auf bestimmte Körperteile oder die Fokussierung des sexuellen Vorgangs auf den Orgasmus.

Ein ausschließlich auf den Penis oder sogar nur auf die Eichel reduziertes Orgasmusfeeling kenne ich selbst praktisch nicht. Jeder Orgasmus ist ein Zerplatzen, eine Explosion, deren Nachbeben bis in die Fingerspitzen reichen kann. Ihr Epizentrum aber ist nicht die Eichel und auch nicht der Schaft des Schwanzes, sondern der Bereich, in dem alles wurzelt: der Beckenboden. Deswegen gehe ich davon aus, dass die Orgasmen von Frauen und Männern gar nicht so unterschiedlich sind – die Annahme eines solchen Unterschieds rührt eher von einem Geschlechterklischee her à la »Frauen sind emotionaler und haben eine größere Gefühlstiefe«.

Um eine solche Orgasmuserfahrung zu haben, muss ein Mann natürlich seinen ganzen Körper, und nicht nur den Schwanz, als erogene Zone begreifen. Die dehnt sich nämlich weit über die Wurzel des Penis aus. Sind beispielsweise die Hoden nicht angemessen miteinbezogen worden, gehen sie aus Protest manchmal richtiggehend in eine innere Immigration und verschwinden

förmlich, indem sie sich in die Hohlräume neben der Schwanzwurzel oder unter die Schambeinhaut zurückziehen. Bekommen
sie jedoch ausreichend Liebkosungen, so quellen sie auf; sie freuen
sich gewissermaßen. Ein Teil meines Orgasmusfeelings ist denn
auch ein pochendes Gefühl der Wollust in den Hoden, als würden
die Eier auf wohlige Weise leicht zusammengedrückt. Und wenn
mein gesamter Körper in die Zärtlichkeiten miteinbezogen ist, erlebe ich meinen Höhepunkt am Ende in jeder Pore als einen Vollkörperorgasmus. Besonders intensiv fühle ich jene Stellen, die
zuvor viel Aufmerksamkeit bekommen haben. Dazu zählt auch
der Atem: Habe ich vorher gut und tief geatmet, so ist auch der
Orgasmusatem viel tiefer und breiter. Genauso tief und erfüllt
fühle ich mich innerlich. Wenn ich mich richtig fallen lassen
kann, dann ist es ein Fühlen voller Ruhe, das meinen gesamten
Körper und meine Seele ausfüllt, ein Ausdehnen von tiefer Zufriedenheit und Glück, und ganz besonders empfänglich dafür sind
mein Hals, mein Mund, die Zunge und meine Lippen.

Tatsächlich fühle ich den Orgasmus auch im Mund. Das beginnt
mit diesem trockenen und rauen Gefühl am Gaumen, das sich
auch einstellt, wenn ich von den alkalischen Flüssigkeiten der
Frauen koste. Das gibt es auch beim Essen: Man stelle sich einfach
vor, ein paar Tropfen Zitrone werden von der Zunge am Gaumen
verteilt – und dann das Gefühl ein paar Sekunden danach. Gleichzeitig fange ich bei einem Vollkörperorgasmus auch besonders
tief zu atmen an. Besser gesagt: Es atmet mich. Ich kann gegen
dieses Atmen gar nichts machen, es atmet mich automatisch, ähnlich wie der Herzschlag automatisch ist; es ist das Leben pur, und
wer dieses Atmen zügeln will, der drosselt auch sein Leben.

Verloren geht dieses universale Gefühl weitgehend, wenn ich
vor dem »Kommen« meinen Schwanz herausziehen muss. Das ist
natürlich okay und selbstverständlich. Ich will nur schildern, wie
sich das anfühlt. Das universale Orgasmusgefühl wird in diesem

Fall von der mentalen Kontrolle des Willens absorbiert. Nicht anders ist es, wenn ich mich mit widrigen Gedanken herumschlagen muss, beispielsweise wenn sich das Vertrauen zur Partnerin noch nicht so richtig eingestellt hat und alles Mögliche unklar ist. Die Frage »Wohin spritze ich jetzt?« verlagert den Fokus in den kontrollierenden Kopf und zeichnet einen unschönen dunklen Punkt mitten in das schönste Gefühl der Welt. Um Gottes willen, nur nicht auf den Sofabezug!

Zu einer anderen Variante gedanklicher Ernüchterung beim »Abspritzen« (wie soll man es nennen? – »entladen« klingt nach »Gewehr entladen« und ist auch nicht besser) kommt es beim Blasen, und zwar wenn die Frau den Schwanz ab dem Moment, wo sie mein Kommen herannahen spürt, immer häufiger mit einem gewissen Gesichtsausdruck aus dem Mund nimmt, um die »Schussrichtung« möglichst weit weg von ihrem Gesicht zu lenken. Nicht dass mir daran läge, ihr ins Gesicht zu spritzen. Aber geradezu zwangsläufig beschäftigt mich dann, auch wenn ich es mir nicht anmerken lasse, der Gedanke, dass ihr das Sperma nicht ganz geheuer ist, sie es vielleicht sogar widerlich findet. Meiner Partnerin gestehe ich das Gefühl selbstredend zu, ich habe auch ein gewisses Verständnis dafür. Andererseits: Ist es nachvollziehbar, was es mit mir macht, wenn man das, was aus mir herauskommt, als eklig empfindet? Ein Orgasmus unter solchen Begleiterscheinungen macht wenig Freude.

Da ich das Ressentiment dem Sperma gegenüber kenne, habe ich mittlerweile ein paar wirkungsvolle Verdrängungsmechanismen entwickelt und kann mir deshalb den sonst entstehenden Frust manchmal verkneifen. Es steht ja auch Schönes bevor. Und auch wenn der Genuss in einem derartigen Fall ein wenig getrübt ist, überantworte ich mich dem weiteren Verlauf des orgastischen Kontrollverlusts. Es bleibt mir auch gar nichts anderes übrig. Oder sollte ich gekränkt vom Bett aufstehen und den Raum verlassen, während es bebt und womöglich spritzt? Wie eine Tsunamiwelle überwältigt mich doch längst dieser Atem von innen her, und in mir drin verbindet sich etwas zwischen meinem Becken, meinem Zwerchfell und den Lungen. Diese Atemüberwältigung geht zwar der bevorstehenden Explosion im Unterleib einige Momente voraus, aber sie steht bereits in unmittelbarer Verbindung mit ihr. Ab diesem Moment gerate ich mehr und mehr außer Kontrolle und lasse alles fahren.

Das Wunderbarste ist, bei diesem Geschehen die Verbindung mit der Partnerin zu spüren. Meine Lippen werden trocken. Meine Zunge zittert, falls sie sich nicht gerade mit der meiner Partnerin verzwirbelt. Es wird sehr viel Speichel produziert. Im Hals nehme ich den Sauerstoff ähnlich wie beim Jogging wahr. Dieses extrem tiefe Atmen, das in der Ekstase durch mich hindurchfährt, unbeherrschbar, ohne dass ich es lenken oder aufhalten könnte; das Blut, das mein Herz mit mehreren gewaltigen Schlägen durch alle Adern pumpt, besonders durch die Halsadern und im Kopf; dieses wahnsinnige Gänsehautkribbeln an meinen Oberschenkeln, an Bauch und Brust – all dies fühlte ich, als Jule und ich nach unserem kleinen Fesselexperiment gemeinsam kamen. Das Allerschönste war dabei aber trotz der empfundenen Sensationen: nicht mich, sondern sie zu fühlen. Das verdoppelte die Intensität meines Empfindens. Und es machte sie damit unendlich. Alles, was ich fühle, als außerhalb von mir wahrnehme, zähle ich bereits zur Unendlichkeit. Indem ich durch meine eigene Offenheit auch Jule so innig wahrnehmen konnte, war es, als wären meine körperlichen Grenzen für einige Augenblicke überwunden, als wären wir beide konturenlos.

In einem solchen Moment über Gefühle zu sprechen wäre fast banal. Doch man muss es tun, und zwar dringend. Denn offenbar sind uns das Wissen und der Respekt vor der gewaltigen Dimension der Gefühle abhandengekommen, die mit unserer Sexualität einhergehen.

Besenkammern vs. Fruchtbarkeitsbiotope

Das Wissen um all diese wundersamen Erfahrungen mit meiner Sexualität, diesem Paradies meines Sinneslebens, hatte sich in jeder Synapse meines Gedächtnisses, jeder Zelle meines Körpers abgespeichert. Immer und überall sofort abrufbar. Nur an einem Ort gelang mir das nicht, dort blieb es mir versperrt, als hätte es sich schutzsuchend in eine Bergschlucht zurückgezogen: in den trostlosen, höchstens drei Quadratmeter großen Wichskammern – ursprünglich wohl Besenkammern oder Altbauklos – von Arztpraxen, die sich auf künstliche Befruchtung spezialisiert hatten.

Jule und ich hatten überlegt, wegen meiner schlappen Spermien eventuell den Weg der In-vitro-Fertilisation zu gehen. Dafür waren diverse Prozeduren nötig, Untersuchungen, Spermatests, schließlich der Vorgang der künstlichen Befruchtung selbst, durch den ersetzt wurde, was Menschen sonst miteinander taten. Die Erlebnisse in dieser Zeit veränderten die Wahrnehmung meiner Sexualität. Sie verlor das Unschuldige, das Geschützte, das Sex aber braucht. Um Jule zu schonen, damit sich die Hässlichkeit dieser Vorgänge nicht zwischen uns stellen konnte und damit wir eine Chance hatten, die Erfahrungen unserer gemeinsamen Sexualität für uns zu erhalten, hatte ich ihr nie mein Herz ausgeschüttet.

Es war ungefähr ein oder zwei Jahre vor unserer Trennung, als ich eines Tages unversehens mit der weder besonders männlichen noch überhaupt menschlichen Herausforderung konfrontiert war, in einer Art umgestalteter Besenkammer einer Arztpraxis ein paar »Testtropfen Ihres Ejakulats«, so der O-Ton einer etwas wurstig wirkenden, älteren grauhaarigen medizinischen Hilfskraft, »aus mir herauszubekommen«. So nannte sie, was ich unter dem Eindruck dieser Worte wie ein Aus-mir-Herauspressen empfand. Die

Praxis galt als Topadresse und war mir empfohlen worden, weil man dort angeblich über die neuesten Methoden verfügte. Sie lag in Bestlage in der Münchner Innenstadt. Die Hilfskraft, eine recht resolute Frau, vermittelte nicht gerade eine Geborgenheit, in der ich mich hätte intim fallen lassen können. Ich fand mich in vier engen Wänden wieder, in die gerade mal ein schwarzer Kunstledersessel hineinpasste, dessen Lehne man kippen konnte.

»Lassen Sie sich Zeit«, hatte die Frau gesagt, als sie mir einen Plastikbecher, wie man ihn für ein Picknick im Park verwendet, und einen Stapel Kleenextücher in die Hand drückte. »Wenn Sie es dann gewonnen haben…«

Da die Hilfskraft sich dabei bedeutsam etwas umständlich räusperte, musste ich sofort zurückfragen:

»Was meinen Sie mit ›gewonnen‹?«

»Na Sie wissen schon, das Ergebnis halt, also wenn Sie es geschafft haben. Jedenfalls stellen Sie es hinter dieses Holztürchen.« Mit einer knappen, resoluten Geste deutete sie auf einen abgegriffenen, weißlackierten Knopf, mit dem man eine vielleicht dreißig Quadratzentimeter große Klappe in der Wand öffnen konnte.

»Was heißt das … wieviel Zeit habe ich?«, fragte ich verunsichert.

»Na, ein paar Minuten sind schon okay. Es warten ja auch noch andere … – Nun, das hätte ich wohl nicht sagen sollen, Sie können sich natürlich alle Zeit der Welt nehmen.«

Ich fühlte Verzweiflung in mir aufsteigen, spürte einen Druck wie ein Fußballspieler, der mehrfach am Tor vorbeigeschossen hatte und nun eine letzte Chance bekam, indem eigens für ihn eine Nachspielzeit ausgerufen und, besonders peinlich, die Torpfosten breiter aufgestellt wurden.

In der Kammer, die keine Gewölbedecke hatte, roch es nach Desinfektionsmitteln. Neben dem Sessel stand ein Hocker, vielleicht für jemanden, der seine Frau zu diesem Zweck mitnehmen wollte. An die Wände waren aus den Nähten platzende Behältnisse mit weiteren Papiertücherstapeln geschraubt. Tonnen von Kleenextüchern schienen hier in Griffweite deponiert zu sein, denn in einem klapprigen Beistellschrank waren auch noch einige Dutzend Reservepackungen verstaut. Meine Phantasie suggerierte mir Megamänner, die ihr Sperma hier literweise absonderten.

WAS DIE BESENKAMMER VERRÄT
Das Wort »Besen« leitet sich aus dem indogermanischen »bhes« ab, was »reinigen« oder »wegfegen« hieß. »Besen« wurde im Mittelalter auch als abwertendes Wort für Frauen verwendet. Der Begriff »Kammer« kommt vom griechischen »kamára«, was so viel wie »Gewölbe«, »gewölbte Decke« heißt. Zusammengenommen ergibt sich etwas wie: eine gewölbte Decke reinigen. Das passt sogar einigermaßen, denn die Prostata ist ja gewölbt...

Auf einem Beistelltischchen stand ein Desinfektionsspray, und auf Armeslänge schräg neben dem Sessel befand sich ein übergroßer Mülleimer. Darauf lag eine abgegriffene Ausgabe des *Playboy*.

Hier sollte ich mir einen runterholen, damit unser Kind gezeugt werden konnte.

Allein die Tatsache, dass man mich in einen solchen Raum schickte, mit der Maßgabe, es mir zu besorgen, empfand ich als eine Art Vergewaltigung. Alles in mir wehrte sich dagegen. Wortlos und unverrichteter Dinge schlich ich mich aus der Praxis davon. Beim Gedanken an meine »Testtropfen« verging mir alles. Zum ersten Mal im Leben fühlte ich eine Zeitlang keine Regung mehr in meinem Ejakulator. Ganz gleich, ob ich selbst Hand anlegte oder Jule es mit Zärtlichkeiten versuchte, die normalerweise sofort bei mir anschlugen.

»Was um Himmels willen ist los mit dir?«, fragte Jule damals mit sorgenvollem Blick. »Liebst du mich noch? Findest du mich nicht mehr sexy? Fehlt dir was, mache ich was falsch?«

Ich konnte auf solche Äußerungen, die zunehmend häufiger fielen, nur sagen:

KÜNSTLICHE GELDBEFRUCHTUNG

Die Erfolgsquote bei künstlichen Befruchtungen hängt vom Alter und der Zahl der befruchteten Eizellen ab. Im Alter von 35 liegt sie bei 32 %, mit 40 Jahren nur noch bei 17 %, und mit 43 bei 8 %. Die Kosten variieren von Land zu Land um ein Vielfaches, bei uns liegen sie bei etwa 3000 Euro pro Zyklus.[35]

»Nein, Liebling, es ist alles in Ordnung, mach dir keine Gedanken. Ich liebe dich mehr als alles. Ich brauche nur etwas Zeit.«

Meine Erregung schien nicht nur vorübergehend abwesend, sondern nicht mehr existent zu sein. Plötzlich war ich zu einem Menschen ohne freie sexuelle Gefühle geworden. Aufgeklärt hatte mich über diese Begleiteffekte niemand. Die wenigen Male, bei denen es mit Jule noch klappte, waren begleitet von Gedanken, mit denen jeder Wunderfunke erlosch. Immerzu sah ich diese Kammer vor mir, den Picknickplastikbecher, die Unmengen von Kleenextüchern. Und eine neue Stimme in mir sagte: »Streng dich gefälligst an!«

Ich hasste diese Stimme. Und die der Arzthelferin erst recht: »Na, ein paar Minuten sind schon okay. Es warten ja auch noch andere …«

Spermageiz, riesige und magere Gewinne

Den Vorgang der künstlichen Befruchtung, den sich Jule und ich mangels Alternative vorgenommen hatten, empfand ich, gelinde gesagt, als ernüchternd. Mein emotionaler Körper verhungerte dabei. Die zunehmende Gewissheit, dass meine Spermien – zumindest in jener Zeit (es hieß, sie könnten sich »erholen«) – nicht die besten waren, schmerzte mich wie ein unablässiger Tinnitus im Hintergrund. Noch nie hatte ich mir über meine Fruchtbarkeit Gedanken gemacht. Doch als sich unsere Sexualität von uns zurückgezogen hatte wie die Ebbe vom Strand, spürte ich umso deutlicher, wie viel Jule ein Kind bedeutete. Das motivierte mich so sehr, dass ich mich dazu durchrang, in solchen lieblos umgebauten Rumpelkammern weiter zu masturbieren, um sozusagen auf den Punkt zu wichsen, damit diese Flüssigkeit, die sie Ejakulat nannten, zum vorgeschriebenen Zeitpunkt aus meiner Eichel herausspritzte, aus meinem Penis, den ich immer nur als Lustteil meines Körpers erlebt hatte und der nun unvermittelt eine bedeutende Aufgabe erhalten hatte, für die er sich aber nur als bedingt funktionstauglich erwies. Ich wollte mein in den Spermientests ermitteltes Versagen widerlegen. Deshalb raste ich mit dem Fahrrad durch die Münchner Innenstadt – manchmal ungestüm und voller Tatendrang, manchmal entmutigt und unaufmerksam, beinahe mit einem Passanten kollidierend – von einem Urologen, Andrologen oder Gynäkologen zum nächsten.

Schließlich war ich so schlecht gelaunt, dass ich überhaupt keine Lust mehr hatte. Mittlerweile hatte sich auch ein depressives Grundgefühl zu allem eingestellt, was mit meinem Schwanz, dessen Erektion und dem Herausmanipulieren seines Ejakulats zu tun hatte.

»Das Schlimmste, was Sie sich antun können, ist, wenn Sie sich jetzt Stress machen. Stress ist einer der größten Spermienkiller«, sagte mir ein renommierter Gynäkologe und Endokrinologe und einer der wenigen, die sich nicht nur ausführlich Zeit nahmen, sondern der Sensibilität dieses intimen Themas den nötigen Respekt zollten. »Stress und zu viel Alkohol, aber auch der Druck auf die männliche Geschlechterrolle richten bei der Qualität der Spermien viel Schaden an.«[36]

Der Arzt malte mir ein Modell von ein paar Spermien und dem Innenleben der weiblichen Geschlechtsorgane auf. Er erklärte, dass es unter meinen Spermien derzeit nur wenige gab, die sich ausreichend bewegten, um in der Vagina zu überleben und ihren Weg zu machen.

»Nur die Fitten taugen für die Befruchtung. Die müssen es bis zur Eizelle schaffen. Die anderen machen schon früher schlapp. Der Weg ist zu weit. Das können wir mit der In-vitro-Fertilisation beheben. Wir überbrücken dabei diesen langen und erschöpfenden Weg und heben das gesunde Spermium in die Eizelle hinein.«

Unmittelbar stand mir das Bild eines Rollstuhls vor Augen, mit dem so ein faules Spermium in die Eizelle hineingefahren wird.

»Und mag die Eizelle das denn?«

»Manchmal schon, bloß ist sie nicht immer dazu bereit.«

»Okay, ich werde es versuchen.«

»Voraussetzung dafür ist, dass wir ein ausreichend gesundes Spermium bei Ihnen finden«, fuhr der Arzt fort.

Für einen Moment schien mir, dass sein Blick etwas Mitfühlendes hatte, aber auch etwas Warmes. Bei männlichen Ärzten vermisste ich das häufig, insofern empfand ich es als angenehm. Ich hatte immerhin bereits eine Reihe von auf künstliche Befruchtung spezialisierten Ärzten erlebt. Bei den Männern darunter hatte ich zumeist den Eindruck, dass ich nur einer von vielen Patienten war und durch eine große Fabrik geschleust werden sollte, die ich bei mir als »Menschenquetsche« bezeichnete. Die weiblichen Ärzte waren anders, ihre kristallene, völlig ins Rationale abgedriftete vorgebliche Herzenswärme wirkte gespielt, weshalb sie mir nicht weniger unangenehm waren.

»Entscheidend ist aber auch, dass die Eizelle Ihr Spermium überhaupt will«, fügte der Arzt hinzu.

»Aber wie kann eine Eizelle mein Spermium abweisen, wenn es dort eingepflanzt wird?«

»Sagen wir es mal so«, erklärte er. »Wenn die Eizelle keinen Bock darauf hat, wirft sie es – simpel ausgedrückt – einfach wieder raus. Da können wir nichts machen.«

Ich kam mir wie eine fehlerhafte Zapfsäule an einer Tankstelle vor, die zwar reguläres Benzin von sich gab, mit dem die Autos allerdings nicht fahren konnten. Mich als nicht vollständiges Wesen zu empfinden war für mich als Mann unheimlich und peinlich. Aber auch aus anderen Gründen hatte ich mit Jule nicht schon eher darüber gesprochen. Erstens war mir das selbst alles noch nicht so klar, und zweitens wollte ich sie nicht damit belasten. Als potentieller zukünftiger Vater unseres gemeinsamen Kindes wollte ich einen möglichst fitten Eindruck machen. Das fiel mir schwer, denn mein Selbstbild rang damit, dass der einzige körperliche Teil, der sich immer ohne jedes Training, frei von Pflichten und Zwängen seines Lebens erfreut hatte, am Pranger stand: wegen Versagens.

Am empfindlichsten reagierte ich, als einmal eine mit einem eigenartig gefärbten bayerischen Akzent sprechende Arzthelferin in einer Praxis die Chuzpe hatte, mir etwas von »Gewinnen« zu erzählen. Ich hatte den Wunsch geäußert, es nicht in der Praxis »machen«, also nicht in einer Kammer masturbieren zu müssen. Jule und ich wollten diese Aufgabe gemeinsam zu Hause durchziehen, so wie man es in der Liebe, durch die man Kinder zeugt, normalerweise tat. Ohne die Stimme zu senken, hatte mir die Arzthelferin vor anderen Patienten mitgeteilt:

»Zu Hause? Das können Sie gern machen. Es ist Ihr Risiko. Wenn Sie es gewonnen haben, müssen Sie spätestens eine halbe Stunde danach hier sein. Und es muss noch körperwarm sein.«

»Gewonnen?«, fragte ich wieder mal verdattert.

»Ja, gewonnen, wenn es halt geklappt hat, Sie's gemacht haben, also Sie halt gekommen sind.«

Mit diesen Worten schob die Arzthelferin ein Plastikdöschen über den Tresen, eines von der Sorte, die sie einem auch für Stuhlproben mitgaben. Widerstandsfähig, undurchsichtig, luftdicht, versehen mit meinem Namen und meinem Geburtsdatum. Das Döschen hatte etwas von einem Sarkophag.

Mir war klar, was die Arzthelferin gemeint hatte. Doch eine halbe Stunde war knapp. Kaum »gekommen«, würde ich in die

Praxis rasen müssen, mit gegensätzlichen Pulsschlägen: der eine sich langsam beruhigend vom soeben erlebten Orgasmus, der andere ansteigend, weil ich so in die Pedale trat. Da mir das Ganze ziemlich blöd vorkam, begann ich ebenso blöd weiterzufragen:

»Danach?«, fragte ich. »Nach was?«

»Na, nachdem Sie's gewonnen haben!«

»Gewonnen?«, wiederholte ich nochmals, das gestelzt klingende Wort stieß mir wirklich auf. Es klang so, wie Spitzenköche ihre Arbeit nennen, sie sagen nicht »servieren«, sondern »kredenzen«.

»Ja. Gewonnen«, sagte sie gedehnt. »Es tut mir leid, aber wie soll ich's sonst sagen?«

Wichsen, dachte ich. Sag doch einfach: wichsen.

»Ich werde mich bemühen«, erwiderte ich stattdessen und beugte mich über den weißen Plastiktresen: »Ganz ehrlich: klingt nach Stress.«

»Haben Sie denn keine Frau?«

Das war der Moment, in dem bei mir eine Sicherung durchknallte. In mir vermischten sich die Worte »meine Frau«, »wichsen« und »Sarkophag-Döschen«. Die Arzthelferin sprach in einer fast burschikosen Selbstverständlichkeit mit mir über etwas, was für mich das Intimste überhaupt war: mein Sperma. Und dann dieser leicht vorwurfsvolle Ton in ihrer Stimme. Ich starrte das leere Döschen an. Meine gesamte sexuelle Unfähigkeit war darin blank zur Schau gestellt; und das nach so vielen Jahren wunderbar gelebter sexueller Lust, die ich als etwas Universelles empfand; hier war nun das Zeichen meiner Schande auf dem weißen Designtresen der Arztpraxis, zwischen zwei überhohen, orangefarbenen Designervasen, in denen verdorrte Designerzweige steckten.

»So eine Bitch!«, fauchte Jule, als ich ihr viel später davon berichtete. »Warum hast du mir nicht schon früher davon erzählt?«

»Ich wollte dich damit nicht belasten. Es drehte sich doch um unser Kind und nicht darum, wie ich von dieser Praxistussi behandelt werde.«

Noch immer spürte ich den Groll, der sich in dieser Situation aufgebaut hatte. Es war eine Riesenwut.

Wenn damals zwischen Jule und mir Erotik aufkeimte, dachte ich neuerdings ans »Gewinnen« und war deswegen nicht selten sinnlich verstimmt. Dann verstellte ich mich – es war die Zeit, in der ich Jule meine Lust mitunter vorzuspielen begann.

War es nicht eigenartig, was ein solches Wort mit den erotischen Sinnen anrichten kann? War dieses Wort nicht geradezu zynisch? So sprach ja nicht nur die Arzthelferin. Je mehr sich meine Aufmerksamkeit für das Thema schärfte, desto deutlicher registrierte ich, dass dieser Begriff häufig vom medizinischen Personal verwendet wurde, bis hin zu Ärztinnen. Sein Widersinn setzte sich in mir fest wie eine Schallplatte, die einen Sprung hatte: Man gewinnt doch beispielsweise Kautschuk, und zwar indem man die Tropfen auffängt, die aus einem verwundeten Baum herausrinnen. Glich ich nach dem »Kommen« nicht so einem verwundeten Baum? Manchmal fühlte ich mich jetzt so. Kautschuktropfen sind sehr wertvoll, man kann sie sofort weiterverarbeiten, um Produkte wie zum Beispiel Autoreifen oder Kondome herzustellen, ohne dass dazu Eizellen notwendig wären. Eisenerz wird »geschürft«, Weizen »geerntet«, Blut lässt man sich »abnehmen«, Zahnpasta »presst« man heraus – für jeden Zusammenhang gibt es das passende Wort. Aber beim Sperma verwendet man dieses gestelzte, klischeehafte und unpassende Wort »gewinnen«, mit dem man sogleich das Substantiv »Gewinn« und dazu wieder »riesig« oder »mager« assoziiert, jedenfalls im Casino, bei Unternehmensbilanzen òder Börsengewinnen. Ist mein Sperma etwa ein spekulatives Produkt?

Und mehr noch: Werde ich immer an dieses Wort denken müssen, bevor ich »komme«? Womöglich entfährt mir beim Sex versehentlich statt des auch schon komischen »Ich komme« ein »Hey, ich gewinne gleich«. Nach manch einem Orgasmus könnte ich dann vielleicht sagen: »Hey, ich hab mal wieder einen satten ›Gewinn‹ gemacht!« Der Ausdruck war doch völlig unangebracht. Diese Art des »Kommens« war für mich das genaue Gegenteil: ein schleichendes Verlieren – eines, das ich zuerst gar nicht bemerkte.

Meine erste Reaktion auf die Nachricht, ich wäre nur eingeschränkt fruchtbar, war: »Kein Problem, das wird schon wieder, ich muss mich irgendwie anstrengen.« Dann kam der zweite Test mit demselben Ergebnis. Ich dachte: Macht mir immer noch nichts, andere bekommen es ja auch hin. Nach dem dritten Test sagte ich zu Jule: »Dann bleibt uns nur noch die künstliche Befruchtung.«

Doch da war es bereits zu spät. Ich hatte keine Lust mehr auf Sex, weder Lust auf Jule noch auf mich selbst, auch auf keine andere Frau. Das Thema war in meinem Bewusstsein ausgeblendet. Jule und ich schliefen zwar noch manchmal miteinander. Aber – ganz ehrlich – da war oft eine Überwindung, eine kleine bewusste Anstrengung für mich dabei. Ich wäre lieber in den Arm genommen worden, sehnte mich mehr nach Zuwendung als nach sexueller Erregung. Irgendetwas war in mir versperrt und blockiert. Da ich keinen Spaß mehr dabei empfinden konnte, »machte ich es« – eher für Jule und für unsere Beziehung als für mich. Dass damit alles nur noch schlimmer wurde, bemerkte ich erst viel später.

Zunächst fühlte sich meine Sexualität schwerer an als sonst. Aber das, so nahm ich an, war in solch einer Situation normal. Und als Mann ist man den Umgang damit gewohnt, schließlich wird man ab dem Kindesalter gedrillt, dass es im Leben Schweres zu tragen gibt. Wenn ich ans Bumsen oder Ejakulieren dachte, wurde ich immer häufiger müde. Ich musste schon vor dem Sex gähnen, was ich tunlichst unterdrückte. Ich begann Ausreden zu erfinden. Termine, Sorgen, Arbeitsstress, all den üblichen Kram.

Auch mein intimes Masturbieren, das ich trotz all meiner inneren Kritik genossen hatte, stand streng im Scheinwerferlicht des »Gewinnens« anstatt des Genießens. Und der selten gewordene Sex mit Jule war nur noch auf das Thema Kind fokussiert. Unser Zusammenleben war phasenweise einzig darauf ausgerichtet, meine Spermien gesunden und erstarken zu lassen. Ich nahm fruchtbarkeitsfördernde Medikamente. Auf Empfehlung der Ärzte verordnete ich mir längere sexuelle Abstinenzpausen, doch wenn ich dann wieder einmal vögelte, brach ich unser Liebesspiel vor dem Orgasmus ab, weil mir absurde Überlegungen durch den Kopf schossen: »Ich muss Sperma in mir aufbewahren und ansammeln, damit es für den Test ausreicht.« Oder: »Wenn ich jetzt komme, gehen vielleicht die einzigen tauglichen Spermien verloren, die ich für die In-vitro-Befruchtung habe.« Oder so etwas Spermageiziges: »Nur nichts vergeuden!« Immer merkwürdigere Gedanken kreisten in mir: »Ob Jule überhaupt will, dass ich jetzt schon komme?« Das hatte ich mich beim Sex mit ihr früher nie gefragt. Oder: »Vielleicht hat sie gerade keinen Eisprung. Ach so, wir machen das Kinderkriegen ja nicht mehr mittels Miteinanderschlafen, sondern übers Reagenzglas.«

»Ich bin mir sicher, dass es sich nur um eine vorübergehende Spermienschwäche handelt«, versuchte Jule mich aufzumuntern.

Ihr Mitgefühl vermittelte mir aber den Eindruck, ich sei krank, bei mir stimme etwas Grundsätzliches nicht. Eine wirkliche Hilfe war es nicht.

Jule allerdings blühte in dieser Zeit auf. Zu ihren Innovationen gehörte eine spermafördernde Ernährung. Eines Tages stellte sie mir eine übergroße Schüssel Obst auf den Schreibtisch und sagte: »Das ist Bio-Obst. Vielleicht sind Pestizide daran schuld, dass bei deinem Saft was nicht stimmt. Vielleicht solltest du eine Schwermetallentgiftung machen. Aber keine Sorge, wir kriegen das wieder hin. Ich hab gelesen, Männer mit einem guten Vitamin-C-

Haushalt haben 16 Prozent weniger DNA-Schäden bei den Spermien. Also: Ab sofort bitte jeden Morgen reichlich Obst.«

Jule riet mir außerdem, mich beim Frühstück mit Mandeln zu ernähren – wegen des Zinkgehalts – und meine geliebte Erdbeermarmelade zu vergessen. Ich sollte auch dringend weniger Rotwein trinken, weil »Alkohol die Spermien lähmt«. Sie fütterte mich mit einer südamerikanischen Powerwurzel namens Maca, und ich kostete von dem chinesischen Schlauchpilz Cordyceps, bei dem man aufpassen musste, dass er nicht von den Larven seltener Insekten befallen war. Nach dem Genuss von Flohsamenschalen beschloss ich, diese nur noch mit etwas Whiskey zu verzehren. Scotch eignet sich dafür geschmacklich übrigens besser als Bourbon – allerdings neutralisiert er die Wirkung, habe ich danach festgestellt.

Als Jule sich dazu entschlossen hatte, es trotz unseres Befruchtungsvorhabens auch weiterhin real mit mir zu versuchen, waren plötzlich besondere Erotikübungen angesagt. Da war sie durchaus erfinderisch. Sie legte sich Kissen unter die Hüfte, damit meine trägen Spermien auf dem Weg in die Gebärmutter nicht den anstrengenden Weg hinaufkriechen, sondern einfach nur hinunterzurutschen brauchten. Intensiv versuchten wir bestimmte Positionen von hinten, weil Jule gehört hatte, dass die Spritzer dabei zielgerechter ins Volle treffen würden. Bei dieser offenbar besonders schwangerschaftsträchtigen Position ließ sich der Po weit nach oben recken, sodass die Spermien auf einer steilen Bahn nach unten rinnen konnten. Auch einer Stellung, bei der wir beide wie ein »L« dalagen und sich unsere Oberschenkel scherenartig ineinander verkeilten, wurde eine hohe Erfolgsquote nachgesagt. Aber selbst in dieser Position gewannen wir nichts. Während unserer Zeugungsübungen musste vor allem ich immer häufiger Pausen einlegen, weil mein Schwanz zunehmend alle Anzeichen chronischer Erlahmung aufwies. Da er trotz Blasens, Leckens, Herumnackelns,

Wichsens und Zwirbelns keine ausreichende Steife erlangte, zwängten wir den Guten trotz seiner Schlaffheit oder bestenfalls Viertelerektion, kaum dass ich einen Hauch von Erregung spürte, und unter Anwendung unserer beider Hände in ihre Muschi – schließlich kann man auch mit einem nicht erigierten Schwanz kommen. Bei diesem Gestopfe verlor er dann meist seine Reststeife.

Ich versuchte mich nicht unterkriegen zu lassen und tat alles, um meine Erregung am Leben zu erhalten. Dafür kontrahierte ich unentwegt die Pomuskeln, weil sich dieser Reflex auf die Beckenbodenmuskeln übertrug und für Stimulationen sorgte. Einmal bekam ich dadurch eine Art Analkrampf, den ich nur loswurde, indem ich mir inmitten unserer Bemühungen selbst auf den Hintern schlug. Jule fragte:

»Spinnst du jetzt vollkommen?!«

Ich sagte:

»Frag mal meinen Arsch, Mensch!«

Ich spannte weiter die Oberschenkel an, versuchte bewusst, relaxt zu atmen, stierte auf Jules Brüste, die ich betastete und küsste, in der Hoffnung, dabei geiler zu werden. Gleichzeitig achtete ich auf den hineingestopften Schwanz, dass er nur ja nicht herausflutschte und hoffentlich endlich Erektionsanzeichen von sich gab. Manchmal tat er das. Dann wollten wir beide gleich loslegen, doch bei diesen Versuchen, augenblicklich mit der sexuellen Liebe zu beginnen, entglitt er der Umarmung von Jules Muschi. Als wir ihn wieder drin hatten, ging es weiter, schnell, schnell, schnell, um die Erektion zu erhalten und wenn möglich zu vergrößern. Dabei machte ich dummerweise alles falsch, was ich über meinen Penis längst hätte wissen müssen. Er wuchs dabei erst ein wenig an, doch durch das Rammeln sackte er schnell wieder erschöpft in sich zusammen. Manchmal kam ich. Es war ja nicht so, dass bei mir gar nichts mehr ging. Doch mein Sperma glich dann wegen der vielen Versuche eher einem durchsichtigen

Wässerchen als dem dicken weißen Saft eines männlichen Gesundbrunnens.

Es war Jule, die mich in solchen Situationen an die Worte des Arztes erinnerte:

»Kein Stress, nur kein Stress«, flüsterte sie mit weicher Stimme. »Nur kein Stress, Lieber.«

Genau das aber stresste mich so ungemein, dass es hochwillkommen für mich war, wenn sie schließlich sagte:

»Komm, wir machen jetzt mal 'ne Pause. Wir haben ja Zeit. Soll ich dich ein wenig massieren?«

All das mag kapriziös, exzentrisch oder schwierig wirken. Doch selbst durch die Aussicht auf zielführende Massagen fühlte ich mich unter Druck gesetzt. Ich weiß nicht, ob ich ein Einzelfall war oder ob es vielen Männern so geht. Bekanntlich reden wir ja über solche Dinge nicht. Ein Freund sagte nur:

»Hm, damit kenn ich mich nicht aus. Kopf hoch, sei stark! Bleib dran, irgendwann funktioniert es schon.«

»Irgendeines von diesen kleinen Dingern wird es schließlich gemütlich bei mir finden«, sagte Jule immer wieder. So fest war sie davon überzeugt, dass ich mich sofort wohler fühlte.

»Warum bist du dir da derart sicher?«, fragte ich mit einem Quentchen Pessimismus.

»Das spüre ich«, sagte sie zuversichtlich. »Ich weiß es einfach.«

Jule konnte ihren Bauch auf eine Weise befühlen, als wäre da schon ein Kind drin, als wäre sie bereits schwanger. Sie schaute mich dabei mit dem liebevollen Blick einer werdenden Mutter an – tief in meine Vateraugen, die keine waren. Jule war nicht nur sehr fürsorglich in dieser Zeit, sie entwickelte auch eine bewundernswerte Art, mich immer wieder zu erregen und mich dabei gleichzeitig zu beschwichtigen:

»Aber du musst wirklich nicht das Gefühl haben, kommen zu ›müssen‹, Liebling.«

»Nein, nein, ich bin ganz entspannt und freu mich«, antwortete ich dann immer, und obwohl mir selbst der geringste Druck bei dieser Sache zusetzte, glaubte ich, was ich sagte.

So umsorgten wir meinen Schwanz weiterhin wie einen Schwerkranken. Jule cremte ihn mit duftenden ägyptischen Ölen ein. Sie strich Agaventinkturen auf die Eichel, und gemeinsam brachten wir ihn zum Stehen, als wäre ein göttlicher Segen in ihn gefahren, woraufhin ich ihn nicht selten erstaunt wie einen Fremden ansah. Hing er aber nur noch wie ausgewrungen an mir herunter, leckten und masturbierten wir uns gegenseitig, bis meine Geilheit wie ein alter rostiger Motor wieder ansprang.

Jule kam oft, und ich immer seltener. Ihr unentwegtes Kommen weckte meinen Ehrgeiz. Ich wollte auch endlich wieder mehr kommen. Doch es gelang mir nur ab und zu.

In meinem Kopf erwachten während dieser Zeit zwei Sexberater zum Leben. Ihre Haupttätigkeit bestand darin, so sehr miteinander zu streiten, dass ich keine Ruhe vor ihnen fand. Der eine hieß *Der Leistungsbringer,* der andere *Der Versager.* Ich hatte beide zuvor nur vom Hörensagen gekannt. Nun erlebte ich selbst, was für zersetzende Umtriebe diese beiden Typen in einem veranstalten konnten. »Es bringen zu müssen« war zu meinem ständigen Begleiter geworden. Die zwei Berater stritten vor meinen Augen und genierten sich nicht im Geringsten, obwohl sie wussten, dass ich alles mitbekam und dass mich das nur noch mehr blockieren würde. Der Leistungsbringer rief:

»Schlaf mit ihr, so viel wie möglich! Einmal klappt es sicher!«

»Bist du völlig wahnsinnig geworden? Dann kollabiert er noch schneller, er braucht Luft und Space!«, erwiderte der Versager.

»So ein Blödsinn, du und dein Space, dann ist Jule längst über alle Berge. Es gibt nur Top oder Flop!« Wütend setzte der Leistungsbringer noch eins drauf: »Nach zehn Jahren Meditationsgedusel hat der Typ immer noch nichts gelernt. Eine Frau braucht richtig scharfen Sex, sie will ordentlich rangenommen werden. Und dann spritzt es auch schön rein. Aber dieses Hin-und-her-Probieren – geh heim damit!«

»Du siehst doch, dass er keinen Bock zum Rammelficken hat. Lass ihn endlich in Ruhe seinen Rhythmus finden, sonst geht alles voll daneben!«

»Ruhe? Rhythmus? Eine Frau schwängert man nicht mit Ruhe und Rhythmus, sondern mit Engagement. Und das fehlte in der letzten Zeit. Jetzt muss es mal krachen, sonst wird das nix mehr.«

»Dann ist meine Prognose: gleich sein lassen.«

Trotz meiner Tantrakenntnisse, trotz Jules liebevoller Bemühungen, die mir wirklich Luft ließ, und trotz ebendieser Meditationserfahrungen kam ich aus dem inneren Zwiespalt nicht heraus, in den mich meine beiden Sexberater verwickelten. Ich blieb aber am Ball, versuchte, was möglich war, begann wieder zu meditieren und ging zum Yoga, um die grässlichen Stimmen in mir kaltzustellen.

Gleichzeitig entwickelte sich etwas Neues in mir. Es war etwas anderes als der Raum, in dem Jule lebte. Wir waren auf einmal kein Paar mehr.

Das aber wollten wir lange nicht wahrhaben.

Nachruf auf das unschuldige Wichsen

In dieser Zeit veränderte sich auch die Sexualität, die ich als erste kennengelernt hatte: die Selbstliebe, das Masturbieren. Wegen des funktionalisierten Auf-den-Punkt-Wichsens fürs Gewinner-Döschen hat diese Form der Autoerotik ihre Unschuld verloren. War das Onanieren früher immer etwas besonders Intimes, Geheimes gewesen, stand es jetzt, nachdem quasi die halbe Welt wusste, was ich tat, im Licht der Öffentlichkeit. Der Gewinner sah zu, der Versager kritisierte, Jule nahm daran teil, Arzthelferinnen wussten davon, und eine nicht geringe Ärzteschaft war in mein »Gewinnen« (auf Deutsch: »wichsen«) involviert, um auf diese Weise meine Frau zu schwängern, weil ich es nicht anders konnte.

Das Masturbieren gilt als verpönt, besonders das männliche. Auch in unserer sogenannten aufgeklärten Zeit haftet ihm immer noch der Hautgout des »Schmutzigen« an. Man tut es zwar, aber der Vorgang hat ein derartig schlechtes Image, dass man nicht zugibt, es zu tun, geschweige denn darüber spricht. Für die Selbstbefriedigung bei Männern gab es noch nie schöne Worte, sprachlich ist alles negativ und schmuddelig belegt. Oder absurd, wenn es etwa heißt, dass man sich »einen runterholt«. Wen denn aber bitte? Wen holt man sich von wo »runter«? Und auch »masturbieren« ist nicht gerade der genialste Ausdruck. Das Wort stammt aus dem Lateinischen und setzt sich zusammen aus *manus* (Hand) und *stuprare* (schänden, entehren). Masturbieren heißt also sinngemäß »mit der Hand schänden«.

Bezeichnend ist auch die Herkunft des Wortes »Wichsen«. In der Verbindung mit Sex tauchte es zum ersten Mal bei Soldaten im Ersten Weltkrieg auf. Damals wurde es als erniedrigend empfunden, wenn man die Schuhe eines anderen wichsen musste, mit Schuhwichse; umgangssprachlich wurde es dann für die männliche sexuelle Selbstbefriedigung benutzt. Bei einem masturbierenden Mann ging man davon aus, dass er wegen seines Hangs zum Wichsen keine Frau hatte, mit der er seine Sexualität ausleben konnte. Über das Wichsen selbst wurde deshalb nie gern gesprochen.

Hätte ich vielleicht Verständnis für die Arzthelferin aufbringen sollen, die sich bemühte, ein Wort zu benutzen, das einen gewissen Wert ausstrahlt? Mit »gewinnen« konnte man doch nur einen Wertzuwachs bezeichnen, während »wichsen« nur negative

Assoziationen auslöst. Ist ein wichsender Mann – dem Klischee nach – nicht ein wenig dicklich? Und zeichnet sich sein Äußeres diesem Zerrbild zufolge nicht durch eine blasse Haut, einen Schweißfilm, fettiges Haar und eine heruntergelassene Hose aus? Und wichst er nicht heimlich, um etwas so Großartiges zu »gewinnen«, dass er es anschließend hastig von sich abwischen muss?

Und obwohl ich hoffe, diesem Klischeebild nicht zu entsprechen, hatte ich beim Wichsen noch nie das Gefühl, ich würde dabei etwas gewinnen. Im Gegenteil: Ich verlor immer etwas. Wichsen war für mich so etwas wie die Kunst des körperlichen Verlierens. Meine sexuelle Energie verströmte sich dabei in ein merkwürdiges, sphärisches Nichts. Danach fühlte ich mich ausgewrungen und müde, war nicht voll von jener wunderbar frischen Energie, die ich nach einem guten Sex mit einer Frau wahrnahm und die umso kraftvoller war, je mehr Gefühle ich für diese Frau empfand.

Auch die Sexenergie war nie so verpufft, wenn ich mit einer Frau geschlafen hatte. Sexenergie, das war die pure Lebenskraft, die alle Poren erfüllt. Man lässt sich gemeinsam in sie fallen, nährt sich zu zweit von ihr, kostet sie aus, hält sie zusammen, bewegt sie und ermöglicht so, dass sie sich verwandelt. Man blüht mit ihr auf, und danach gibt es keine Zäsur, nicht diesen Absturz wie nach dem Wichsen – zumindest hatte ich das nie erlebt. Die Verfassung nach so einem Wichsorgasmus ist, als würde man eine Schar Kraniche in rasendem Tempo am Himmel vorüberfliegen sehen, als starre man immer noch ungläubig auf die Stelle, wo sie soeben über einem hinweggeflogen waren, sich wundernd, was denn jetzt ist. Nichts. Als wären überhaupt keine Vögel am Himmel gewesen.

Das Bild stimmt nicht ganz. Beim Wichsen bleibt der Schwanz zurück. Dessen Haut und Eier hängen erschlafft herunter, in sich zusammengezogen, verschrumpelt, malträtiert und erschöpft, obwohl sich zwischenzeitlich doch ein besonders schönes Ereignis zugetragen haben muss. Von dem jetzt aber nichts mehr übrig ist, als wäre es nie da gewesen. Also kann man's in Zukunft ja auch lassen, denken sich viele Wichser hinterher. Oft war ich nach dem Masturbieren deshalb fest entschlossen: Das war jetzt das letzte Mal. Bis sich die Schar der Kraniche wieder zu nähern begann.

Ähnlich mag es sein, wenn man mit einem Partner eine ganz rohe Nummer abgefickt hat, denn das ist auch nicht viel anders, als wenn man den anderen quasi wie eine Wichsvorlage benutzt, um sich selbst Befriedigung zu verschaffen – die sich aber nie einstellt.

Für ein befriedigendes sexuelles Erlebnis mit einer geliebten Frau dagegen brauchte ich oft nicht einmal einen Orgasmus. Allein die Wärme und Innigkeit, die Begegnung zweier Herzen, das Sich-ineinander-fallen-Lassen erzeugte derartig viel Energie und Kraft, dass ich – mit oder ohne Orgasmus – rundum glücklich war. Im Gegensatz zu dem eher deprimierenden Gefühl nach einem Selbstbefriedigungsorgasmus.

Aber den musste ich als Kinder wollender, doch nur bedingt fruchtbarer Mann nun forcieren.

Auf meinem Sofa war es jetzt nicht mehr ganz so leicht, mich einzig auf die Sinneswahrnehmungen zu konzentrieren, wie ich es mein Leben lang bei der Selbstbefriedigung gewohnt war. Fast zwanghaft musste ich ständig daran denken, dass ich dieses Döschen füllen musste, in das man normalerweise mit einem kleinen Holzspatel ein Stück seiner Exkremente hineinspachtelte, um die Darmflora analysieren zu lassen. Warum hatte man für das, womit man als Mann beim Kinderkriegen seinen Beitrag leistet, nicht etwas Schöneres gestaltet? – Klar, es drehte sich ja nur ums eklige Sperma.

Wie immer, bevor ich es mir auf dem Sofa machte, begann vor meinem inneren Auge abzulaufen, was nun kommen würde. Ich wusste, ich muss mich nur von dieser süßen Sucht ergreifen lassen. Für sie würde ich die Hose herunterziehen. Die frische Luft würde sich angenehm kühl anfühlen. Sie würde um meinen Penis streifen, ich würde sanft mein Schambein spüren, meinen Sack, die Innenseiten meiner Schenkel – so schön spüren würde ich, wenn ich nur nicht seit Neuestem währenddessen so viel denken müsste. Beginnt die Erregung, kommt Bewegung in all meine Geschlechtsorgane, in das gesamte »Gemächt«. Vor langer Zeit bedeutete dieses Wort einmal »Macht«. Der Ausdruck war also völlig unpassend für das machtlose Feeling zwischen meinen Beinen, denn es fehlte mir an der wichtigsten Mannesmacht: der Zeugungsfähigkeit.

Wie würde sich eine Frau fühlen, wenn es Worte wie »Vagina« oder »Muschi« nicht gäbe, die die inneren und äußeren Schamlippen, die Klitoris und die wunderschönen Innenbereiche einschließen? Vor dem Lecken müsste ich dann fragen: »Hast du Lust, wenn ich deine Schamlippen, die Klitoris und, und, und … küsse?« Seltsam finde es ich auch, wenn Frauen, sobald es zur Sache geht, nur noch »Schwanz« sagen. Als wäre sonst nichts dort unten. Nicht wenige Frauen sprechen auch von dem »Ding da« oder nennen das männliche Geschlechtsorgan distanzierend »den da«. Es war auch schon vorgekommen, dass eine Frau »dein Penis« sagte. Nackt zwischen Kissen liegend, kam ich mir so förmlich angeredet vor, als wäre ich gerade mit »Sir« betitelt worden. Oder Teil eines urologischen Lehrbuchs.

Frauen, die von »dem da« sprachen, so wie man über »den dort drüben«, den Mann auf der anderen Seite der Straße, redet, sahen mich im Bett mitunter auch so an, als wäre ich so ein Typ von gegenüber. Ich glaubte prompt, ein kleines Stirnrunzeln in ihrem Gesicht zu entdecken, den Hauch einer Krähenfalte ums Auge, die Andeutung eines spitzen Fingers. Meist sagte ich nichts, denn ein anderes, besseres Wort gab es ja kaum.

Als ich auf dem Sofa lag und all diese Gedanken in mir aufstiegen, versuchte ich immer wieder, mich meiner Pflicht anzunähern, fürs Döschen zu masturbieren. Ich suchte eine neue entspannte Lage, verbannte krampfhaft die Gedanken an das Döschen und begann mich zu streicheln. Ich ließ mir viel Zeit, wie immer. Mit jeder Streichelbewegung entwickelte sich mehr und mehr das Gefühl, in mir selbst geborgen und mit meiner eigenen kokonartigen Erotikwelt verschmolzen zu sein. In dieser Reduktion empfand ich mich auf wunderbare Weise vollständig. Aber auch ein wenig traurig. Ja, und trotz dieser Verbundenheit ein wenig einsam. Der Berg meiner Sexualität, auf dem ich entlangwanderte, hatte nicht nur Höhen. Da waren nicht nur Gipfel, es gab auch Abgründe und Schluchten. Sie waren dunkel und kalt.

Meist hatte ich mich nur in aller Heimlichkeit selbstbefriedigen können. Zwar machte ich dieses Spiel auch mal mit oder vor einer Partnerin. Doch immer hatte es etwas Profanes. Man dachte dabei ja doch immerzu in Worten. Mit einem der schlimmsten beschimpften sich Männer gegenseitig:

»Wichser!«

Nach wie vor ist die Masturbation ein Tabu unter Männern. In Französisch-Guayana ist Masturbation sogar verboten. Die skurrile Begründung: Selbstbefriedigung mache geisteskrank.

Frauen beschimpften sich nie als Wichser. Oder gibt es ein vergleichbares Schimpfwort in Verbindung mit der Onanie von Frauen?

Ich bemerkte, dass ich gedanklich abgeschweift war und dass mein Schwanz friedlich auf meinem Bauch lag und schlief. Er und ich, wir hatten keinen Orgasmus gehabt. Während meiner Gedankenreise war er einfach eingeschlafen. Er hatte nicht ejakuliert. Ich war nicht gekommen. Diese Sitzung endete ohne »Gewinn«.

Und das war auch gut so. Ich war zufrieden. Alles war rund. Die Erregung war verflogen, ohne dass ich einen Höhepunkt gebraucht hätte. Entspannt lag ich auf dem Sofa und schaute aus dem Fenster der Dachgeschosswohnung. Draußen zogen weiße Wolken an der Sonne vorbei, weit oben vollführten einige Vögel einen wilden Tanz im Himmel. Kraniche? Ich dachte lieber über mein Leben nach, über mein Verhältnis zu den Frauen. Es war sexbestimmt. Es kreiste um die Frage: Mit oder ohne Sex? Durch den ausgefallenen Orgasmus wurde mir klar, dass mir genau das fehlte: die Freiheit, nicht kommen zu müssen.

Minutenlang musste ich so dagelegen haben, nackt, fast wie erstarrt, das gesamte Universum offen, einzig dieses Dach mit seinem halb geöffneten Fenster zwischen dem Himmel und mir. Als ich diese Trennung mit einem Anflug von Absurdität wahrnahm, erinnerte ich mich daran, was der Gynäkologe gesagt hatte, kurz bevor ich seine Praxis verlassen hatte: »Als Mann verstehe ich Sie nur zu gut. Aber verzagen Sie nicht. Sie müssen sich in Geduld üben und hinter die aufsteigenden Gedanken schauen.«

»Wie soll ich es aber fertigbringen, nicht an etwas zu denken, das sich von selbst penetrant aufdrängt?«, hatte ich ein wenig verzagt entgegnet.

»Es lohnt sich immer auch zurückzuschauen. Erinnern Sie sich mal daran, wie sich Ihre Sexualität entwickelte.«

An diesen jungen Burschen, der ich einst war, mit dem, was er da zwischen seinen Beinen hatte, an den erinnerte ich mich jetzt wieder. Ich hatte da unten so viel gespürt, lange bevor ich wusste, dass es Sex gab, was Sex war und wie Sex funktionierte. Da hatte es dieses Drängen gegeben, als wäre dort etwas Bedeutsames zu entdecken, doch zugleich das Wissen, ich dürfe das nicht. Und als ich mehr in mich hineinhorchte – jetzt, wo ich mich mit den Fruchtbarkeitsproblemen meines Spermas beschäftigte –, fühlte ich mich ähnlich hilflos wie damals. Ich wollte, aber konnte nicht. Es fühlte sich wie ein abstraktes Verbot an, fast wie eine vorauseilende Bestrafung. Es war etwas, das ganz natürlich in mir war, das zu mir gehörte, aber in der Welt um mich herum nicht widerhallen durfte, sondern ausgeblendet wurde. Schon wieder musste ich deshalb, wie damals, alles mit mir selber ausmachen; irgendwie, im Dunkeln tastend, suchend, als wären zwei Welten im Entstehen begriffen, die einander nicht begegnen dürfen: damals das normale und akzeptierte Umfeld meines Elternhauses, der Schule, der Stadt und der Natur um mich herum – und das meines Innenlebens, von dem für mich große Teile nicht kommunizierbar waren, auch weil ich sie schlicht nicht verstand. Und heute die Welt des sexerfahrenen Erwachsenen, der in Wirklichkeit gar nichts wusste und sich genauso hilflos fühlte wie der kleine Junge, der er einst war.

Die Produzierbarkeit von Glück

Es war eine lange Nacht geworden, als Jule und ich auf dem Sofa zum ersten Mal ausführlich über unseren Sex zu sprechen begonnen hatten. Zwischendrin waren wir aufgestanden, hatten nach dem Baby gesehen, etwas gekocht, eine weitere Flasche Wein geöffnet, die Musik gewechselt.

Nach einem längeren Schweigen meinte Jule:

»Ich bin ziemlich schockiert.«

»Warum?«, fragte ich ängstlich. War ich mit meinen Erzählungen zu weit gegangen?

»Wir waren so lange zusammen, hatten sehr schönen Sex und davon viel. Wir haben aber im Grunde nie über all das gesprochen. Warum nur nicht?«

»Das verstehe ich auch nicht. Vielleicht fürchteten wir uns davor, das Einzigartige unserer Begegnung zu gefährden.«

»Das verstehe ich zwar, aber trotzdem ist das widersinnig«, sagte Jule. »Wenn man so viel zusammen erlebt hat … Und wenn dann auch noch meine Sichtweise hinzukommen würde …«

»Das wäre schön. Vielleicht entsteht dadurch wieder Raum für Neues. Du verstehst mich besser und ich dich, wenn du auch von dir erzählst.«

»Wenn man dir so zuhört, ist es, als würde dein Leben nur aus Sex bestehen. Aber als wir zusammen waren, war es so, als wäre Sex nur dann anwesend, wenn wir ihn auch machten.«

»War Sex aber nicht auch da, wenn wir nicht miteinander schliefen?«, fragte ich.

»Eigentlich schon ...«

Ich horchte ein wenig in mich hinein und sagte: »Vielleicht ist auch jetzt, in diesem Moment, Sex da, vielleicht ist er immer da, und wir müssen ihn nur zulassen.«

Jule ließ ihren Kopf auf die Rückenlehne des Sofas sinken. »Es ist wohl so, dass sich Sex abnutzt, wenn er nicht genügend variiert wird und diese ganzen Beziehungsgewohnheiten dazukommen. Aus diesen Gewohnheiten sind wir ja nun ausgebrochen. Ich wohne in meiner Wohnung, du in deiner ... Aber erzähl mir endlich, was für dich so elend war bei diesem letzten Mal, mit dem Döschen, weißt du noch, als wir das letzte Mal miteinander geschlafen hatten. Es war doch eigentlich wunderschön, und dann auch wieder gar nicht in der Erinnerung – was war da los mit uns, mit dir?«

»Du bist einfach nicht schwanger geworden. Und als wir im Schlafzimmer miteinander anfingen, glaubte ich ständig, dass es sowieso nichts bringen würde ... Soll ich dir das alles erzählen?«

Jule wollte es unbedingt. Und so suchte ich nach Worten für eines der sensibelsten Sexerlebnisse, das ich je hatte. Bis zu diesem letzten Mal war Jule einfach nicht von mir schwanger geworden, egal wie oft wir miteinander schliefen, auf welche Weise, zu welcher Tages- oder Nachtzeit, egal in welcher Stimmung. Ich hatte nach diversen Therapien und Behandlungen noch vier weitere Tests gemacht, immer mit demselben Ergebnis. Dann war erstmals ein Termin für eine künstliche Befruchtung angesetzt worden. Jule musste dafür Hormone einnehmen. Es sollten ausreichend viele Eizellen für die Befruchtung mit ein paar meiner wenigen guten Spermien in einem Reagenzglas zusammenkommen. Bei einer normalen In-vitro-Fertilisation finden die Spermien innerhalb des Reagenzglases von allein in die Eizellen. Da meine aber so extrem lahm waren, wurde die Technik der intrazytoplasmatischen Spermieninjektion gewählt, bei der die Spermien direkt in die Eizellen injiziert werden.

»Ihre Eizellen sind so toll!«, hatte der behandelnde Arzt zu Jule gesagt. Er ließ sie durch ein Mikroskop die Eizellen betrachten. Sie sahen wie kleine Pünktchen aus. »Sind sie nicht süß!?«, fragte der Arzt.

»Doch, die sind total niedlich!«, hatte sie voller Freude geantwortet.

»Schauen Sie«, sagte der Arzt weiter: »Und befruchtet sind bereits auch ein paar.«

Jule war vor Begeisterung fast außer sich.

»Wahnsinn, es ist so weit!«, rief sie und fiel mir um den Hals.

Der Arzt setzte ihr eine befruchtete Zelle ein, wozu er ein Gerät benutzte, das wie eine überdimensionierte Nadel aussah. Anschließend wurde per Ultraschall der richtige Sitz der Eizelle überprüft. Das Foto dieser Untersuchung zeigte einzig diesen kleinen Punkt, den Jule »meine Süße« nannte. Die Schwarz-Weiß-Aufnahme heftete sie mit ein paar Stecknadeln an den Schrank neben unserem Bett. Jede Nacht sprachen wir darüber. Sie legte vor dem Einschlafen ihre Hand auf den Bauch, sie bekam bereits Geschenke von einem Verwandten – wir waren ja schwanger. Bis der Arzt wenige Wochen später feststellte, die Eizelle sei verschwunden.

»Was? Aber das gibt's doch gar nicht!«, rief Jule voller Entsetzen. »Meine Süße, einfach weg, so mir nichts, dir nichts?«

»Leider ja. Aber das ist nichts Ungewöhnliches. Die Zellen müssen sich einnisten. Sie müssen von der Gebärmutter angenommen werden.«

Bei diesen Worten sah Jule mich an. Ich dachte: Mein Scheißsperma hat es schon wieder vermasselt, die Gebärmutter mag es nicht. Jule musste meinen Frust gefühlt haben, denn sie griff nach meiner Hand:

»Dann machen wir es halt noch mal.« Ihre Stimme klang, als würde sie gleich weinen.

»Es tut mir sehr leid«, erklärte der Arzt. »Aber es sind in der Regel immer mehrere Versuche nötig, bis es klappt.«

Ja, das hatte er uns auch gleich zu Beginn mitgeteilt.

Jule versank in eine tiefe Depression, die sich in Wutausbrüchen, tagelangem Im-Bett-Liegen und anderen Formen von Antriebslosigkeit äußerte. Überflüssig zu sagen, dass das auch unsere Sexualität betraf. Doch irgendwann während eines Abendessens sah sie mich mit frischem Blitzen in den Augen an und flüsterte:

»Komm, wir versuchen es noch mal. Hast du Lust?«

Ich sagte ihr nicht, dass ich keine Lust hatte. Das wäre sehr kompliziert geworden. Stattdessen sagte ich mit möglichst selbstsicherer Stimme:

»Ja, total, wir müssen es einfach wieder probieren. Die Chancen sind jetzt viel größer!«

»Größer, wieso?«

»Na, dass es beim zweiten Mal klappt, ist doch viel wahrscheinlicher.«

Damit hatte ich zwar nur eine zweite künstliche Befruchtung gemeint, nicht den in Aussicht gestellten gemeinsamen Sex, aber sie sog die Worte in sich auf, als ob sie Zuversicht pur aufnähme. Wohl deswegen erntete ich gleich einen Blick, als wäre sie schon schwanger. Fast schien es, als ob sie mir einen Namen für unser Kind vorschlagen wollte.

Nach diesem Abend hatte ich mich wieder ins Zeug gelegt, im Netz recherchiert, und schließlich hatten wir uns für einen erneuten Versuch in einer anderen Praxis entschieden. Es war die, in der ich coram publico das Plastikdöschen überreicht bekommen hatte, mit dem Hinweis, nun »gewinnen« zu müssen. Mit dem Döschen in der Jackentasche war ich dann, den Moschusgeruch der Arzthelferin in der Nase, die erniedrigende Situation in der Arztpraxis in der Seele, nach Hause geradelt, wissend, es würde wieder voll und ganz auf mich ankommen, auf meinen Umgang mit meinem Können und Nicht-Können, Kommen und Nicht-Kommen, meiner Lust oder Unlust, meiner Einsamkeit beim Sex. Ich hatte mir gesagt:

»Das ist das letzte Mal. Noch einmal mache ich das nicht mehr mit. Dieses Mal muss es klappen.«

Das entscheidende Mal

Jule, die nicht genau wusste, aber sicherlich etwas von dem ahnte, was in mir vorging, war es ein Anliegen, dass wir es gemeinsam machten. Also nicht schon wieder ich alleine. Auf dem Sofa. Mit dem Dachfenster über mir. Mit diesen Gedanken im Kopf.

Wir beide waren fatalistischer geworden. Unser Kind sollte aus der Liebe heraus entstehen. Fast so, wie es einst meine Mutter formuliert hatte. Ich war überzeugt, dass ich mich so besser fühlen würde.

Wir hatten uns einen bestimmten Nachmittag ausgesucht. 15 Uhr galt als idealer Zeitpunkt, denn wissenschaftliche Untersuchungen hatten ergeben, dass Menschen nachmittags biologisch in Höchstform waren und daher am meisten sexuelle Lust aufeinander verspürten – vielleicht waren zu dieser Uhrzeit auch die Spermien am agilsten? Unsere Hoffnung stieg.

Wir gingen strategisch an die Sache heran und fingen deutlich früher an, um vielleicht gegen drei so weit zu sein, dass das Döschen zur Geltung kam. Am Abend zuvor hatten wir bei entspannender Sitarmusik miteinander geklärt, wie wir es machen wollten: Wir wollten uns lieben, lange und schön und frei, bis wir kamen. Jule sollte für das Döschen Verantwortung übernehmen, sodass ich den Kopf frei von dem grässlichen Ding hatte. Damit Jule rechtzeitig zum Döschen greifen konnte, sollte ich ihr dies entsprechend deutlich signalisieren. Dazu hatten wir ein Losungswort vereinbart:

»Sag doch einfach ›Ich komme!‹«, hatte Jule vorgeschlagen.

»Nein, no way. Dann komm ich doch gleich nicht mehr.«

»Wieso, spinnst du jetzt?«

»Nein wirklich. Ich finde den Ausdruck bescheuert. Oder hast du mich das jemals sagen hören?«

»Warum sagst du nicht einfach ›Es geht los‹?«, schlug sie sichtlich amüsiert vor.

»Weil ich dann ständig denken muss, was da jetzt losgeht, und das könnte genau das Gegenteil bewirken.«

»Hm. Wie wär's mit ›rot‹?«

»Dann lieber ›blau‹. Aber nein, das ist doch alles affig. Was hältst du von ›Die Kraniche beginnen, über den Himmel zu fliegen‹?«

»Wie bitte, was soll denn das heißen?«

Ich erklärte ihr meine Wichsorgasmus-Metapher, was sie so komisch fand, dass sie lachen musste. Dann aber fragte sie, ob wir es nicht doch lieber überhaupt lassen sollten, und so bewies sich wieder einmal, dass Worte Bomben sein können. Um davon abzulenken, küsste ich sie und sagte etwas von »Spaß verstehen« und »Nicht so ernst nehmen«. Wir einigten uns dann auf einen Laut als Signal: »Ojujuju!«

Was hätten wir sonst sagen sollen? »Ich komme« passte wirklich nicht, weil ich beim Züngeln noch längst nicht kam, und ein »Es züngelt« hätte eher einen weiteren Lachkrampf ausgelöst und damit das sichere Ende des Züngelns. Zudem wollten wir es so lange wie möglich hinauszögern, damit sich möglichst viele Spermien bilden und wir uns ausdauernd lieben konnten. Zu unserer Strategie gehörte auch, dass wir immer wieder ein wenig voneinander ablassen wollten, um kleine Pausen zu machen und schließlich wieder von Neuem zu beginnen.

»Da bildet sich mit Sicherheit mehr heran«, hatte Jule gesagt.

»Vielleicht, einen Versuch ist es wert. Und ich bewege mich einfach langsamer«, hatte ich gemeint.

Und Jule: »Ich tune mich dann voll darauf ein.«

Jule zündete ein paar Kerzen an. Das Wetter passte zu meiner Seelenlage: Draußen war es kalt, und es war den ganzen Tag nicht richtig hell geworden. Sie breitete eine Decke auf unserem Bett aus, auf die wir uns legten, und stellte das Plastikdöschen bereit. Dazu gab es ein paar Leckereien und etwas Obst.

»Zwischendrin können wir daran naschen«, sagte sie mit einem Augenzwinkern.

Ihre Vorbereitung tat unendlich gut, denn so war ich nicht alleine, wir machten das nun gemeinsam. Wir wollten gute Musik auflegen. Jule sagte:

»Es geht doch um dich. Ich will, dass du dich so gut wie möglich fallen lassen kannst.«

Auf einmal fühlte ich mich verdammt krank. Ich antwortete zunächst nicht, dann murmelte ich: »Jazz mit Saxophon.«

»Find ich gut«, entgegnete Jule.

Nackt lag ich auf der Decke, und Jule begann sich auszuziehen. Ich beobachtete sie dabei. Wir hatten uns schon so oft beim Entkleiden betrachtet, immer wenn wir ins Bett gingen. Mit der Zeit war ein automatisches Anschauen daraus geworden, so wie man ein Fenster ansah, bei dem die Vorhänge aufgezogen wurden.

Diesmal war es aber nicht ganz das Gleiche. Es war ein Ausziehen für einen bedeutenden Zweck. Nicht für Sex, nicht für Erotik, sondern für eine gute Ejakulation. Als sie mit ihren Händen nach hinten griff, um den BH aufzuhaken, schaute sie mich an:

»Oder willst du einen Striptease?«

»Nein, aber es ist lieb, dass du fragst.«

»Auf so etwas hast du noch nie gestanden. Warum eigentlich nicht?«

»Hm. Ich stehe auch nicht auf besondere Dessous. Vielleicht deshalb.«

»Aber das beunruhigt mich. Kennst du mich womöglich schon zu gut?«

»Jetzt komm, Liebling. Ich finde dich immer noch aufregend.«

Wir lagen nebeneinander auf dem Rücken, hielten unsere Hände und schauten zur Decke des Schlafzimmers. Auch hier gab es eine Dachluke, durch die wir den sich verdunkelnden Himmel sehen konnten. Zwei Fliegen, die den Herbst überlebt hatten, jagten sich gegenseitig. Zumindest eine von ihnen würde mich bestimmt nachher, mitten im schönsten Moment, nerven, wenn sie auf meinem Rücken landete, herumzukrabbeln begann und ich genervt mit einer Hand nach ihr schlug. Schon stellte ich mir vor, wie mein ganzer Frust, mein Groll, meine Depression, mein Selbstmitleid und meine mörderische Wut auf all das sich in diesem Augenblick entladen würden. Ich sah vor mir, wie ich aufsprang und, wie ein Berserker gegen die Wände schlagend, die Fliege zerquetschen wollte.

Um diesem Bild zu entgehen, gab ich Jule einen Kuss und sagte:

»Einen kleinen Moment noch, ich muss diese Fliegen noch irgendwie schnell ...«

Ich stieg aufs Bett, öffnete die Luke und wedelte mit einem Buch, in der Hoffnung, dass sie zum Fenster hinausflogen. Doch sie düsten stattdessen mit lautem Brummen in die andere Ecke des

Schlafzimmers. Jule erhob sich vom Bett, holte ein Mückenspray und sprühte sie so lange an, bis beide tot auf dem Boden lagen. Dann schloss sie die Dachluke. Es stank nach Mückenspray. Durch mein Gewedel mit dem Buch war eine Kerze ausgegangen, die Jule jetzt zusammen mit einem Räucherstäbchen wieder anzündete.

»Sei nicht so nervös«, sagte sie liebevoll. »Du bist ja total gereizt.«
Ich legte mich wieder hin und versuchte aus meiner Stimmung herauszukommen, indem ich den Saxophonklängen lauschte. Es war schön, dass wir erst einmal gar nichts taten, das entsprach am ehesten meinen Wünschen. Noch lieber hätte ich ferngesehen, irgendeinen Krimi, und ein Bier getrunken. Dann, fast gleichzeitig, wandten wir uns einander zu und sahen uns an. Jule streichelte mir über den Kopf und berührte meine Wangen. Dabei kamen mir die Tränen. Sie setzte sich etwas auf und bettete meinen Kopf zwischen ihrem Busen und ihrem Kinn. Ich roch den Duft ihrer Haut, den ich so liebte. In diesem Moment nahm ich zum ersten Mal wahr, noch unbestimmt, dass es mit uns zu Ende ging.

Eine Weile lagen wir so da, strichen ziellos mit den Fingern über unsere Körper, ließen diese Bewegungen immer wieder im Nichts enden. Jule küsste mein Gesicht, und als ihre Lippen meine Augenlider berührten, schloss ich die Augen. Ich nahm meinen Körper wahr. Er fühlte sich fremd an. Er sollte Sex machen und dabei kommen, mit möglichst gesundem Sperma, wenigstens aber ein paar tauglichen Spermien, die ich schnellstens in die Arztpraxis bringen sollte. Ich fühlte Jules Körper, schaute auf sie und mich herab, als würde ich mich außerhalb meiner selbst befinden. Wie hilflos musste sich Jule fühlen als Frau, die ein Kind bekommen wollte, aber mit einem Mann zusammen war, der das nicht richtig zu leisten vermochte.

Ich betrachtete ihr Gesicht, es war wunderschön. Ihr Körper mit seiner weißen Haut lag da, bereit, geöffnet. Ihre großen, ausladenden Brüste, die so fest und doch so weich waren, mit diesen wunderschönen dunklen Brustwarzenaugen. Sollte niemals ein Kind sein Köpflein an sie schmiegen und mit seinem Mündchen Milch heraussaugen? Nur wegen mir? Ich gab mir einen Ruck.

Ich stützte mich auf einen Ellenbogen und küsste Jules Lippen, immer wieder, bis sich ihr Mund öffnete. Ich bedeckte ihr Gesicht mit Küssen, und auf einmal verspürte ich wieder Gefühle in mir, geile Lebenskraft kehrte in mich zurück. Es hatte bislang nichts gegeben, was ich nicht geschafft hatte. Auch das hier wollte ich nun erfolgreich zum Ziel führen. Wir sollten eine kleine Familie sein, ein Kind haben. Wir würden wieder glücklich sein.

Sie war zuerst klein, die Gefühlswoge, die mich ergriff. Aber sie war groß genug, dass ich sie nutzen konnte, um dieses innere Fließen in Gang zu bringen, das ich brauchte, um eine Frau sexuell lieben zu können.

Spielerische Unterwerfung oder Der Kampf gegen die Unlust

Ob ich eine Frau liebte oder ob es nur eine Affäre war, es brauchte immer eine Woge Gefühle, um mit ihr schlafen zu können. Auch wenn sie anschließend wieder verschwand, war sie beim Sex zumindest phasenweise dringend nötig. Gerade baute sich diese Welle auf, und ich fühlte erneut meine ganze Liebe zu Jule. Bei Jule würden diese Liebesgefühle noch anhalten, nachdem ich gekommen war, und lange weitergehen; das hatte ich stets so mit ihr erlebt. Deswegen hatte ich sie geheiratet, deswegen wollte ich ihr alles schenken, was ich hatte.

Jule schloss ihre Arme um mich, und wir küssten uns so leidenschaftlich, dass es für einen Moment war, als hätten wir uns gerade

erst kennengelernt. Sofort kam Leben in meinen Schwanz. Er
führte sich seit einiger Zeit recht zaghaft auf, und Jule und ich
waren uns darüber im Klaren, dass wir ihn keinesfalls zu großem
Erwartungsdruck und Stress aussetzen durften. Jede Anforderung
konnte wie eine Schlaftablette wirken und ihn sogar in einen tiefen Dämmerschlaf versetzen, aus dem man ihn nur schwer wieder
wach bekam. Dann konnte weder Jule ihn mit ihren Erfahrungen
zum Leben erwecken, noch ich mit meinen Masturbierkünsten.
Dass er sich jetzt regte, war Gold wert. Jule musste ihn gespürt
haben, so wie er an ihren Oberschenkel gepresst zwischen uns lag.

»Du, ich glaube, da tut sich was!«, sagte sie freudig.

»Psst!« Doch es war schon zu spät, augenblicklich sackte er in
sich zusammen.

»Mist! Aber wir haben ja Zeit.«

Ich legte mich wieder zurück, wollte entspannen. Mit der konzentrierten Kraft meiner sexuellen Erfahrungen musste ich doch
schaffen, was wir hier vorhatten. Nur dieses eine Mal noch, bitte,
lieber Gott!

Jule strich über die Seiten meines Oberkörpers, was sich zart
und schön anfühlte. Ich war erleichtert, dass ich nicht dem Druck
ausgesetzt war, umgehend geil werden zu müssen. Frei von Erwartungen zu sein war meist die beste Voraussetzung dafür, dass
sich eine Erregung einstellen konnte. Ich befühlte Jules Muschi.
Sie war rasiert, Jule hatte eigens für diesen Moment noch geduscht
und sich eingecremt. Ich setzte mich auf und liebkoste ihren
Schamhügel mit meiner Zunge.

»Ich bin schon total geil«, sagte Jule.

»Ich noch nicht«, flüsterte ich.

»Dann schließ die Augen und lass mich mal machen.«

Sie warf mich zurück auf die Decke und wollte sich mit ihrem
Mund in Richtung meines Schwanzes aufmachen. Ich wehrte
mich – und ein altbewährtes kleines Spiel begann. Ich hielt sie

leicht an den Haaren, sodass sie nicht weiter hinunter kam. Jetzt begann sich Jule zu wehren. Ich küsste sie erneut.

»Nein, bitte nicht, lass«, flüsterte sie in mein Ohr. »Machen wir es anders. Du versuchst mich rumzukriegen, und ich tu so, als würde ich mich wehren, okay? Kleine Rangelei. Das macht mich immer geil, dich auch?«

»Weiß noch nicht«, sagte ich gedehnt. »Aber versuchen wir's.«

Ich drückte Jule aufs Bett und griff nach ihren Brüsten. Sie stieß meine Hand weg, ich versuchte es erneut, hatte schließlich eine Brustwarze zwischen den Fingern, die ich leicht hin und her zwirbelte. Dann schnappte ich mit den Lippen nach ihren Nippeln und sog sie tief in den Mund hinein. Sie stöhnte auf. Plötzlich fühlte ich, wie ihre Hand fest meinen Schwanz umfasste. Das mochte er sehr gerne, aber unsere Regel bei diesem Spiel war, dass wir uns zuerst wehren sollten. Ich schob ihre Hand weg. Sie beugte sich nah an mich heran und biss mich leicht in die Schulter, sodass ich sie wieder zurückwerfen musste. Sie landete auf dem Rücken, für einen kurzen Moment waren ihre Beine gespreizt. Schnell klemmte ich ein Knie dazwischen. Jule kicherte.

»Komm, mach schon weiter, nein! Komm, mach schon!«

Und da war ich auch schon mit meinem Mund an ihrer Muschi. Ihr Geruch war mir so vertraut, ich konnte mich an ihr nicht sattlecken.

Auf einmal begann Jule eine Geschichte zu erzählen. Noch nie hatte sie das getan, und während ich sie bezüngelte, lauschte ich mit wachsender Überraschung ihren Worten:

»Ich gehe mit dir durch die Stadt. Wir kaufen ein, es ist etwas kühl. Ich habe einen Mantel an, den man vorne zuknöpfen kann. Der Mantel ist kurz. Unter dem Mantel habe ich nichts an. In meiner Muschi steckt ein Vibrator, und immer wenn wir an der Kasse stehen und etwas kaufen, drehst du den Vibrator an. Ich kann mich kaum beherrschen. Wir gehen in einen großen Supermarkt.

Dort nimmst du eine Schere und schneidest von meinem Mantel verschiedene Stücke weg. Du schneidest hinten alles weg, sodass jeder meinen Po sehen kann. Du schneidest bei meinen Brüsten Löcher hinein und ziehst meine Brustwarzen heraus.«

Während sie sprach, wurde ich immer geiler. Das bemerkte ich nicht nur am zunehmenden Pulsieren in meinem Schwanz, sondern auch daran, dass die störenden Worte in meinem Kopf verschwanden. Es war wie eine Fortsetzung der Phantasie, die ich als kleiner Junge hatte, wo ich als nackte Frau an Lastwagen gebunden war.

Gleichzeitig hatte ich ein schlechtes Gewissen. Ich unterbrach Jule:

»Meinst du, wir dürfen das?«

»Was?«, fragte sie.

»Mit solchen Phantasien im Kopf ein Kind zeugen?«

»Ach, es macht doch Spaß, oder? Ich will das mit dir sogar mal ausprobieren.«

»Hast du keine Angst, dass wir dann nur noch solchen Sex machen wollen?«

»Jeder Sex ist wunderbar mit dir, wir müssen nur offen genug bleiben. Aber jetzt lass mich weitererzählen!«

Wo war er nur geblieben, der Abenteuerlustige, der unter Tischdecken kroch und die halbe Welt vögeln konnte?

Jule drückte meinen Kopf wieder in ihre Muschi und fuhr fort:

»Also. Versetz dich in die Situation von eben: Die Brustwarzen hast du schon freigelegt. Nun schneidest du mein Mäntelchen noch kürzer. Und vor meiner Muschi schneidest du so viel weg, dass man sie fast, aber nicht ganz sehen kann. Und jetzt forderst du mich auf, durch die Regale zu gehen und für unser Abendessen zu shoppen. In einer Ecke drückst du mich mit dem Gesicht zur Wand, du fasst von hinten meine Brüste an und schiebst deinen Schwanz bei mir rein. Du fickst mich, bis jemand auftaucht, und da drücke ich dich weg. Du wolltest gerade kommen, aber ich habe dich nicht gelassen.«

Jule atmete tief, dann sprach sie weiter:

»Als Strafe dafür hast du mich an einem Regal festgebunden. Du hast einem Mann, der vorbeikam, gesagt, dass er mich anfassen darf. Er war sehr groß, schlank. Er zog an meinen Brustwarzen, dann drückte er mich runter und schob mir seinen Schwanz in den Mund. Er schob ihn weiter in meine Kehle, und dann hast du ihn weggestoßen und mich so lange gebumst, bis wir gemeinsam gekommen sind. Dann hast du mich in diesem Aufzug zur Kasse zum Zahlen geschickt, den eingeschalteten Dildo wieder drin. Und jetzt sind wir hier, zu Hause, und es geht weiter ...«

Mittlerweile rekelte sie sich mit ihrer Muschi in meinem Mund. Sie war klitschnass.

Ich war tatsächlich etwas geiler geworden. Im Vergleich zu früher, wo sofort die heiße Energie in mich gefahren wäre, war es allerdings nur ein wenig Erregung. Ich dachte einfach immer noch zu viel nach und hinterfragte, was ich tat: Weiß Gott, was mein Gehirn an diesen Muschis, an den Brüsten und diesen weiblichen Körpern so spannend und faszinierend findet...

Und sofort war die Muschi nicht mehr so interessant für mich. Ich musste etwas anderes machen. Ich hob den Kopf weg von ihren Schamlippen und schnappte nach frischer Luft. Jules nackter Körper lag vor mir, irgendetwas in mir machte klick, und ich wurde sehr lebendig. Jule war ganz still, atmete tief, streichelte meinen Kopf. Ich berührte ihren Schamhügel wieder mit den Lippen, dann küsste ich mich hinauf zu ihren Brüsten, spürte, wie sich ihr Körper unter mir bewegte. Und erst jetzt, als unsere Gefühle unser Spiel übertönten, begann ich das altbekannte Jucken und Pochen zwischen den Beinen zu spüren. Mein Schwanz, Gott sei gepriesen, wurde endlich fester, und damit wurde ich insgesamt ruhiger, zuversichtlicher, selbstsicherer.

Vorher war ich noch wie von allen guten Geistern verlassen, voller Furcht, keinen hochzubekommen. Das hatte mich gelähmt. In dieser verzagten Verfassung hatte mir gar nichts gelingen wollen. Nun war der Knoten geplatzt. Mit der Rückkehr meiner sexuellen Energie vervielfachte sich die Empfindsamkeit meines gesamten Körpers. Ich konnte tief und erleichtert stöhnen. Jule spürte das alles, und das entfachte ein Feuer an Liebesgefühlen in mir. Ich zog sie an mich, wir wälzten uns auf dem Bett herum. Ich sagte:

»Ich liebe dich so sehr, mehr als alles in dieser Welt!«

Und das Schönste daran war, dass ich mir auf einmal wieder sicher war, dass ich nach meinem Orgasmus, wenn der denn irgendwann hoffentlich kommen würde, das immer noch so empfinden würde. Vielleicht mein Leben lang. Vielleicht würde mir diese Gewissheit die Kraft geben, für ein Kind zu sorgen.

»Ich freue mich sehr auf unser Kind«, flüsterte ich Jule ins Ohr.

Sofort geriet Bewegung in sie. Der Gedanke an das Kind schien sie noch mehr zu erregen. Ihre Brüste hoben und senkten sich, ihre Brustwarzen berührten meine, und bei einer dieser Berührungen umarmte ich sie so fest, und auch sie schlang ihre Arme und Beine um mich, dass ich fast wie zufällig in sie eingedrungen wäre. Kurz dachte ich: Warum eigentlich nicht? Warum länger warten? Ich kann ihn ja auch wieder herausziehen. Alle Möglichkeiten stehen mir doch frei. Oder?

Jule war sehr offen, ihr Atem fühlte sich kühl an auf meiner feuchten Schulterhaut, als sie sagte:

»Ich freue mich auch. Du kannst dir nicht vorstellen, wie sehr.«

Ein launenhafter Schwanz

Wir bewegten uns nur leicht. Wie so oft beim Sex verlor ich das Gefühl für meine körperlichen Grenzen. Ihre Brüste, ihr Atem, ihr leichtes Stöhnen fühlten sich fast wie ein Teil von mir selbst an.

Ohne weiter nachzudenken, begann ich mitzustöhnen, nicht laut, es war, als würden wir unserem Atem eine Stimme geben, nicht mehr. Während wir uns aufeinander, aneinander und nebeneinander drückten und küssten, richtete ich einen Teil meiner Aufmerksamkeit darauf, dass mein Schwanz regelmäßig die Erregungsdosis bekam, die er brauchte, um seine Größe und Steifigkeit zu behalten, damit er sich während unseres Liebestaumels nicht mangels Aufmerksamkeit verkrümelte. Solche beleidigten Reaktionen hatte ich schon öfter bei ihm erlebt. Danach fiel es umso schwerer, ihm wieder Appetit auf neue Aktionen zu machen. Jetzt half die Erregung, die von meinem ganzen Körper Besitz ergriffen hatte, ihn mit pulsierenden Bewegungen öfter gegen Jules Schenkel zu drücken, wobei ich meine Schließ- und Beckenmuskeln anspannte und wieder lockerte.

Diese lustvollen Quetschungen waren unglaublich stimulierend. Am liebsten hätte ich sie nur noch gemacht, befürchtete aber, Jule könnte meinen, ich wäre ausschließlich auf meinen Penis und nicht auf sie konzentriert. Dabei war es so: Mein Schwanz verschlang während des normalen Bumsens mindestens 60 Prozent meiner Aufmerksamkeit. Einmal hatten wir darüber gesprochen, wie sich mein Schwanz beim Sex fühlt. Ich lag auf dem Rücken, sie saß auf mir, aber nicht auf meinem Schwanz. Sie hatte ihn in die Hand genommen und fest zugedrückt, wobei ihn eine Art Jauchzen durchfuhr, und gesagt: »So, jetzt wirst du mir beichten, was du gerne magst. Ich mach irgendwas mit deinem Schwanz, und du sagst auf einer Skala von eins bis zehn, ob es super ist oder nicht so toll. Zehn ist das Schönste. Okay?«

Zuerst hatte sie leicht zugedrückt. Ich sagte: »Sieben.« Je fester sie zudrückte, desto höhere Zahlen nannte ich. Dann hielt sie ihn eine Weile sehr fest zusammengedrückt, und die Zahlen wurden wieder niedriger: »Zehn, neun, acht, sieben, sechs, fünf ...«

Jule fragte: »Na, was jetzt, ist das nun toll oder nicht so super?«

»Je länger du ihn fest anfasst, umso mehr geht das Gefühl in ihm verloren. Es müssen unterschiedliche Berührungen sein.«

Ich war Jule dankbar, dass sie mich zu solchen Gesprächen und Experimenten ermuntert hatte. Es waren erste Versuche, uns über Sex auszutauschen. Sicherlich hatten wir uns auch vorher schon jedes Mal gefragt, ob es gerade schön war, ob auch alles stimmte. Doch detailliertere Gespräche über Berührungen, Gefühle oder Bewegungen kannten wir nicht. Ich hatte solche Gespräche auch nie mit anderen Frauen geführt, mit Männern sowieso nicht.

Doch das interessierte mich gerade weniger, ich hatte eine neue Sorge: dass mein Schwanz während des sehr erotischen Schmusens mit Jule steif blieb, damit ich etwas später kommen konnte, weil das Endziel schließlich ein Kind war. Am Bettrand stand das berühmte Plastikdöschen bereit und sah immer noch wie ein »Shit test«-Behältnis aus. Die Erschaffung eines Menschen auf diesem Wege hätte doch eher goldene Behälter verdient und purpurfarbene Paläste statt dieser scheußlichen Besenkammern. Warum wurde das in dem Online-Bewertungssystem nicht erwähnt?

Nun hatte ich dieses Döschen unentwegt im Visier. Nahezu zwanghaft, klar. Ich musste rechtzeitig danach greifen können, also musste ich mich durchweg in Reichweite des Döschens befinden. Wir hatten ja ausgemacht, dass ich Jule Bescheid sagen sollte, wenn ich kam. Ich wollte ihn dann sofort herausziehen und mit meiner rechten Hand fest anpacken. Sie sollte sich das Döschen schnappen und unter meine Eichel halten, sodass ich in das Plastikding reinspritzen konnte. Eines dieser Spermien würde dann meine Zutat für unser kleines Kindchen sein.

Ich drückte meinen Schwanz weiter in regelmäßigen Abständen gegen die Innenseite von Jules Oberschenkel, damit seine Erregung erhalten blieb. Während dieser Druckmassage sollten möglichst wache, kraftstrotzende, weltoffene, tolerante und unsere Welt verbessern wollende Spermien entstehen.

Innere Ermahner

Jule und ich hatten häufig darüber gesprochen, in was für eine Welt dieses Kind hineingeboren würde, ob es eine lebenswerte und schöne Welt ist, und was wir tun könnten, um für unseren Sprössling und dessen Zukunft alles bestmöglich zu gestalten. Wir hatten überlegt auszuwandern, weg von den europäischen Krisenherden, den Terrorattentaten, den populistischen deutschen Rechten, den Verkehrsregelfetischisten und Sich-gegenseitig-zum-richtigen-Verhalten-Ermahnern. Viele Abende hatten wir uns in die Ecken des Sofas verkrochen und sorgenvoll die weltweite Entwicklung analysiert. Beide fanden wir, dass in unserer Gesellschaft den Gefühlen kaum noch Raum gegeben wurde und dass der Kontakt zum Herz abhandengekommen war. Die Empathie im Zusammenleben fehlte uns, allenfalls zeigte sie sich noch theoretisch, als Likes oder Dislikes. Ich hoffte, dass unser Wunschtöchterchen nicht so ein iPhone-Girl würde, die sich, unentwegt Selfies aufnehmend, nur noch in kryptischen Short-Message-Sätzen verständlich machen konnte. Die Gefahr bestand, dass sie unglücklich würde, denn diese Kommunikationstools können nie ein vollständiges Menschsein ersetzen. Jule hatte mich beruhigt, teilte aber auch die eine oder andere Sorge.

»Ich würde es gar nicht gern wollen, wenn sie eine von diesen unzähligen Marketing-Studentinnen wird, die nur noch ihre Excel-Listen im Kopf haben und nach einem Mann suchen, der sie versorgt«, hatte sie einmal gesagt, als wir über junge Frauen sprachen, die uns überhaupt nicht mehr emanzipiert vorkamen, eher gespenstisch konservativ und auf Sicherheit bedacht.

»Du kannst doch nicht schon jetzt so etwas sagen. Das Kind muss sich frei entwickeln können«, hatte ich eingewandt.

»Genausowenig kannst du erwarten, dass sie kein iPhone-Girl wird.«

»Das ist was anderes. Sie wird jedenfalls von mir erst sehr spät ein Smartphone kriegen.«

»Wie willst du das durchhalten, es flimmert doch überall!«, empörte sich Jule.

»Vielleicht sollten wir nach Bhutan auswandern.«

Da war es wieder, unser Lieblingsthema: das Auswandern. Unsere Gespräche darüber endeten meist recht schnell, wenn wir feststellten, dass es kaum relevante Optionen gab. Wo war es besser als in Deutschland? Wo konnten wir hinziehen?

Auch jetzt, während Jule und ich uns für eine Zukunft als Familie einsetzten, musste ich daran denken. Nicht zum ersten Mal. Beim Sex hatte ich schon über die abwegigsten Projekte nachgedacht, philosophische Überlegungen angestellt, Geschlechterfragen erörtert. Manchmal wies mich ein innerer Ermahner zurecht, der mich etwa darauf hinwies, nicht so lange in der Missionarsstellung zu bleiben, denn auf einer Frau zu liegen wäre auf die Dauer diskriminierend. Und schon wechselte ich die Position und ließ meine Partnerin auf mir thronen. Nicht dass ich in solch einem Moment ernsthaft argwöhnte, ich würde Frauen dadurch erniedrigen…

Ganz ehrlich? Ich mag die Missionarsstellung am liebsten. So fühle ich am meisten und kann den Körper meiner Partnerin maximal spüren. Sicher, es ist auch wunderbar, wenn ich hinter ihr liege und in dieser Position die Brüste halte. Doch das Penetrieren von hinten artet leicht zu einem Schnellfick aus.

»Du denkst zu viel«, flüsterte Jule. »Lass alles einfach so geschehen, wie es kommt.«

Das nahm mir ein wenig von der Last, die auf mir lag. Doch allzu rasch setzte sich das Gedankenkarussell wieder in Bewegung: Irgendeine Gehirnwindung gebar die absurde Vorstellung, dass zu viel körperliche Aktivität meine Spermien erschöpfen könnte. Augenblicklich begann ich mich zurückhaltender zu bewegen. Zwar ließ ich den Gedanken gleich wieder los, aber obwohl er nur kurz aufgetaucht war, hatte er alles verlangsamt, meine Erregung abgebremst und heruntergefahren. So musste ich sehen, wie ich wieder Fahrt aufnahm und erneut eine Verbindung mit Jule herstellte. Dazu zog ich sie ein wenig zu mir hoch, und wir sahen uns in die Augen. Schon spürte ich etwas. Und während Jule und ich uns weiterhin anschauten, nutzte ich die Gelegenheit, meinen Schwanz in sie hineingleiten zu lassen, und zwar ohne innezuhalten, so tief es ging. Sie drückte ihn sogar noch tiefer in sich hinein, bis ich an ihr weiches Inneres stieß.

Sie setzte sich auf mich und hatte damit die Kontrolle über die Bewegungen ihres Beckens und meines Schwanzes in ihr drinnen. Sie begann ihre Klitoris zu streicheln. Ich hätte das gern selbst gemacht, doch in dieser Position war das nicht möglich. So sah ich ihr zu, während sie sich berührte und kreisend ihr Becken bewegte. In meinem Schwanz setzte Ebbe ein. Ich versuchte, wieder mehr in sie zu stoßen. Das war das Einzige, was ich in dieser Position tun konnte.

Jules Oberkörper hing über mir. Sie stützte sich mit der einen Hand ab, mit der anderen streichelte sie sich immer heftiger. Bald würde sie kommen. Aber etwas war jetzt von mir abgekoppelt. Wir waren nicht mehr zusammen. Sie trieb es bei sich voran, machte es alleine, ohne mich. Der Tatsache, dass mein Schwanz mehr und mehr schrumpfte, versuchte ich entgegenzuarbeiten, indem ich mich ihren Brüsten widmete und mich voll und ganz auf meine eigene Geilheit konzentrierte. Ich wollte ihre Brustwarzen in den Mund nehmen, aber das ging nicht, sie war zu sehr mit ihrem Orgasmus beschäftigt.

Und plötzlich kam sie, es schüttelte sie im ganzen Körper. Ihr Oberkörper sank auf mich herab, wobei sie nicht aufhörte, weiter ihr Becken zu bewegen. Schließlich bemerkte sie, dass es bei mir nicht mehr so war wie vorher, und sie küsste mich am Hals. Das hatte etwas Tröstendes, und ich wollte nicht getröstet werden.

Sie sagte: »Oh, das war so schön.«

Ich dachte: Ja, das habe ich miterlebt.

In diesem Moment stoppte das Saxophon, und es wurde still in unserem Schlafzimmer. Durch das Dachfenster konnte ich sehen, dass es noch dunkler geworden war. Vor dem grauen Himmel zog eine Schar schwarzer Vögel vorbei. Normalerweise machte es mir nichts aus, wenn Jule ohne mich kam. Ich mochte es sogar, wenn auch nur ein klein wenig. Doch gerade bei diesem Mal hätte ich gern mit ihr zusammen den Höhepunkt erreicht. Nun würden wir den Rest mit unseren Händen machen müssen.

Jule küsste sich von meinem Hals aus immer weiter nach unten. Sie nahm meinen nur noch halb erigierten Schwanz in die Hand, zog langsam die Vorhaut zurück, führte ihn bis zur Mitte in ihren Mund. Zwirbelte mit ihrer Zunge daran herum und biss zart in ihn hinein. Diese auf zärtliche Weise fast gewalttätige Bedrängung löste ein wohliges Gefühl in meinem Becken aus. Doch obwohl ich langsam wieder erregter wurde, hatte ich keine Lust mehr. Etwas war verflogen. Ich befand mich zu sehr in meinem Kopf und war mit meinen Sinnen nicht mehr voll in meinem Körper.

Zuerst sah ich zur Decke, dann schloss ich die Augen. Bewusst atmete ich tief, sodass sie denken konnte, mir gefiele das alles und ich ließe mich fallen. In Wirklichkeit war ich ganz woanders.

»Warum hast du mir das damals nicht gesagt? Das hätte vieles leichter gemacht«, unterbrach Jule meine Erzählung. »Andererseits verstehe ich schon, warum du dich so verhalten hast. Womöglich wäre ich sonst gekränkt gewesen. Oder Panik wäre in mir aufgestiegen, wir könnten den Spermatermin verpassen.«

»Ich dachte auch, es wäre alles in Ordnung, wenn man mir nichts anmerkt.«

Doch es gab einen Indikator, der meine innere Beteiligung und meinen aktuellen Erregungszustand unmissverständlich anzeigte: mein eigensinniges Haustier. Mein Schwanz war jetzt kaum noch erigiert.

Jule streichelte meinen Oberkörper. Ich hatte ihr einmal gesagt, dass ich das mag. Jetzt aber störte mich der Gedanke, dass sie das vielleicht nur deswegen machte, weil ich es ihr einmal gesagt hatte. Womöglich veranstaltete sie das ganze Schwanzlecken nur, damit ich erregt wurde, und nicht, weil sie mich wirklich dort unten küssen wollte. Und wenn schon, dachte ich. War es nicht egal, aus welchem Motiv heraus sie es machte? – Nein, das war es nicht. Es war nur dann richtig geil, wenn sie es aus einem eigenen Bedürfnis heraus tat. Und das spürte ich nicht bei ihr. Sie hatte gerade einen Orgasmus gehabt, sie war ohne mich gekommen. Sie war jetzt nicht mehr gierig. Und ich hatte mit ihrem Erregungszustand nicht mithalten können.

Noch immer fand ich nicht in dieses Gefühl zurück, das uns beide vor wenigen Minuten noch so tief ergriffen hatte.

Spielzeug mit Folgen

So konnte es nicht weitergehen. Ich öffnete die Augen und richtete mich auf.

»Entschuldigung, Liebe«, sagte ich. »Es tut mir leid, aber ich muss mal.«

Diese Ausrede funktionierte immer, sie war glaubhaft und verschaffte mir den Abstand, den ich brauchte. Auf der Toilette öffnete ich das Fenster, atmete die kühle Winterluft ein und spielte gedankenlos mit meinem Schwanz. Tatsächlich kam wieder Leben in ihn. Ich ging zurück ins Schlafzimmer. Jule legte neue

Musik auf, Portishead, und wir lümmelten uns aufs Bett, bedienten uns an den Leckereien.

»Ist doch schön, was wir heute machen, oder?«, fragte sie mit prüfendem Blick.

»Doch, ja. Ich fürchte nur den Druck dahinter.«

»Aber dann ist es auch vorbei.«

»Stimmt. Und vielleicht ist es der Beginn von etwas Neuem.«

»Was war eigentlich deine aufregendste Sexerfahrung?«, fragte Jule nach einer kleinen Pause, in der wir der Musik gelauscht hatten.

Ich lächelte und bat sie, zuerst ihre zu erzählen.

Sie lehnte sich gegen meine Oberschenkel. »Es war mit dir«, sagte Jule. »Unsere Tischdeckenspiele in den Restaurants. Doch nein, es gab noch viel Schöneres, zu Beginn unserer Beziehung, als du nachmittags manchmal so geil wurdest und aus dem Büro nach Hause gefahren bist, nur um mit mir zu schlafen.«

Es berührte mich, dass sie davon erzählte. »Du kamst, und ich hatte ein kleines Geschenk für dich!«, sagte Jule.

Wir waren damals gerade in einer Experimentierphase gewesen. Eines Tages, als ich mich mittags nach ihr sehnte und mich für ein, zwei Stunden von der Arbeit davonstahl, flüsterte sie mir zu, im Schlafzimmer würde eine Überraschung auf mich warten. Auf dem Kopfkissen lag ein schwarzes Etui, innen mit dunkelrotem Samt ausgekleidet, auf dem ein schwarzer Vibrator lag.

»Hey! Wow! Stehst du auf so was?«, hatte ich gefragt. »Aber der Dildo ist ziemlich klein. Wieso?«

Er war tatsächlich nur zehn, zwölf Zentimeter lang und höchstens eineinhalb Zentimeter dick. Man konnte ihn zusammenknautschen, und an seiner Spitze befand sich eine Art Bommel, der zu rotieren begann, wenn man auf einer dazugehörigen Fernbedienung den Regler hochschob. Man konnte es stark oder nur wenig vibrieren lassen.

»Das ist nicht für die Muschi«, sagte sie, und ich konnte sehen, dass sie bereits ziemlich geil war. Damit war klar, was sie meinte: Würde dieses Teil in ihrem Hintern stecken, würde ihre Muschi noch etwas enger sein. Vielleicht könnte ich sogar das Vibrieren mitfühlen?

Augenblicklich begannen wir zu üben. Jule kam bereits, als ich den eingecremten Vibrator vorsichtig in ihren Po schob. Sie massierte dabei fortwährend ihre Klitoris, während ich meine Zunge in ihrer Muschi kreisen ließ. Wir begannen uns zu küssen. Ich spürte eine enorme Erregung in mir aufsteigen und musste unbedingt meinen Schwanz in sie hineinstecken. Das war ein traumhaftes Gefühl! Genau an der sensibelsten Stelle am Schwanz, an der dicken Ader, vibrierte der Dildo durch Jule hindurch. Seine Spitze kreiste dort, wo meine Eichel immer wieder vorbeiglitt. Jule kam noch einmal, und ich dieses Mal in nur wenigen Sekunden. Mein Orgasmus war ungemein heftig, fast so, als würde es mich zersprengen. Schockwellen gingen durch sämtliche Gliedmaße, ich hatte sogar ein Gefühl, als ob mir die Haare zu Berge stünden, weil ich am Kopf eine Gänsehaut verspürte. Ich wollte Jule nicht fragen, wie es ihr ergangen war, weil sie die Augen geschlossen hatte. Aber auf Gesicht und Körper waren kleine rote Flecken erschienen, die schnell wieder verschwanden. Ich blickte an mir herunter; da war nichts Rotfleckiges, stattdessen viele Schweißtropfen. Wir machten es auf diese Weise viele Male und konnten diesen irren Orgasmus immer wiederholen.

»Fatal daran war nur, dass es uns danach lange Zeit nicht mehr gefiel, auf normale Art und Weise miteinander zu schlafen«, sagte Jule, während sie ein paar Weintrauben aß. »Aber ich fand das Herumhantieren mit dem Dildo auf Dauer zu umständlich. Mein Körper und meine Seele sehnten sich mehr nach Verschmelzung.«

»Mir ging's wie dir«, erwiderte ich. »Denn als wir es wieder klassisch versuchten, empfand ich einfach zu wenig Reibung, da fehlte was. Der Dildo war fast zu einem Teil von uns geworden.«

Es folgte eine Zeit, in der wir uns häufiger selbst befriedigten und nur noch hin und wieder miteinander schliefen. Im Grunde ging das so bis zu dem Tag unseres ultimativen Versuchs, es noch einmal zu »reißen«. Ja, womöglich hatte der Dildo, der einst für ein grandioses Feuerwerk gesorgt hatte, unsere sexuelle Nähe letztlich untergraben.

Jule ließ eine Traube zwischen den Zähnen zerplatzen, dann sagte sie:

»Eine Zeitlang hatte ich gehofft, du würdest andere Spiele mit mir machen. Zum Beispiel wäre ich gerne mal mit dem Dildo in mir drin in einem kurzen Kleid draußen mit dir herumgelaufen.«

»Seltsam, das habe ich mir auch vorgestellt, aber irgendwie ging diese Vorstellung verloren.«

»Schade.«

»Das können wir immer noch nachholen.« Ich grinste.

»Wo ist das Ding eigentlich?«

»Ich glaube, in einer Kiste im Keller.«

»Aber jetzt bist du dran, ich will deine tollste Sexerfahrung hören.«

Frauen sind Sterne, viele von ihnen auch

Es ereignete sich während eines Tantraseminars in Vor-Aids-Zeiten. Für diese Selbsterfahrungsgruppe hatten sich in einem abgelegenen Bauernhof in der Toskana, der zu einem spirituellen Seminarzentrum umgebaut worden war, zwanzig Teilnehmer zusammengefunden, dreizehn Frauen und sieben Männer. Die Gruppe wurde von einem weiblichen einem männlichen Therapeuten geleitet. Gleich zu Beginn wurde die Devise ausgegeben, dass es während der Gruppenstunden keinen Sex geben solle. Das Seminar sollte sich mehr dem spirituell-energetischen Bereich unserer Sexualität widmen. Hier werde ich etwas Neues kennenlernen, dachte ich.

»Das Schönste an diesem Seminar war, dass ich durch die vielen Übungen erkannte, wie verspannt und verkrampft ich vorher mit meinem Körper und meinen Gefühlen umgegangen war«, sagte ich. »Viele Regungen klammerte ich aus, ich war viel zu getrieben, stand unter Spannung. Immer gab es irgendein Ziel zu erreichen.«

Das war einer der Gründe, warum mir die künstliche Befruchtung solche Schwierigkeiten machte, erklärte ich Jule. Es war, als würde ich mir selbst Gewalt antun, wenn ich meine Sexualität dem Ziel unterordne, auf einen bestimmten Termin hin zu wichsen. Obendrein hätte ich bei all den Bemühungen immer im Hinterkopf, dass mein Sperma womöglich nicht gut genug wäre.

Ich erzählte Jule von der Freiheit, die sich in der Tantragruppe auftat. Wir durften zwar innerhalb der Gruppe nicht miteinander vögeln, aber wir massierten uns, wir entblößten uns voreinander – und wir wurden alle geiler. Im Rahmen einer Übung führten wir nackt archaische Tänze auf, zu Trommelmusik im Freien um ein Lagerfeuer herum. Es war nachts, der Sternhimmel über uns. Dabei beschmierten wir uns mit Ziegelstaub und nasser Erde. Ich geriet immer mehr in einen Zustand körperlicher Ekstase, doch plötzlich riss mich etwas aus diesem Wohlgefühl heraus, eine Art Warnung. Ich hielt zwischen den tanzenden Körpern inne, umringt von Frauen und Männern. Auf einmal war mir furchtbar peinlich zumute, am liebsten hätte ich mich irgendwo verkrochen: Ich hatte vor aller Augen eine Erektion bekommen und es noch nicht einmal bemerkt. Steif stand mein Schwanz da. Ich wünschte, es gäbe einen Knopf, mit dem ich diesen Ständer sofort zum Umfallen hätte bringen können, ähnlich dem Schalter, mit dem man einen Dildo ausknipst. Aber den gab es nicht. Aus den

Augenwinkeln nahm ich wahr, dass es einigen Männern nicht anders ging.

Die Therapeuten forderten dazu auf, dass drei Gruppenteilnehmer zu mir gehen sollten. Überall lagen Matratzen herum, es war sommerlich warm. Drei Frauen meldeten sich. Da wir alle seit Längerem nackt waren, war ihr Nacktsein nichts Ungewöhnliches mehr. Alle drei sahen sehr attraktiv aus, zwei waren Mitte zwanzig, eine um die vierzig. Die anderen Teilnehmer sollten sich im Kreis um uns herum setzen.

Die Frauen und ich wurden ermuntert, miteinander zu machen, wozu unsere Gefühle uns aufforderten. Ich setzte mich auf eine der Matratzen, zog die Beine an, schlang die Arme um sie und verbarg meinen Kopf darin. Die Frauen ließen sich in meiner Nähe nieder und legten ihre Hände auf meinen Körper. Das Gefühl der Peinlichkeit kippte. Plötzlich empfand ich Geborgenheit. Vertrauen. Ich ließ mich nach hinten fallen, und eine Frau aus dem Trio fing mich in ihrem Schoß auf. Ich legte mich in ihre Arme, den Kopf auf ihre Brüste. Mein Schwanz war noch ziemlich erigiert, aber ich hatte nicht das geringste Bedürfnis, ihn anzufassen, die Erregung voranzutreiben. Von schwanzgesteuert keine Spur. Oder doch? – Auch die Frauen berührten meinen Penis nicht, und das war äußerst angenehm.

Während die Therapeuten die anderen Teilnehmer baten, in ähnlicher Weise ihren Gefühlen freien Lauf zu lassen, floss eine nie geahnte Entspannung durch mich hindurch. Ich konnte einfach so daliegen, in den Armen erst einer Frau, dann einer zweiten und dritten. Jede von ihnen hatte eine unterschiedliche Haut, jedes Anfassen war anders, jede Brust hatte eine individuelle Weichheit. Alle sechs Brustwarzen waren steif und richteten sich nach vorne, mein Schwanz war hochgradig aufgerichtet und fühlte sich nun auch erregt an. Doch ich konnte weiterhin so daliegen, musste nichts tun.

Dieses Gefühl empfand ich wie eine Erlösung: erregt sein, ohne wichsen oder vögeln zu müssen. Nackt sein, mit steifem Schwanz, das war etwas, wofür man in unserer Gesellschaft als Perverser verhaftet wurde, wenn man sich so in der Öffentlichkeit zeigte. Diese Restriktion hat in Anbetracht vieler gewalttätiger und missbrauchender Männer absolut ihre Berechtigung. Aber es fehlt der andere Pol. Man kann nicht jeden erregten Mann wie einen gefährlichen Irren behandeln, nach dem Motto: »Besser eingesperrt halten.« Wo soll ich mich denn als Mann mit meiner Nacktheit, meiner unversehrten Erregtheit frei fallen lassen?

»Das geht ja nicht einmal bei uns zu Hause«, sagte ich. »Und es ist schwer, dafür die richtigen Worte zu finden.«

»Was soll das heißen – fühlst du dich bei mir unfrei?« Jule war erschrocken.

»Ich fühle mich sexuell sehr frei mit dir. Aber ich masturbiere heimlich. Und unser Sex ist, wenn wir ehrlich sind, in letzter Zeit etwas verkrampft geworden.«

»Was?«

»Wir schlafen kaum noch miteinander, und mit anderen Partnern tun wir es auch nicht, weil wir nicht dürfen.«

»Hast du denn das eben nicht schön gefunden? Willst du mit einer anderen Frau Sex haben?«

»Ich liebe den Sex mit dir. Aber es fehlt uns etwas«, sagte ich. »Bislang habe ich nicht das Bedürfnis, mit anderen Frauen zu schlafen. Aber wenn wir weiterhin so selten aufeinander scharf sind, kann sich das ändern. Ich will nicht als einsam masturbierender Mann enden.«

Mist, jetzt hatte ich Jule verletzt. Fassungslos starrte sie mich an. Ich fühlte eine gewisse Wut in mir. Woher kam die? Ich verstand selbst nicht, wie ich so mit ihr hatte sprechen können.

Jule erhob sich und sagte: »Okay, dann vögele dich durch deine Welt. Wir hören am besten mit all dem hier auf.«

Ich zog sie zurück aufs Bett. Sie saß steif neben mir. Ich legte den Arm um sie, küsste sie am Hals. Ihre Anspannung löste sich, und sie begann zu weinen.

»Als du vorhin begonnen hast, deine Klitoris zu reiben, hast du dich von uns abgespalten«, sprudelte es aus mir heraus. »Das hat mich total verletzt, gerade jetzt, wo das wirklich ziemlich schwer ist für mich mit diesem Spermatheater. Und das tust du öfter. Es hat angefangen, als wir diese Dildo-Spiele veranstalteten.«

»Und du willst es immer so triefend emotional, so pseudo-tantrisch«, konterte Jule. »Das ist mir oft viel zu intensiv. Manchmal will ich einfach nur gefickt werden und kommen, sonst nichts.«

»Das ist bei mir nicht anders.«

»Nein. Du brauchst immer so lang, bis du kommst. Manchmal mag ich nur kurz. Zack, und das war's!« Ihre Stimme hatte einen energischen Ton angenommen.

»Dagegen habe ich auch gar nichts«, verteidigte ich mich. »Aber es geht mir auf die Nerven, wenn ich den Eindruck habe, alleine vor mich hinzuwerkeln.«

»Ich verstehe schon, dass dich das vorhin frustriert hat. Entschuldige bitte.«

»Hey, das Döschen ist immer noch leer. Darum geht's heute doch!«

Wir mussten uns beeilen. Irgendwann würde die Arztpraxis zumachen, in der ich das Döschen mit dem noch warmen Sperma abliefern sollte. Rechtzeitig. Dafür hatte ich das Fahrrad sogar extra so hingestellt, dass ich es nicht mehr wenden musste. Und das Schloss war nur provisorisch zusammengesteckt, damit ich mich nicht lange mit dem Zahlencode aufzuhalten brauchte.

»Stimmt!«, rief Jule. »Aber etwas Zeit haben wir noch. Ich will das Ende der Tantrastory hören.«

Sie hatte recht, wir hatten noch ungefähr zwei Stunden Zeit. Also erzählte ich, wie wir auf diesem Bauernhof jeden Tag stundenlang

Dinge taten, die unsere Körperlichkeit betrafen, sodass der Körper mit unseren Gefühlen und unseren Sinnen verbunden wurde: Meditationsübungen, Partnermassagen, Tänze, offene Aussprachen vor der gesamten Gruppe. Wir streichelten auch unsere Geschlechtsteile vor den Augen der anderen. Und indem wir all dies mit großer Vorsicht und tiefem Respekt machten, war uns nichts mehr peinlich. Ich fühlte mich vollständiger, akzeptierter, meine Seele befreite sich mehr und mehr. Es kam mir vor, als hätte ich an Gewicht verloren, so beschwingt war ich auf einmal. Ich lachte, konnte andere Körper berühren, ohne irgendwelche Bedenken. Umgekehrt genoss ich es, selbst berührt zu werden, konnte aber auch zu verstehen geben, wenn ich in Ruhe gelassen werden wollte.

In einem solchen Umfeld kamen wir uns natürlich näher. Bald begann ich außerhalb der Gruppe mit einer Frau zu schmusen. Am Ende des Seminars hatte ich mit zwölf von den dreizehn Frauen Sex gehabt. Mal nachts, mal unter der Dusche, mal beim Spaziergang, in einer Pause in der Küche.

»Das waren meine schönsten Sexerlebnisse. Aber nicht, weil es so viele Frauen waren. Es war die Freiheit und das Ungezwungene, das diese Erfahrungen begleitete und sie so wunderbar machte. Wir gierten nicht danach, dass etwas stimmte, wir brauchten keine Phantasien, wir setzten uns nicht unter irgendeinen Druck«, sagte ich.

»Klingt ganz so, als wäre ich gern dabei gewesen.«

Befreiend war auch, dass es nach dem Sex nicht weitergehen musste. Im Raum stand nicht, ob man nun eine Liebesbeziehung hatte, ob man sich fortan treu sein müsste, ob und wann man sich wiedersehen würde. Auch nicht, ob man denselben phantastischen Sex noch einmal hinkriegen könnte. Es gab nicht die geringsten Erwartungen.

Eigentlich geschah nichts anderes als die natürlichste Sache der Welt: Zwei Geschlechtsteile nahmen sich gegenseitig auf. Es war

ein lustvolles Verschmelzen. Ohne großartiges Verabreden. Es
war Sex, wie ich ihn mir immer vorgestellt hatte.

Augensex

In einer Pause zwischen zwei Übungen kam eine Teilnehmerin
des Tantraseminars zu mir, nahm meine Hand und führte mich
wortlos auf ihr Zimmer. Wir brauchten keine Worte und gingen
sofort zum Bett. Ohnehin hatten wir nur ein dünnes Tuch um uns
gewickelt. Ihr Haar duftete, und ansonsten dürften wir beide wegen der vorangegangenen Tanzsession leicht nach Schweiß gerochen haben. Monika legte sich aufs Bett und zog das Tuch von
ihrem Körper. Ich setzte mich zu ihr. Als ich meinen Blick von
ihren Lippen über ihren schlanken Hals, ihre Brüste mit den kleinen, aber spitzen Warzen und weiter über ihren Bauch gleiten
ließ, öffnete sie die Beine und sagte:
»Streichel mich ein wenig mit deinen Blicken. Ich fand es so
schön, wie wir uns vorhin angesehen haben.«
Während sie tief zu atmen begann, betrachtete ich ihr Gesicht
wie in einer Nahaufnahme: ihre Augenlider, die Wimpern, die
Nasenflügel. Sie tat es mir nach. Wohin ich schaute, schaute sie
auch bei mir. Es war erstaunlich, wie sehr sich dadurch die Empfindsamkeit der jeweiligen Hautpartien intensivierte – ein wenig
so, als würde warmes Sonnenlicht durch ein Vergrößerungsglas
auf meinem Gesicht entlangfahren.
Ich nahm eine ihrer Hände in meine, sie lagen aufeinander, ganz
leicht. Sie mussten sich nicht fester umfassen, um die Sinnlichkeit
wahrzunehmen, die zwischen uns auflebte. Dann zog Monika
mich auf sich. Ich liebte ihre selbstbewusste Art, mit der sie ganz
selbstverständlich mit mir machte, was sie wollte, wie sie meinen

erigierten Schwanz in sich hineinschob. Alles ließ ich geschehen, als wären unsere Gedanken in vollkommenem Einklang.

Wir küssten uns lange und innig, ohne uns zu bewegen. Aber jede Pore unserer Körper stand unter Hochspannung. Wir setzten uns auf, und während ich Monika auf mir sitzend umarmt hielt, drängte ich tief in sie hinein. Das alles geschah, als würden wir gar nichts dazutun. Es war ein einziges Spiel universaler Energien. Wir hielten uns, mal fester, mal leichter und lockerer. Auf einmal begannen wir tiefer zu atmen. Als wir gleichzeitig kamen, hatten wir uns immer noch kaum bewegt. Es hatte auch nichts von einem Kommen gehabt, es war ein Bereits-da-Sein.

Später, nach Deutschland zurückgekehrt, schliefen Monika und ich noch öfter miteinander. Wir besuchten uns gegenseitig, um diesen Sex zu wiederholen. Ganz so schön wurde es leider nie mehr.

»War das schöner als mit mir?«, hakte Jule nach.

Ich konnte mir vorstellen, dass es schmerzhaft für sie war, wenn ich über »die tollste Sexerfahrung« mit einer anderen Frau erzählte.

»Ach, willst du dich wirklich mit dem vergleichen, was lange vor uns passierte?« Ich versuchte sie in den Arm zu nehmen.

»Also, sag schon.« Sie ließ nicht locker.

»Für mich ist es am schönsten mit dir – ich vergleiche es doch gar nicht.«

»Warum hast du auf meine Frage dann nicht ein sexuelles Erlebnis mit mir erzählt?«

Augenblicklich verspürte ich eine Enge, es war, als würde sich mir der Hals zuschnüren. Wieder stand ich unter Druck. Ich musste heute noch korrekt abspritzen – ich sollte den besten Sex mit ihr bestätigen – ich sollte dieses, ich sollte jenes …

»Ich liebe den Sex mit dir, aber ich wollte dir von dieser Erfahrung berichten.«

»Die ist auch interessant. Du hast es zwar nicht bemerkt, aber sie hat mich ziemlich erregt. Schau mal ...« Jule zog ihre Schamlippen ein wenig auseinander, sie war pitschnass.

Ich strich sanft an ihnen entlang. »Wenn ich mit dir nicht den schönsten Sex haben würde«, sagte ich, »wäre ich gar nicht mit dir zusammen.« In diesem Moment glaubte ich, was ich sagte. »Aber als du mich gefragt hast, ist mir diese Geschichte eingefallen. Sie hat mich sehr geprägt. Seither kann ich leichter einen Orgasmus kriegen.«

»Den Eindruck habe ich gerade nicht.«

»Ich zögere es oft zu lange hinaus, ich weiß. Aber ich tue es, weil es so schön ist. Und dann bin ich manchmal überreizt, dann geht es nicht mehr so leicht.«

»Probieren wir es mal wieder aus?«

Sie war schon wieder aufgeregt. Ich noch nicht. Aber diese Sexsession musste jetzt durchgezogen werden. Daran hing unsere gesamte Beziehung. Jule legte neue Musik auf.

»Reggae?«

»Perfekt, etwas Lebendigeres als Portishead.«

»Hast du Lust, meine Muschi zu küssen?«

Auch das passte. Muschis konnte ich immer küssen. Damit sich keine Genickstarre einstellte, hatten Jule und ich eine spezielle Position entwickelt: Sie drehte sich halb seitlich, und ich legte den Kopf auf ihren Oberschenkel. Mein Körper ragte zwischen ihrem aufgestellten Bein hindurch, sodass wir gemeinsam eine L-Form bildeten. Angenehm an dieser Position war auch, dass Jule nicht so leicht an meinen Schwanz herankam, denn seine ersten Zentimeter wuchs er gern allein. War ich ein wenig kapriziös? Was sollte ich machen – so hatte sich meine Sexualität nun mal entwickelt.

Mein Kopf ruhte auf Jules Oberschenkel, die Muschi nur wenige Zentimeter entfernt. Einmal die Zunge kurz herausgestreckt, und schon berührte sie die Klitoris. Dafür nahm ich mir jetzt Zeit. Ich wollte all das Gedöns um meinen Schwanz vergessen. Ich war seiner müde. Er sollte einfach mal einen Moment lang nicht mehr vorhanden sein. Meine Konzentration galt dieser traumhaften Muschi mit ihren Schamlippen und der wohlriechenden Flüssigkeit, die aus ihr hervorperlte. Jule strich mir über den Kopf, eine Geste, die mir zu verstehen gab, dass sie es sehr genoss.

Den Schwanz hatte ich also fürs Erste aus der Gefechtszone gebracht. In meinem Herzen breitete sich ein warmes Gefühl aus. Doch unvermittelt wurde ich müde.

»Ich würde gern ein wenig schlafen«, sagte ich.

»Was? Jetzt? Mittendrin?«

»Ja, ich brauche das.«

»Schade. – Na gut, dann relaxen wir ein wenig …«

Sollte sie noch etwas gesagt haben, hatte ich es nicht mitbekommen. In derselben Sekunde war ich auf ihrem Schenkel eingeschlafen und konnte mich an nichts weiter erinnern.

Genau in dieser Position wachte ich wieder auf. Jule schlief.

Direkt vor meinen Augen war ihre Muschi, die trocken und friedlich vor sich hin schlummerte. Ich fühlte mich frisch und fuhr mit der Zunge über die Innenseite ihrer Schamlippen. Jule begann sich wohlig zu rekeln, wachte langsam auf und küsste mich, wo es ihr gerade gefiel.

Wir sahen uns an. Unsere Blicke liebkosten sich. Wie angenehm – kein Sexdruck, nur Sinnlichkeit. Jule überzog meinen Hals mit kleinen Bissen, ich schnappte bei ihr zurück. Und während wir gegenseitig unsere Körper mit Küssen bedeckten, verspürte ich meine sexuelle Leidenschaft erwachen. Zwischen meinen Beinen schlackerte es nicht mehr hin und her, sondern etwas Gewichtigeres begann sich aufzurichten. Damit war ein so erregendes Gefühl verbunden, dass ich kurz den Eindruck hatte, als ob noch zusätzliche Gewichte an ihn gehängt wären. Prompt wurde er noch steifer. Ich sehnte mich danach, dass mein Schwanz geküsst wurde, und das tat Jule dann auch.

Die Störanfälligkeit von gutem Sex

Durch unsere genüsslichen Positionswechsel lagen wir jetzt verkehrt herum seitlich aneinander. Plötzlich musste ich an Annemarie denken, an die Waldlichtung. Vor einiger Zeit hatte ich zufällig von ihr gehört: Mittlerweile Mutter zweier Kinder, war sie bei einem Verkehrsunfall verstorben. Mich hatte die Nachricht sehr mitgenommen. Und auch jetzt war ich wieder traurig. Es war eine so schöne Erinnerung mit ihr gewesen ... Immer wenn ich daran dachte, spürte ich den Wunsch, diese Lichtung wieder einmal aufzusuchen ...

Jules Mund umfasste meinen Schwanz, auch meine Hoden, während ich mich mit ihrer Muschi beschäftigte. Mittlerweile waren wir sehr erregt, Platz für weitere gedankliche Abschweifungen gab es nicht mehr.

Oder doch? Leider fiel mein Blick auf einmal zu dem Plastikdöschen auf unserem Nachttisch, und augenblicklich löste sich all meine Lust in Luft auf. Aber ich musste weitermachen. Ich versuchte das verdammte Döschen zu vergessen und aus meinen Gedanken zu verbannen. Dafür hatte ich mir ein paar Techniken angewöhnt, beispielsweise indem ich eine Gegenstörung verursachte. Ich begann eine heitere Phantasiemelodie zu summen.

»Wieso summst du denn jetzt?«, fragte Jule.

»Ich versuche mich nur von dem Anblick des Döschens abzulenken. Oder soll ich vielleicht einen Blues singen?«

Jule hatte es manchmal wirklich nicht leicht mit mir. Das Döschen war nicht das erste Störobjekt, das mitten beim Sex meine Sinne durchkreuzte. Oft war es das Smartphone. Wenn das vibrierte, war es aus bei mir. Jule und ich hatten auch eine Waschmaschine, die unkontrolliert zu piepsen beliebte, sobald der Waschgang fertig war, und zwar so, dass das Piepen erst aufhörte, wenn man hin ging und die Maschine ausschaltete. Ich hatte mich schon beim Hersteller und bei Guerilla-Elektrikern erkundigt, ob dieser Terror nicht abstellbar wäre, aber anscheinend war das nicht möglich. Mein Feeling beim Sex war dann wie das eines Eis im Eierkocher: Piepst es, sollte man fertig sein.

»Hat da etwas gepiepst?«, fragte Jule unvermittelt.

»Wie bitte?«, entgegnete ich. »Also, ich hab zwar gerade ans Piepsen gedacht, in der Hoffnung, dass es nicht piepsen würde. Aber gehört habe ich nichts. Du?«

Sie hob den Kopf. Wir beide lauschten. Und tatsächlich: Die Waschmaschine piepste.

»Mist, die hatte ich ganz vergessen«, sagte Jule.

Es war eines von jenen dünnen, hellen Pfeifgeräuschen, die durch mehrere geschlossene Türen hindurch wahrnehmbar sind und die, hat man sie einmal vernommen, wie ein Tinnitus im Ohr hängen bleiben. Früher musste man sich nur ausziehen, um zu vögeln. Heute muss man vorher noch alle möglichen Dinge abstellen: Handy, Waschmaschine …

Wir lagen bereits seit Stunden auf dem Bett.

»Wer steht auf?«, fragte Jule.

Ich nahm die Bürde auf mich, ging hinüber zum Bad und schlug auf den Ausschaltknopf. Das Piepsen hörte schlagartig auf. In der Küche holte ich einen Becher Buttermilch aus dem Kühlschrank und leerte ihn bis zum letzten Tropfen. Einen zweiten Becher nahm ich mit ins Schlafzimmer. Ohne Vorwarnung goss ich einen kleinen Schwall davon auf Jules Bauch.

»Bist du wahnsinnig!?«

Doch ich ließ sie nicht weiterreden. Ich warf mich über sie und begann die Milch abzuschlecken. Da war sie wieder, meine Erregung, und mit ihr der Vorsatz, diese Sache jetzt durchzuziehen, ohne mich weiter stören zu lassen. Von draußen hörte ich die Schläge der Kirchturmglocke. Zwanghaft zählte ich beim

Buttermilchschlecken mit. Besonders schön war es, etwas von der kalten Buttermilch auf ihre Brüste tropfen zu lassen. Pro Glockenschlag eine kleine Menge. Eins. Zwei. Drei ...

Bei vier hörte es auf zu schlagen. Die Arztpraxis hatte bis neunzehn Uhr geöffnet, also hatten wir noch Zeit. Zehn Minuten würde ich mit dem Fahrrad brauchen. Wenn ich zusah, dass ich es innerhalb der nächsten Stunde geschafft hatte, konnte ich ganz entspannt mit dem Döschen und dem frischgewonnenen Sperma durch München radeln und meinen spärlichen Anteil zur Zeugung unseres Kindes abliefern.

Das Gefühl, Zeit zu haben, und die Vision von einem zukünftigen Leben mit Kind beflügelten mich ungemein. Nachdem ich die ganze Milch aufgeküsst hatte, widmete ich mich Jules Mund. Ich tat so, als würde ich etwas von der Buttermilch trinken, ließ sie aber in ihren Mund fließen, als ich sie gleich darauf küsste. Dann nahm ich, wie bei unserem Fesselspiel, Jules Arme und hielt sie hinter ihren Kopf. Sie lächelte geheimnisvoll. Ich versuchte, ein Knie zwischen ihre Beine zu zwängen, sie aber wollte sie nicht öffnen. So hielt ich mit der einen Hand ihre Arme fest, die andere wanderte hinunter zu ihrer Muschi, in die ich einen Finger versenkte. Jule schrie vor Lust auf. Sie öffnete die Beine.

All das hatte mich so aufgeheizt, dass ich mich an sie drückte. Ich spürte die Weichheit ihrer Schamlippen, rieb meinen Zebedäus voller Schaudern an ihrem Schambein entlang, um dann meine Eichel ein paarmal sanft über ihre Klitoris gleiten zu lassen. So lagen wir eine Weile da, ich war mit Jule verschmolzen, und plötzlich spürte ich endlich das wohlbekannte Züngeln im Beckenboden. Sofort schob ich meinen Schwanz in sie hinein. Von jetzt an wollte ich nur noch eines: kommen.

Wunderorgasmus

»Ich versuche es jetzt durchzuziehen, hilf mir bitte!«, flüsterte ich mit dringlichem Ton. Ich wusste nicht mehr, ob sie in mir oder ich in ihr war.

»Mach mit mir, was du willst, wie du es brauchst. Ich konzentriere mich aufs Döschen«, sagte sie und bewegte ihr Becken im Einklang mit meinen Stoßbewegungen.

»Es ist so schön wie noch nie«, raunte ich. Erst wusste ich nicht, ob sie mich gehört hatte, bis ich in ihren Augen einen Tränenschimmer sah.

»Ist alles in Ordnung, Liebes? Was ist mit dir?«

»Ich fühle genauso wie du. Ich liebe dich.«

»Ich dich auch.«

Wir schliefen jetzt miteinander, wie ich es fast noch nie erlebt, wie ich es mir immer erträumt hatte. Verschmolzen in einer Woge aus Lust und Gefühl, in der ich nichts mehr tun musste, nichts mehr dachte, kein störender Gedanke in mir kreiste. Ich befand mich nur noch im Hier und Jetzt mit dieser Frau, die meine Frau war, die eigentlich ich selbst war und ich sie. Die Grenzen von Mann und Frau hatten sich aufgelöst. Wir suchten keine Stellungen mehr, wir befanden uns in einem sinnlichen Gleichklang, waren ein einziger feuriger, universaler Körper. Wenn ich sie penetrierte (ich sage jetzt nicht, dass dieses Wort extrem nervt), fühlte es sich so an, als würde sie gleichzeitig in mich eindringen, und überraschenderweise sagte Jule:

»Weißt du, was so irre ist, ich habe in manchen Momenten das Gefühl, einen Penis zu haben, und als würde ich dich penetrieren.«

Ich fühlte genauso. Keine Details, keine Phantasien störten. Denn das, was wir fühlten, füllte uns zu hundert Prozent an, sodass wir nichts Zusätzliches brauchten. Wir wussten, dass wir heute zusammen kommen konnten. Wir ließen uns in diese Richtung treiben, nahmen uns aber immer wieder auch ein wenig zurück. Auf diese Weise steigerte sich unsere Erregung. Es war, als würden wir das Universum ausdehnen, das wir selbst waren.

Jule und ich kamen langsam. Sie saß auf mir, und dann erinnerte ich mich an unsere Abmachung und rief unser Losungswort: »Ojujuju!«

Sie hielt das Döschen bereits in der Hand. Im Augenwinkel sah ich, dass der Deckel noch drauf war.

»Mist!«, rief sie. »Das Ding geht nicht ab!«

Ich fühlte mich jedoch so wunderbar rund und glücklich, dass es mich überhaupt nicht ärgerte. Selbst wenn die Glocken jetzt sieben Uhr läuteten, die Waschmaschine zu piepsen anfinge, die Musik zu spielen aufhörte, nichts hätte mich aus der Fassung gebracht. Sogar wenn das Dach über uns eingestürzt wäre, es wäre an mir vorbeigegangen. Denn das Züngeln in mir war so stark, ein Tsunami baute sich in mir auf, dem ich mich nur noch willenlos hingeben konnte. Gerade konnte ich noch sagen: »Komm, ich komm in dir, komm, bleib bei mir!«

Jule schaute mich einen Moment lang irritiert an, dann warf sie das Döschen weit weg. Es warf die Nachttischlampe um, die in viele Scherben zerbrach. Lachend und glücklich bewegten wir uns auf dieser Woge unserer gemeinsamen Erregung, ich spürte ihre Brüste an meiner Brust entlangreiben, und da kam ich in einer Unerbittlichkeit wie selten zuvor. Auch Jule kam. Und dass wir es gemeinsam spürten, machte es zu einem einzigen Gefühl, dessen Hitze uns miteinander verschweißte. Ich weiß nicht, was für einen Reflex der Orgasmus immer bei mir auslöste und ob das bei anderen Männern – und Frauen – auch so war. Aber wenn kommt, wird in mir eine Kraft lebendig, die sich anfühlt, als würde sie die sich aufbäumende Welle zurückhalten wollen. Zwei Kräftewellen, hoch aufgetürmt, stehen dann einander gegenüber, wie jetzt auch, wobei ich von vornherein wusste, welche gewinnen würde. Und diese Siegerin wirkt fast so, als käme sie von außen, in Wirklichkeit aber steigt sie aus dem Innersten in mir auf. Dieses Gefühl hatte in mir geschlummert, es hatte auf diesen Moment gewartet, um mir mit aller Macht mitzuteilen, dass es da ist, dass es sich jederzeit bemerkbar machen kann. Dieser Welle muss ich mich beim Orgasmus ergeben, nein, hingeben, ob ich will oder nicht, und da ich selbst diese Macht bin, gebe ich mich quasi mir selbst hin.

Jule und ich bewegten uns immer langsamer, wir sahen uns an, küssten leicht unsere Lippen. Jede kleinste Bewegung war jetzt von größter Sensibilität und Erregbarkeit begleitet.

»Ja«, sagte sie. »Ja, ja, ja. Ojujuju, ja, lass es kommen!«

Gemeinsam ließen wir los. Wir warfen unsere Körper nach hinten, stießen Laute aus, die immer lauter wurden und wie ein Schluchzen vom pulsierenden und immer tiefer reichenden Atem unterbrochen wurden. Ich – wir – fühlten einen Flächenbrand in unserem Becken, bei mir begann er in der Schwanzwurzel. Dieser Flächenbrand war unbändig, er stieg von unten nach oben, durch den Hals in den Kopf. In meinem Penis brach ein Vulkan aus, sodass er schlagartig feuerheiß wurde und mich mit vielfachen Explosionen und Nachbeben einer völligen Willenlosigkeit unterwarf. Dass Jule dasselbe empfand, verdoppelte meine Freude. Ihr Körper zuckte, sie keuchte, ihre Arme stützten sich auf meiner Brust ab. Ich sagte:

»Jule, das ist das schönste Mal, das ich je erlebt habe!«

Ernsthafte Konzentration aufs Döschen

Die Kirchenglocke schlug zur Viertelstunde. Wir hörten es beide. Jule schaute mich an, ich war mir nicht sicher, ob es die Tränen waren oder der viele Schweiß, der ihren Augen diesen feuchten Glanz verlieh.

»Eins, zwei, drei!«, rief sie. »Es ist Viertel vor fünf.« Sie nahm meine Arme, als wollte sie mit mir raufen. Ich arbeitete dagegen. Die Bewegungen unserer Becken wurden stärker. Wir wussten, wir würden es gleich noch einmal tun. Wir wussten auch: Ich musste noch das Döschen füllen.

»Ich will dir beim Masturbieren zusehen«, sagte Jule. »Ich helfe dir auch gern dabei. So kann ich auch aufs Döschen aufpassen. Hast du Lust?«

Zuerst irritierte mich die Vorstellung. Das Wichsen war für mich immer etwas sehr Intimes gewesen. Natürlich gab es Ausnahmen. Doch so geplant wie jetzt, das war neu.

Jule holte das Döschen hinter einem Sessel hervor. Ich machte den Deckel ab, der tatsächlich sehr fest draufgedrückt war, und gab ihr das Behältnis zurück. Sie hielt es in der Hand wie einen Kelch.

»Du musst jetzt aber schon mal anfangen«, sagte Jule. »Die Zeit läuft uns davon.«

»Dann musst du diese Dose aber anders halten.«

»So ein hässliches Ding«, sagte Jule.

»Ja, das macht Lust«, sagte ich.

»Warum sie für diesen Zweck nicht was Schönes entwickelt haben?«

»Vielleicht wäre das eine Geschäftsidee!«

Jule blickte leicht genervt auf die Dose und nahm sie zwischen Daumen und Finger.

»Nein, nicht so«, sagte ich und musste laut lachen. Jetzt sah es aus, als würde sie einen zappelnden Fisch in der Hand halten, so spitz fasste sie die Dose an. Ich griff nach ihrer Hand und führte sie zum Bettrand, wo das Behältnis lagern sollte.

»Es wird sowieso etwas dauern«, sagte ich.

»Bei mir geht das manchmal in ein paar Minuten«, entgegnete sie.

»Ich kann jetzt wirklich keinen Stress brauchen.« Fast wurde ich ein wenig sauer.

»Ihr Männer seid aber empfindlich. Wahnsinn!«

»Kannst du bitte etwas Musik auflegen. Und dann nicht mehr stören? Bitte.«

»Okay, okay, Chef.«

Nach unserem Wunderorgasmus war ich noch immer gut gelaunt, hätten da nicht bereits wieder irgendwelche Stimmen ihr Unwesen zu treiben begonnen:

»So, jetzt willst du also noch mal kommen! Ausgewrungen wie du bist, wird das nix, höchstens fruchtloser Saft!«, rief mein innerer Versager schadenfroh.

»Jetzt lass ihn doch endlich in Ruhe!«, schrie der Leistungsbringer. »Es ist ja furchtbar mit dir! – Komm, fang schon an, jetzt wirst du zeigen, was du kannst!«

Salbungsvolles Post-Orgasmus-Gehabe, bei dem man sich Tee macht, die Kerzen wieder anzündet, den Pizzaservice bestellt und dann gemeinsam *Tatort* guckt, konnte sich jetzt noch nicht in unserem Schlafzimmer verbreiten. – Wie kam ich bloß auf *Tatort*?

Ich war bereits mit der ersten Wichsvorstufe befasst, doch weil die eher langweilig ist, ging mir ein unglaublicher Unsinn durch den Kopf. Das Angenehme daran war aber, dass ich mich wegen des Wichsens vollkommen frei fühlte, an alles zu denken, was ich nur wollte. Eben noch der *Tatort* und jetzt der Pizzageschmack auf der Zunge. Während ich so vor mich hin sinnierte, bewegte und wedelte ich meinen Erschlafften mal hierhin, mal dorthin. Ich sah aus dem Fenster, zum Döschen, zu Jule, die sicher gleich noch einmal sagen würde, ich solle mich beeilen.

»Fang ruhig schon an. Oder willst du, dass ich mithelfe?«, fragte sie prompt.

»Jule! Ich bin schon mittendrin!«

»Aber das ist doch kein Wichsen! Du sollst masturbieren, ihn nicht so locker hin und her bewegen.«

»Hör mal, ich onaniere, wie ich will, klar? Entspann dich, schau zu, wie ich das mache. Immerhin bin ich gerade erst gekommen. Ich muss erst mal neue Energie da unten reinkriegen.«

»Und das gelingt dir mit diesem Herumwedeln? Nimm mich nicht auf den Arm.«

»Wirklich, damit wedele ich neue Kraft hinein. Kannst es ja selbst versuchen, willst du?«

Jule umfasste meinen Schwanz an der Wurzel, begann zu wedeln und sagte: »Ich dachte, man muss da streicheln, küssen, ein Riesenbrimborium veranstalten …«

Ich nahm ihr den Schwanz wieder aus der Hand und zog die Vorhaut mehrmals weit zurück, wedelte dabei weiter, bis ich die Vorhaut nicht mehr zurückzog.

»Schau mal, da bewegt sich was!«, rief Jule. Sie nahm die Eichel in den Mund, um sie zu küssen und zu umzüngeln.

»Das war zwar sehr schön, was du soeben gemacht hast«, sagte ich. »Aber einen Tick zu früh. Etwas später, und es fühlt sich richtig super an. Wenn's zu früh ist, besteht die Gefahr einer Überreizung. Dann zieht sich mein Schwanz beleidigt zurück.« Mit Blick auf das Döschen fuhr ich fort: »Ist es in Ordnung, wenn ich selbst weitermache, damit wir mit dem Ganzen zu Potte kommen.«

Sie nickte.

Mein Schwanz war bereits ein gutes Stück größer. Jetzt war der richtige Zeitpunkt, langsam und ganz sanft über den Sack und den Schaft nach oben zu streichen. Durch das Kribbeln wuchs er geradezu sekündlich.

Jule jubelte: »Er kommt!«

Dass sie zusah, erhöhte meine Erregung und bestätigte mich in dem Verdacht, dass ich doch eine kleine exhibitionistische Ader hatte. Ich zog die Vorhaut abermals vor und zurück. Dann nahm ich meinen Schwanz fest in die rechte Faust und begann ihn mit langgezogenen Bewegungen auf und ab zu wichsen. Mit der anderen Hand zog ich manchmal meine Hoden nach unten.

Ich schloss die Augen, Jule und alles andere war vergessen. Wunderbare, mit vielen Mädchen besetzte Zeppeline schwebten durch mein Universum. Jule setzte sich hinter mich und bettete meinen Kopf in ihren Schoß. Die Zeppeline waren sofort verschwunden. Aber ihr Schoß war ein würdiger Zeppelin-Ersatz.

Ich fragte: »Ist das blöde Döschen in Griffweite?«

»Ja, mein Lieber.«

Während ich weitermachte, wechselten sich Jule und die Zeppeline in mir ab. Vor meinem inneren Auge sah ich drall gebaute Blondinen, nackte brünette Frauen, große und spitztittige Elevinnen, die nackt durch einen Ballettsaal wirbelten und deren Muschispalten beim Plié aufklafften. Dann, auf einmal, war ich selbst eine dieser nackten Frauen. An einem anderen Ort, in einer Phantasie, die mich schon mein gesamtes erwachsenes Leben lang in Schlafträumen heimsuchte, ging ich als Frau unbekleidet an einem Waldrand entlang. Irgendjemand musste mir meine Sachen gestohlen haben, wann und wie auch immer. Hokuspokus, und sie waren verschwunden. Mir war furchtbar peinlich zumute. Wir waren zu fünft gewesen, zwei junge Männer und drei Frauen, wir hatten gegrillt. Ich versuchte mich unbemerkt zurück zu den anderen zu schleichen, bewegte mich von Baum zu Baum vorwärts. Was sollte ich nur sagen? Was würden sie mit mir tun?

Ich öffnete die Augen, nahm den Schwanz in beide Hände, rollte ihn zwischen den Handflächen schneller und fester, wobei sich das Züngeln verstärkte, so sehr, bis ich mir sicher war, kommen zu können.

»Bald kommt es, ojujuju«, stöhnte ich völlig außer Atem. »Die Dose!«

Schnell griff Jule nach der Dose. Ich aber wollte noch ein wenig weitermachen. Nicht nur, um durch mehr Wichsen mehr Sperma zu produzieren. (Zumindest bildete ich mir ein, dass das möglich wäre.) Wichtiger war mir in diesem Moment, zu sehen, wie die Geschichte hinter den Bäumen zu Ende ging.

Erneut schloss ich die Augen. Sofort tauchte wieder die nackte Frau auf, deren Kleider wie durch Zauberspuk verschwunden waren. Fröstelnd versteckte sie sich hinter einem Busch in der Nähe ihrer grillenden Freunde. Leise zischte sie einer Freundin etwas zu. Meiner Freundin. Sie hörte mich und kam verstohlen zu mir. Sie sah, dass ich nackt war, dass ich fror und zitterte und dass meine Brustwarzen hart vor Kälte waren. Sie nahm mich schützend in den Arm. Dann holte sie unter einem Vorwand einen Mantel.

»Es ist etwas frisch geworden. Muss mir kurz die Beine vertreten, ich komme gleich!«, rief sie den anderen zu und verschwand ohne Eile aus deren Blickfeld. Kaum hatte sie den Mantel um mich gelegt, begannen wir zu schmusen. Der Wind wehte durch meine Haare, ich spürte ihn kühl um die Brustwarzen streichen. Meine Muschi klaffte halb offen zwischen meinen Beinen, sie fühlte sich genauso erregt an wie mein Penis, den ich immer fester bearbeitete und den nun diese Freundin in die Hand nahm.

Plötzlich war ich wieder ein Mann. Ich spürte, wie das Feuer in mir losbrach, wie sich mein Becken auszudehnen begann, mein Schwanz prall wurde, als würde ihn jemand mit einer gigantischen Luftpumpe aufblasen. An der Bluse meiner Freunden platzten die Knöpfe auf, sodass ihre Brüste herauskippten. Sie beugte sich über mich, schob mir ihre Zunge tief in den Mund, rief etwas, das wie »Ojujuju« klang – und in diesem Moment kam ich. Ich riss die Augen auf, sah Jules Gesicht über mir, spürte ihre warme Lippen, sah, wie sie meinen Schwanz wichste und die Dose vor seine Spitze hielt, aus der es jetzt mehrere Male heftig herausspritzte.

Jule kniete auf dem Bett und hielt die Dose wie ein Kleinod in ihren Händen. Wo um Himmels willen war bloß der Deckel?

Damit es warm blieb, steckte Jule ihre Hände mit dem Behältnis unter ein Kopfkissen. Ich warf noch die Bettdecke darüber und geriet fast außer mir vor Wut, weil der Deckel nicht zu finden war. Aber da lag er, Gott sei Dank, gleich neben der kaputten Nachttischlampe. Hastig zog ich mir das Nötigste an. Auf Unterwäsche verzichtete ich, dafür trug ich einen dicken Pullover, denn ich wollte das Döschen unter meine Achsel stecken, damit es Körpertemperatur hatte.

Auch Spermien haben Tage

Wie ein Spuk stand mir der Moschusgeruch des Parfüms der Arzthelferin in der Nase, als ich, mehrere Tage nach unserer letzten Begegnung, das Döschen unter der linken Achsel, durch die Münchner Innenstadt, am Viktualienmarkt vorbei, zur Praxis radelte.

»Viel Glück!«, hatte Jule mir hinterhergerufen, nachdem sie mir das Fahrrad so hingehalten hatte, dass ich aufsteigen konnte, ohne den linken Arm anzuheben und damit den Schatz in der Achsel zu gefährden. Ich war aufgewühlt. Das »Gewinnen« war nicht leicht gewesen. Der eine Arm tat mir weh vom Wichsen, der andere, weil ich krampfhaft die Dose an den Körper geklemmt hielt.

Würde ich absteigen und sie von der linken unter die rechte Achsel schieben, könnte sie frische Luft abbekommen. Und Kälte! Dann wäre es vielleicht aus, alles umsonst. Also ließ ich den Arm lieber taub werden und trat, einhändig lenkend, in die Pedale.

Die Münchner Innenstadt mit ihrem Menschengewimmel kam mir vor wie ein Tunnel. Immer wieder rumpelte es wegen des Kopfsteinpflasters. Ging dabei vielleicht etwas kaputt? Ertrug das Sperma Erschütterungen dieser Art? Quetschte ich es zu sehr?

Ich hatte keine Mütze aufgesetzt, die Schnürsenkel nicht gebunden. Kälte, erneut einsetzender Regen. Der Himmel fast schwarz, alles nass und feucht. Fieberthermometer funktionieren unter der Achsel ja auch, dachte ich. Also muss es möglich sein, ein Plastikdöschen unter der Achsel warmzuhalten, wie es mir vor wenigen Tagen eingebleut worden war.

Jule und ich hatten eine neue Chance, deshalb strengte ich mich besonders an. Ich fuhr über Rot und diagonal über Kreuzungen. Manchmal atmete ich tief durch. Es war, als würde von diesem Tag an eine neue Zeit anbrechen. Ich hatte es geschafft, das Schlimmste war vorbei. Nun konnte in mir die Sonne aufgehen, oder? Und irgendwie geschah das auch, denn etwas Mega-Sinnvolles trieb mich an, ließ mich noch schneller in die Pedale treten. Ja, ich liebte es bereits, war verliebt – in was, wusste ich auch nicht. In das Universum? In unser Kind?

Am Viktualienmarkt roch ich alles intensiver denn je, die Kräuter, Rosmarin und Majoran, die Dämpfe aus den Brezenbäckereien und Wurstbratereien, den Geruch aus den Fischgeschäften, den Hopfen abgestandenen Biers aus den Marktwirtschaften.

Kurz darauf stand ich an der Empfangstheke der Arztpraxis. Die Arzthelferin war gerade am Telefon. Sie trug denselben weißen Kittel wie einige Tage zuvor, ihre schwarzen Haare waren heute hochgesteckt, die Lippen ungeschminkt. Wieder hatte sie zu jemandem gesagt:

»Leider nicht. Es hat nicht funktioniert, vielleicht klappt es ja beim nächsten Mal.«

Eine ganze Weile redete sie noch mit einem gewissen Herrn Friedrich.

Wieso dauerte das so lange? Sie sah doch, dass ich unruhig war. Es ging um Minuten! Sie aber ließ sich Zeit. Als sie sich dann mir zuwandte, erklärte sie als Erstes, dass ich keinen Termin hätte. Hektisch öffnete ich den kurzen Mantel und deutete auf das Döschen unter meiner Achsel. Das Plastik war von außen durch die Wärme feucht angelaufen.

»Fünf Minuten«, log ich.

Sie runzelte die Stirn.

»Sie hatten mir doch gesagt, ich solle es so schnell wie möglich vorbeibringen. Hier ist es!«

Eindringlich hatte ich die Worte hervorgebracht, dann beugte ich mich zu ihr herüber und zischte:

»Ich bin hier, weit vor den dreißig Minuten, es ist noch körperwarm. Alles so, wie Sie es wollten. Also, was soll ich jetzt damit machen, die Zeit drängt doch?!«

Die Arzthelferin schaute mich irritiert an. Es lag der gleiche bedauerliche Ausdruck in ihrem Blick, den sie während des Telefonats hatte. Als der Apparat erneut klingelte, ignorierte sie ihn. Immerhin. An meine Adresse gewandt, sagte sie mit vorwurfsvollem Ton:

»Heute ist leider der falsche Tag.«

»Wieso? Spermien haben doch keine Tage!«

»Ich hatte Ihnen aber doch gesagt, dass unsere In-vitro-Assistentin nur dreimal die Woche da ist, und das auch nur vormittags. Jetzt schließen wir gleich die Praxis, sie ist schon seit Stunden gegangen.«

»Und was heißt das?« Ich stellte das Döschen auf die Theke und schob es zu ihr hinüber. Ich konnte noch nicht begreifen, was ich eben gehört hatte.

»Sie hätten Ihr Sperma heute früh gewinnen müssen«, sagte sie. »Da war die Assistentin noch da. Tut mir wirklich leid.«

»Welche Assistentin? Ist der Arzt nicht da? Was machen wir jetzt? Ist niemand da, der was damit machen kann?«, fragte ich in meiner Verwirrung.

Die Arzthelferin schüttelte den Kopf.

Ich ahnte Furchtbares. Es war alles umsonst gewesen. Ein riesengroßes schwarzes Loch tat sich auf. Am liebsten hätte ich die Arzthelferin bei den Händen gepackt und sie angefleht. Zugleich wollte ich über den Tresen hechten, um ihr in meiner Wut ins Gesicht zu schlagen. Doch ich tat nichts davon. Sie hatte sich wieder ihren Unterlagen zu widmen begonnen und schaute unbeteiligt an mir vorbei. Sie wollte, dass ich endlich verschwinde. Da ich aber weiter vor ihr stehen blieb, nahm sie das Döschen und sagte mit einem Blick zum Mülleimer:

»Das ist alles, was ich jetzt für Sie tun kann, ich kann es nur wegschmeißen. Sie müssen es leider noch einmal frisch gewinnen. Sorry.«

Das Loch wurde größer. Ich riss ihr das Döschen aus der Hand und lief aus der Arztpraxis.

Ein Jahr später

Jule verstand, dass ich mich weigerte, für ein Döschen, das dann eventuell weggeworfen wird, noch einmal punktgenau zu masturbieren.

»Ich kann es nachvollziehen«, hatte sie gesagt. »Das muss alles sehr unangenehm für dich sein. Aber was ist mit mir?«

Ich fühlte einen Kloß im Hals, es schnürte mir die Luft ab, als sie das sagte. Es waren Trennungsworte. Die Unausweichlichkeit unseres Auseinandergehens war damit ausgesprochen. Sie wollte sich nicht trennen, ich auch nicht, aber sie wollte ein Kind. Unausgesprochen war klar, dass die Trennung unausweichlich war, dass wir deswegen auch keine weiteren Worte verlieren durften. Sonst würde es nicht gelingen. Wir liebten uns zu sehr, als dass wir voneinander hätten lassen können.

Es folgten ein paar wunderbare gemeinsame Wochen. Wir bekochten uns so, wie wir es zu Beginn unserer Beziehung gemacht hatten. Wir sprachen viele Nächte lang miteinander. Über das Leben, über unsere Liebe. Über Modetrends und politische Entwicklungen, über unsere Träume. In der Hoffnung, ihre Kinderwünsche mit etwas anderem, womöglich mit meiner Kreativität übertreffen zu können. Ich erzählte ihr von exotischen Reisen. Aber wir schliefen nicht mehr miteinander.

»Ich möchte dir meine Welt zeigen, Liebes«, sagte ich eines Abends, als wir uns in unsere Sofaecken gekuschelt hatten.

Jule schaute mich an, einen Moment zu lange, und sagte: »Das fände ich wunderschön.«

Ich war unendlich traurig, sagte aber nichts. Mit einem wehmütigen Gefühl beschrieb ich verschiedene Möglichkeiten, irgendwo ein neues Leben anzufangen. Jule folgte meinen Überlegungen, doch es blieb auch eine gewisse Distanz. Öfters blickte sie schnell zur Seite.

Eines Abends rutschte Jule zu mir herüber, kuschelte sich in meine Arme und sagte:

»Willst du mir eine Freude machen?«

»Natürlich, gerne, wenn ich kann!«

»Ich will alleine in Urlaub fahren. Ich brauche ein wenig Zeit für mich selbst.«

Wir hatten uns nie kontrolliert, nie gefragt, wo der andere den Abend verbracht, mit wem er sich getroffen hatte. Ich musste also nicht lange überlegen. »Eine schöne Idee. Weißt du schon, wohin und für wie lange?«

Ihr Wunsch freute mich sogar ein wenig. Unsere Beziehung brauchte eine kleine Auszeit, es würde ihr vielleicht neue Kraft geben. Ich stellte mir vor, wie Jule den Strand entlangging, wie sie entspannt im Hotelzimmer lag, ihre geliebten Science-Fiction-Geschichten las. Wir würden miteinander skypen und uns via Bildschirm in die Augen schauen. Wir würden uns sagen, wie sehr wir uns liebten. Fast gleichzeitig würden wir uns zurufen, dass es nun Zeit würde, uns zu sehen, weil wir uns nach dem jeweils anderen sehnten.

»Zwei, drei Wochen, habe ich gedacht«, sagte sie. »Ich möchte gern nach Marokko.«

»Wie kommst du gerade darauf? Da bin ich noch nie gewesen, fast bin ich ein wenig neidisch.«

»Freunde von mir fahren dorthin. So habe ich auch ein bisschen Abwechslung.«

In der nächsten Zeit hatten Jule und ich einige heftige Streits. Jedes Mal ging es um Nebensächlichkeiten. Ich war schlecht gelaunt, wusste aber nicht, warum. Dass ich es nicht herausfinden konnte, ärgerte mich noch mehr. Meine Grundgereiztheit setzte Jule zu. Wir kuschelten im Bett nicht mehr, sondern drehten uns voneinander weg.

Ich riss mich zusammen und versuchte es mit einem Geschenk: ein Bikini und eine Tasche, in die sie ihre Strandutensilien packen konnte. Über beides freute sie sich sehr, aber bereits eine Stunde später war unsere Stimmung wieder im Keller.

Am Abend vor ihrer Abreise kochte Jule noch einmal. Wir lachten wieder und erlebten ein paar sehr glückliche Stunden.

Erst später bemerkte ich, dass sie mich an dem Tag verlassen hatte, als sie in Urlaub gefahren war. Sie kam lange nicht zurück, dehnte ihre Ferien immer mehr aus. Fast drei Monate dauerte es, bis wir uns wiedersahen.

Ihre ersten Worte waren:

»Ich bin schwanger.«

Jule sah mich lange an, als ich mit meiner Erzählung am Ende angelangt war. Es gab nichts mehr zu sagen. Nichts Ungesagtes stand mehr zwischen uns. Sie rutschte zu mir herüber. Zum ersten Mal seit langer Zeit schliefen wir wieder Arm in Arm ein.

Dank

Ich bedanke mich ganz herzlich bei Regina Carstensen für ihre großartige Unterstützung und die inspirierenden Gespräche während des Entstehungsprozesses dieses Buches. Weiterhin bin ich dem Heyne Verlag dankbar für die Zuversicht, mich das schreiben zu lassen.

Weiterführende Lektüre

Arendt, Hannah: *Eichmann in Jerusalem. Ein Bericht von der Banalität des Bösen,* München 1996

Arendt, Hannah: *Elemente und Ursprünge totaler Herrschaft. Antisemitismus, Imperialismus, totale Herrschaft,* München 1991

Athenstaedt, Ursula / Alfermann, Dorothee: *Geschlechterrollen und ihre Folgen. Eine sozialpsychologische Betrachtung,* Stuttgart 2011

Beauvoir, Simone de: *Das andere Geschlecht. Sitte und Sexus der Frau,* Reinbek bei Hamburg 2000

Dilling, Horst / Mombour, Werner / Schmidt, Martin H. (Hrsg.): *Internationale Klassifikation psychologischer Störungen. ICD-10 Kapitel V (F): Klinisch diagnostische Leitlinien,* Bern 2011

Fine, Cordelia: *Die Geschlechterlüge. Die Macht der Vorurteile über Mann und Frau,* Stuttgart 2012

Foucault, Michel: *Sexualität und Wahrheit. Band 1: Der Wille zum Wissen / Band 2: Der Gebrauch der Lüste / Band 3: Die Sorge um sich,* Frankfurt a.M. 1995

Fromm, Erich: *Die Furcht vor der Freiheit,* München 1993

Fromm, Erich: *Die Kunst des Liebens,* Berlin 2005

Govinda, Kalashatra: *Kamasutra. Liebe, Achtsamkeit, Erfüllung,* München 2015

Hall, Ann C. / Bishop, Mardia J. (Hrsg.): *Pop-Porn. Pornography in American Culture,* Westport (CT) 2007

Hartmann, Elke: *Frauen in der Antike. Weibliche Lebenswelten von Sappho bis Theodora,* München 2007

Heinsohn, Gunnar / Steiger, Otto: *Die Vernichtung der weisen Frauen. Hexenverfolgung – Kinderwelten – Bevölkerungswissenschaft – Menschenproduktion*, Erftstadt 2005

Illouz, Eva: *Warum Liebe weh tut. Eine soziologische Erklärung*, Frankfurt a.M. 2012

Kingma, Daphne Rose: *Allein schafft ein Mann das nie. Frauen bringen Männer an ihre Gefühle*, Wessobrunn 1995

Laqueur, Thomas: *Auf den Leib geschrieben. Die Inszenierung der Geschlechter von der Antike bis Freud*, München 1996

Lowen, Alexander: *Liebe und Orgasmus: Persönlichkeitserfahrung durch sexuelle Erfüllung*, München 1993

Lowen, Alexander: *Narzissmus. Die Verleugnung des wahren Selbst*, München 1986

Lynch, Annette: *Porn Chick. Exploring the Contours of Raunch Eroticism*, Oxford 2012

Mimoun, Sylvain / Chaby, Lucien: *Die männliche Sexualität*, Bergisch-Gladbach 2000

Nin, Anaïs: *Das Delta der Venus. Erotische Erzählungen*, Frankfurt a.M. 2005

Osho: *Sex – das missverstandene Geschenk. Sexualität, Liebe und höheres Bewusstsein*, München 2005

Osho: *Sex Matters. From Sex to Superconsciousness*, New York (NY) 2003

Ovid: *Metamorphosen*, Frankfurt a.M. 1990

Owen, Linda R.: *Distorting the Past. Gender and the Division of Labor in the European Upper Paleolithic*, Tübingen 2005

Riek, Saleem Matthias / Salm, Rainer: *Lustvoll Mann sein. Expeditionen ins Reich männlicher Sexualität*, Bielefeld 2015

Ryan, Christopher: *Sex. Die wahre Geschichte*, Stuttgart 2016

Vidal, Catherine: »The Sexed Brain. Between Science and Ideology«, in: *Neuroethics* Nr. 3, Dezember 2012, S. 295–303

Voss, Heinz-Jürgen: *Geschlecht. Wider die Natürlichkeit,* Stuttgart 2011

Walter, Dorothea: *In Erwartung der Zärtlichkeit. Installationen der Menschenwürde 2002–2012,* Anzing 2014

Zurhorst, Eva-Maria: *Soulsex. Die körperliche Liebe neu entdecken,* München 2014

Anmerkungen

1 PINTA-Studie 2013 (Prävalenz der Internetabhängigkeit);
https://www.bundesgesundheitsministerium.de/
ministerium/ressortforschung/krankheitsvermeidung-und-
bekaempfung/drogen-und-sucht/epidemiologie-des-
suchtmittelkonsums/pinta-diari.html

2 *Wikipedia*, Stichwort »Internetsexsucht«

3 http://polizei.news/2012/07/06/jeder-zweite-mann-schaut-
regelmassig-pornos/

4 Heather A. Rupp, Kim Wallen: »Sex Differences in
Response to Visual Sexual Stimuli: A Review«. In: *Arch Sex
Behav.*, 2008 April, 37(2), S. 206–218

5 *Die Frau in mir. Ein Mann wagt ein Experiment,* München
2014

6 *Gender-Key. Wie sich Frauen in der Männerwelt durchsetzen,*
München 2016

7 Schätzung von Terre des Femmes, *Berliner Kurier,* 18.7.2017

8 Entdecker des Asteroiden war der deutsche Astronom und
Astrophysiker Walter Baade (1893–1960).

9 Alexander Lowen: *Liebe, Sex und dein Herz,* Reinbek b.
Hamburg 1993

10 Bode, Heidrun / Heßling, Angelika: *Jugendsexualität 2015.
Die Perspektive der 14- bis 25-Jährigen. Ergebnisse einer
aktuellen Repräsentativen Wiederholungsbefragung.* Bun-
deszentrale für gesundheitliche Aufklärung, Köln 2015,
S. 57

11 Ebda., S. 26 ff.

12 Studie des Georg-Elias-Müller-Instituts für Psychologie der
Georg August Universität Göttingen, *Spiegel*, 28.11.2005

13 www.wissen.de/wortherkunft/macht

14 https://de.statista.com/statistik/daten/studie/6728/umfrage/
jugendliche-die-bereits-geschlechtsverkehr-hatten/;
https://www.welt.de/vermischtes/article148755436/Was-
Jugendliche-in-Deutschland-ueber-Sex-wissen.

15 Chatteilnehmer in gutefrage.net

16 Studie der Indiana University / University of Guelph,
Canada: Kristen P. Mark, Erick Janssen, Robin R.
Milhausen: »Infidelity in Heterosexual Couples:
Demographic, Interpersonal, and Personality-Related
Predictors of Extradyadic Sex«. In: Archives of Sexual
Behavior, 2011.

17 Beauty 24, 2014: https://www.fem.com/beauty-lifestyle/
intimrasur-der-deutschen-67-prozent-der-frauen-tun-s

18 Susann Cokal: *Clean Porn. The Visual Aesthetics of Hygiene,
Hot Sex, and Hair Removal.* In: Ann C. Hall / Mardia J.
Bishop (Hrsg.): *Pop-Porn. Pornography in American
Culture*, Westport (CT) 2007; zitiert nach
https://de.m.wikipedia.org/wiki/Schamhaarentfernung

19 Auszug eines Interviews von Joachim Fest mit Hannah
Arendt aus der Sendung *Thema* vom 9.11.1964, in: Hannah
Arendt: *Eichmann in Jerusalem. Ein Bericht von der Banalität des Bösen*, München 1996. Im Gesamtzusammenhang
nimmt Hannah Arendt hier auf die Nazigreuel, Totalitarismus und Faschismus Bezug: »Mitmachen – im Mitmachen,
wenn viele zusammen handeln, entsteht Macht. Solange
man allein ist, ist man immer ohnmächtig, ganz egal, wie
stark man ist. Dieses Gefühl der Macht, das im Zusammen-
Handeln entsteht, ist an sich absolut nicht böse, es ist
allgemein menschlich. Und es ist aber auch nicht gut. Es

ist einfach neutral. Es ist etwas, was einfach ein Phänomen ist, ein allgemein menschliches Phänomen, das als solches zu beschreiben ist. In diesem Handeln gibt es ein ausgesprochenes Lustgefühl. Ich will hier nicht groß anfangen zu zitieren – aus der Amerikanischen Revolution kann man stundenlang zitieren. Und ich würde nun sagen, *dass die eigentliche Perversion des Handelns das Funktionieren ist*; dass in diesem Funktionieren das Lustgefühl immer noch da ist; dass aber alles, was im Handeln, auch im Zusammen-Handeln, da ist – nämlich: wir beratschlagen zusammen, wir kommen zu bestimmten Entschlüssen, wir übernehmen die Verantwortung, wir denken nach über das, was wir tun – [dass] all das im Funktionieren ausgeschaltet ist. Sie haben hier den reinen Leerlauf.«

20 Als »faschistoid« wird unter anderem die Reduktion des Menschen (im Sport) auf seine (körperliche) Leistungsfähigkeit bei gleichzeitiger Geringschätzung menschlicher Werte bezeichnet – diese Definition lässt sich eins zu eins auf die Reduktion des Menschen auf seine gesellschaftliche und wirtschaftliche Leistungsfähigkeit übertragen; vgl. https://de.wikipedia.org/wiki/Faschistoid

21 Barbara Hahn: *Hannah Arendt – Leidenschaften, Menschen und Bücher.* Berlin 2005, S. 54

22 Michaela Bayerle-Eder in: *Socioaffective Neuroscience & Psychology*, zitiert nach: »Bessere Kommunikation beim Sex wirkt ähnlich gut wie Viagra für die Frau«, *Der Standard*, 19.5.2015

23 Sutra aus dem Vijnana Bhairava Tantra, zitiert nach: Paul Reps: *Zen Flesh, Zen Bones*, North Clarendon (VT) 1957

24 Osho: *Tantra, Spiritualität und Sex*, Köln 2004

25 Ebda.

26 Guy Kelly, »The scary effects of pornography: how the 21st century's acute addiction is rewiring our brains«, in: *Daily Telegraph* vom 11.9.2017

27 Erich Fromm: »Die psychoanalytische Wertung der Perversionen«, in: *Was den Menschen antreibt. Psychoanalyse als Theorie und Praxis von Beziehungen,* hrsg. von Rainer Funk, Gießen 2011, S. 212

28 Umfrage des Portals www.lustvoll-mannsein.de zum Thema »Was macht Sex für dich erfüllend?« aus den Jahren 2012 und 2013 bei 356 Männern und 222 Frauen.

29 http://www.huffingtonpost.de/2015/04/01/sperma-unglaubliche-wahrheiten_n_6983242.html

30 Umfrage von Bluebella bei 500 Frauen und 500 Männern aus dem Jahr 2015 zum Thema, wie sie sich die perfekte Frau vorstellen: http://www.heute.at/life/fashion_beauty/story/So-sieht-die-Traumfrau-fuer-Maenner-bzw-Frauen-aus-14613196

31 Zitiert nach Elke Pölzl: »Von der Lust und der Last. Vom Schönen und Schwierigen mit der Sexualität«, S. 26: https://www.kirchberg-raab.gv.at/fileadmin/_migrated/content_uploads/elke_poelzl_vortrag_06.Okt09_01.pdf

32 Saleem Matthias Riek und Rainer Salm: *Lustvoll Mann sein. Expeditionen ins Reich männlicher Sexualität,* Bielefeld 2015, S. 54

33 Christopher Ryan: »Sexual Repression. Adultery causes earthquakes? Sexual repression can cause much worse«, in: *Psychology Today* vom 20.4.2010; https://www.psychologytoday.com/blog/sex-dawn/201004/sexual-repression

34 Eliora Katz: »Is love dead? Love is not about maximizing personal utility«, in: *The Chicago Maroon* vom 14.2.2014: https://www.chicagomaroon.com/article/2014/2/14/is-

love-dead/; Eva Illouz: »Ist die Liebe tot?«, in: *Die Zeit* vom 13.6.2013: http://www.zeit.de/2013/25/eva-illouz-liebe-tot

35 »Chancen, Kosten, Altersgrenze: 15 Fakten zur künstlichen Befruchtung«, in: *Focus*, 19.4.2017: http://www.focus.de/ gesundheit/rundum-gesund/reproduktionsmedizin-zehn-fragen-zur-kuenstlichen-befruchtung-id-2352713.html

36 So Dr. Bernd Lesoine im Gespräch mit dem Autor.

Christian Seidel
Die Frau in mir

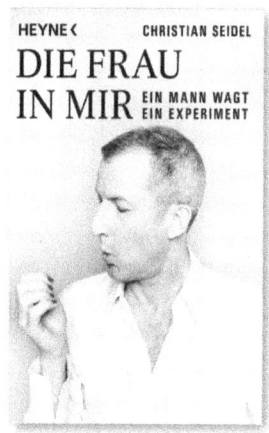

Wie viel Frau steckt in einem Mann?

Christian Seidel hat die klassische Männerrolle satt.
Innerhalb eines ungewöhnlichen Experimentes bricht er ein Tabu
und schlüpft für ein Jahr in die Rolle einer Frau. Erst spät wird ihm klar,
dass der Perspektivwechsel seine komplette Existenz gefährden kann:
Seine Ehe, seine Freundschaften, seine Identität.
Mit schonungsloser Offenheit erzählt Seidel von
tiefgreifenden Erlebnissen während seines Balanceakts auf den
Grenzen zwischen den Geschlechtern. Dabei sieht der einstige »Macho«
nicht nur die Frauen, sondern auch die Männer in einem völlig neuen Licht.
Ein provokanter Aufruf, die gängigen Klischees endlich über Bord zu
werfen, und ein wohltuend authentischer Beitrag in der oft
theoretisch ausufernden Geschlechterdebatte.

Weitere Infos unter www.heyne.de

HEYNE ‹

Christian Seidel

Gender-Key

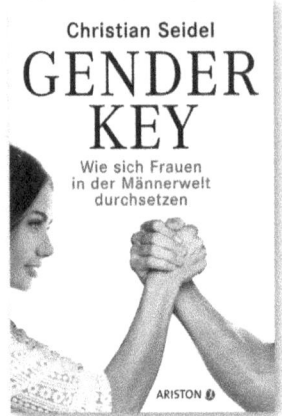

Ein Leben auf Augenhöhe – der Geschlechterschlüssel

Mit einem Chat fing alles an. Alle Frauen, die daran teilnahmen, hatten ein gemeinsames Problem: Wie kann sich frau am besten in der Männerwelt durchsetzen? Insbesondere im Berufsleben machen Frauen noch immer viel zu oft die Erfahrung, dass sie benachteiligt werden. Doch welche Möglichkeiten gibt es, das zu ändern? Mit dem Chef sprechen? Unmöglich. Mit dem Partner? Vielleicht. Nie war das Bedürfnis nach einer Anleitung, wie sich Frauen behaupten können, ohne sich gleich in eine männliche Rolle drängen zu lassen, größer. Dazu muss das heillos veraltete Rollenverhalten der Geschlechter dringend auf den Prüfstand: Christian Seidel hat zehn Kernklischees identifiziert, die ursächlich dafür sind, dass Frauen das Leben im Beruf wie in Partnerschaft und Familie häufig so schwer gemacht wird. Gender-Key wird das Leben der Frauen zum Besseren verändern – und sicher auch das einiger Männer.

Weitere Infos unter www.ariston-verlag.de

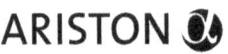